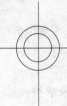

新世纪全国高等中医药优秀教材

新世纪全国中医药高职高专规划教材

护理心理学

（供护理专业用）

主　编　徐贤淑（辽宁中医药大学职业技术学院）

副主编　蒋运兰（成都中医药大学护理学院）

　　　　梁伍今（长春中医药大学）

　　　　庄田畈（贵阳中医学院）

中国中医药出版社
·北　京·

图书在版编目（CIP）数据

护理心理学/徐贤淑主编. —北京：中国中医药出版社，2006.6 (2015.5 重印)
新世纪全国中医药高职高专规划教材
ISBN 7-80231-026-1

Ⅰ. 护… Ⅱ. 徐… Ⅲ. 护理学：医学心理学—高等学校：技术学校—
教材　Ⅳ. R471

中国版本图书馆 CIP 数据核字（2006）第 061239 号

中国中医药出版社出版
北京市朝阳区北三环东路 28 号易亨大厦 16 层
邮政编码　100013
传真　010 64405750
北京时代华都印刷有限公司印刷
各地新华书店经销
*
开本　787×1092　1/16　印张　16.5　字数　311 千字
2006 年 6 月第 1 版　　2015 年 5 月第 5 次印刷
书　号　ISBN 7-80231-026-1
*
定价　20.00 元
网址　www.cptcm.com

如有印装质量问题请与本社出版部调换
版权专有　侵权必究
社长热线　010 64405720
读者服务部电话　010 64065415　010 84042153
书店网址　csln. net/qksd/

全国高等中医药教材建设
专家指导委员会

名誉主任委员　李振吉（世界中医药学会联合会副主席）

邓铁涛（广州中医药大学　教授）

主 任 委 员　于文明（国家中医药管理局副局长）

副主任委员　王永炎（中国中医科学院名誉院长　中国工程院院士）

高思华（国家中医药管理局科技教育司司长）

委　　　员　（按姓氏笔画排列）

马　骥（辽宁中医药大学校长　教授）

王绵之（北京中医药大学　教授）

王　键（安徽中医学院党委书记、副院长　教授）

王　华（湖北中医学院院长　教授）

王之虹（长春中医药大学校长　教授）

王北婴（国家中医药管理局中医师资格认证中心　主任）

王乃平（广西中医学院院长　教授）

王新陆（山东中医药大学校长　教授）

尤昭玲（湖南中医药大学校长　教授）

石学敏（天津中医药大学教授　中国工程院院士）

尼玛次仁（西藏藏医学院院长　教授）

龙致贤（北京中医药大学　教授）

匡海学（黑龙江中医药大学校长　教授）

任继学（长春中医药大学　教授）

刘红宁（江西中医学院院长　教授）

刘振民（北京中医药大学　教授）

刘延祯（甘肃中医学院院长　教授）

齐　昉（首都医科大学中医学院院长　教授）

严世芸（上海中医药大学　教授）

孙塑伦（国家中医药管理局医政司　司长）

杜　健（福建中医学院院长　教授）

李庆生（云南中医学院院长　教授）

李连达（中国中医科学院研究员　中国工程院院士）

李佃贵（河北医科大学副校长　教授）

吴咸中（天津医科大学教授　中国工程院院士）

吴勉华（南京中医药大学校长　教授）

张伯礼（天津中医药大学校长　中国工程院院士）

肖培根（中国医学科学院教授　中国工程院院士）

肖鲁伟（浙江中医药大学校长　教授）

陈可冀（中国中医科学院研究员　中国科学院院士）

周仲瑛（南京中医药大学　教授）

周　然（山西中医学院院长　教授）

周铭心（新疆医科大学副校长　教授）

洪　净（国家中医药管理局科技教育司副司长）

郑守曾（北京中医药大学校长　教授）

范昕建（成都中医药大学党委书记、校长　教授）

胡之璧（上海中医药大学教授　中国工程院院士）

贺兴东（世界中医药学会联合会　副秘书长）

徐志伟（广州中医药大学校长　教授）

唐俊琦（陕西中医学院院长　　教授）

曹洪欣（中国中医科学院院长　教授）

梁光义（贵阳中医学院院长　教授）

焦树德（中日友好医院　教授）

彭　勃（河南中医学院院长　教授）

程莘农（中国中医科学院研究员　中国工程院院士）

谢建群（上海中医药大学常务副校长　教授）

路志正（中国中医科学院　教授）

颜德馨（上海铁路医院　教授）

秘书长　　　　王　键（安徽中医学院党委书记、副院长　教授）

　　　　　　　　洪　净（国家中医药管理局科技教育司副司长）

办公室主任　王国辰（中国中医药出版社社长）

办公室副主任　范吉平（中国中医药出版社副社长）

前 言

随着我国经济和社会的迅速发展，人民生活水平的普遍提高，对中医药的需求也不断增长，社会需要更多的实用技术型中医药人才。因此，适应社会需求的中医药高职高专教育在全国蓬勃开展，并呈不断扩大之势，专业的划分也越来越细。但到目前为止，还没有一套真正适应中医药高职高专教育的系列教材。因此，全国各开展中医药高职高专教育的院校对组织编写中医药高职高专规划教材的呼声愈来愈强烈。规划教材是推动中医药高职高专教育发展的重要因素和保证教学质量的基础已成为大家的共识。

"新世纪全国中医药高职高专规划教材"正是在上述背景下，依据国务院《关于大力推进职业教育改革与发展的决定》要求："积极推进课程和教材改革，开发和编写反映新知识、新技术、新工艺和新方法，具有职业教育特色的课程和教材"，在国家中医药管理局的规划指导下，采用了"政府指导、学会主办、院校联办、出版社协办"的运作机制，由全国中医药高等教育学会组织、全国开展中医药高职高专教育的院校联合编写、中国中医药出版社出版的中医药高职高专系列第一套国家级规划教材。

本系列教材立足改革，更新观念，以教育部《全国高职高专指导性专业目录》以及目前全国中医药高职高专教育的实际情况为依据，注重体现中医药高职高专教育的特色。

在对全国开展中医药高职高专教育的院校进行大量细致的调研工作的基础上，国家中医药管理局科教司委托全国高等中医药教材建设研究会于2004年6月在北京召开了"全国中医药高职高专教育与教材建设研讨会"，该会议确定了"新世纪全国中医药高职高专规划教材"所涉及的中医、西医两个基础以及10个专业共计100门课程的教材目录。会后全国各有关院校积极踊跃地参与了主编、副主编、编委申报、推荐工作。最后由国家中医药管理局组织全国高等中医药教材建设专家指导委员会确定了10个专业共90门课程教材的主编。并在教材的组织编写过程中引入了竞争机制，实行主编负责制，以保证教材的质量。

本系列教材编写实施"精品战略"，从教材规划到教材编写、专家审稿、编辑加工、出版，都有计划、有步骤地实施，层层把关，步步强化，使"精品意识"、"质量意识"始终贯穿全过程。每种教材的教学大纲、编写大纲、样稿、全稿都经专家指导委员会审定，都经历了编写启动会、审稿会、定稿会的反复论证，不断完善，重点提高内在质量。并根据中医药高职高专教育的特点，在理论与实践、继承与创新等方面进行了重点论证；在写作方法上，大胆创新，使教材内容更为科学化、合理化，更便于实际教学，注重学生实际工作能力的培养，充分体现职业教育的特色，为学生知识、能力、素质协调发展创造条件。

在出版方面，出版社严格树立"精品意识"、"质量意识"，从编辑加工、版面设计、装帧等各个环节都精心组织、严格把关，力争出版高水平的精品教材，使中医药高职高专教材的出版质量上一个新台阶。

在"新世纪全国中医药高职高专规划教材"的组织编写工作中，始终得到了国家中医药管理局的具体精心指导，并得到全国各开展中医药高职高专教育院校的大力支持，各门教材主编、副主编以及所有参编人员均为保证教材的质量付出了辛勤的努力，在此一并表示诚挚的谢意！同时，我们要对全国高等中医药教材建设专家指导委员会的所有专家对本套教材的关心和指导表示衷心的感谢！

由于"新世纪全国中医药高职高专规划教材"是我国第一套针对中医药高职高专教育的系统全面的规划教材，涉及面较广，是一项全新的、复杂的系统工程，有相当一部分课程是创新和探索，因此难免有不足甚至错漏之处，敬请各教学单位、各位教学人员在使用中发现问题，及时提出宝贵意见，以便重印或再版时予以修改，使教材质量不断提高，并真正地促进我国中医药高职高专教育的持续发展。

全国中医药高等教育学会
全国高等中医药教材建设研究会

新世纪全国中医药高职高专规划教材
《护理心理学》编委会

主　编　徐贤淑（辽宁中医药大学职业技术学院）

副主编　蒋运兰（成都中医药大学护理学院）

　　　　梁伍今（长春中医药大学）

　　　　庄田畋（贵阳中医学院）

编　委　徐传庚（山东中医药高等专科学校）

　　　　姜兰姝（大连医科大学社会管理学院）

　　　　王　蓓（南京中医药大学）

　　　　来松海（云南医学高等专科学校）

　　　　丁富平（广州中医药大学护理学院）

编 写 说 明

　　《护理心理学》是护理专业的主干课程之一。本教材为中医药高职高专教育护理类专业教学用书，在编写过程中遵循了"三基"（基础理论、基本知识、基本技能）原则，力图充分反映系统化整体护理的要求，并适应我国中医药高职高专教育的改革方向，体现素质教育和实践能力的培养，以促进学生知识、能力、素质的协调发展。教材的编写总结了多年来护理心理学教学改革的经验成果，并本着质量意识和精品意识，在内容和形式上都做了积极的创新，有结构合理、内容适度以及适用性强的特点。

　　全书共七章，由心理学基础、心理社会因素与健康的关系、心理护理的专业知识以及护士职业心理素质四大部分内容构成。第一章介绍护理心理学的相关内容，由徐贤淑编写；第二章介绍与护理实践密切相关的普通心理学的有关基础知识，第一节由徐贤淑编写，第二节、第三节由姜兰姝编写，第四节由徐传庚编写；第三章介绍心理健康与心理应激之间的关系，由庄田畋编写；第四章介绍心理护理诊断和干预等心理护理的基本技能，第一节由王蓓编写，第二节和第三节由来松海编写；第五章介绍心理护理及五个相关程序，由梁伍今编写；第六章介绍病人的一般心理特征、各类病人的特殊心理以及相应的护理方法，第一节和第三节由蒋运兰编写，第二节由丁富平编写；第七章介绍护士应具备的职业心理素质及其培养问题，由梁伍今编写。

编　者

目　　录

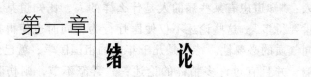

绪　论

第一节　护理心理学概述

一、护理心理学的概念

护理心理学（nursing psychology）是研究护理领域中人的心理活动发生发展的规律及特点，解决护理实践中的心理问题，以实施最佳护理的一门应用学科。护理心理学就其学科属性来说，是心理学与护理学相结合而形成的一门交叉学科。

护理心理学是心理学的一大分支，学科的本质属性是心理学。心理学是研究人的心理现象发生、发展规律的科学。人在反映客观现实时，会发生知、情、意等心理活动过程，同时在这个过程会形成一个人稳定而独特的气质、性格等个性心理。护理心理学将研究护理领域中的人，主要是病人及其护士的心理活动特点及其规律，并且涉及护理实践中系列复杂的心理学问题，为现代护理实践提供必要的心理学帮助。

护理心理学是护理学的重要组成部分，是现代护理学发展的重要支撑。护理学是研究与人类预防保健、心身健康有关的护理理论和技术的一门应用学科。护理心理学将护理领域中的人作为一个生理与心理的统一体来研究，使护理学的内涵得到了丰富和扩展，使护理学的理论和实践充满了人文关怀的精神，并保证了最佳护理目标的实现。

总之，心理学和护理学都以人作为研究和直接的服务对象，而人是心理和生理因素共同作用的统一体，因而两个学科的结合有其重要的基础。

二、护理心理学的发展

早在真正的护理学和心理学诞生之前，由于医疗与护理的相辅相成，传统医学理论中关于人身心的各种论述，就对护理实践产生了深刻的影响。15 世纪前，"自然哲学模式"下的西方医学产生了西波克拉底及柏拉图和亚里士多德等人主张的体液学说。医学之父希波克拉底认为，人体内有血液、黏液、黄胆汁和黑胆汁，根据四种体液所占的优势，可以将人分为四种气质类型。他强调诊断治疗疾病必须了解病人："知道患有某些病的人是什么样的人，比知道某人所患的是什么样的疾病更重要得多"。这些论述不仅使医疗行为，同时也使得护理工作意识到兼顾人的不同气质的必要性。特别是几千年前的祖国医学，就已经强调情绪对健康的重要影响，并且有过许多精辟的论述："喜怒不节，则伤脏，脏伤则病起"；"怒则气上，喜则气缓，悲则气消，恐则气下……惊则气乱，思则气结"。另外又提出，致病的因素除"外邪的侵袭和人体正气的盛衰"之外，还有人的心理和社会因素，提出"喜怒惊忧恐皆可损伤人体……精神内伤，身必败之。"早期的护理心理学实践还处在朦胧的、自发的阶段。

护理心理学是在现代心理学及现代护理学发展的基础上发展起来的。它一方面是心理学的应用研究向各个领域渗透的结果，另一方面也是现代护理学迅速发展的产物。1879 年，德国心理学家威廉·冯特（W. Wundt, 1832～1920）在德国莱比锡大学建立了世界上第一个心理学实验室，标志着心理学从哲学当中独立出来，成为一门真正的学科。随着心理学研究的日益深入和完善，心理学对社会众多领域的深刻影响已日益凸现，并派生了众多心理学的应用学科。心理学的形成和发展，也奠定了护理心理学的基础。护理学的真实发展，则要归功于南丁格尔（F. Nightingale）于 1886 年在英国的圣·托马斯医院创办的世界上第一所护校。自她创立护理事业以来，护理学历经了"以疾病为中心"、"以病人为中心"和"以整体人的健康为中心"三个不同阶段，护理制度也历经了"功能制护理"、"责任制护理"，正在向"整体护理"模式转变。这一过程，是心理学与护理学的联系日趋密切的过程，也是护理心理学日趋走向成熟的过程。

（一）萌芽阶段

从 15 世纪中叶的欧洲文艺复兴运动开始，西方医学开始摆脱宗教的禁锢，采用了实验的方法。到了 19 世纪中叶时，实验科学的方法已成为包括医学在内的自然科学的基本研究方法。由此带来的生理学、生物学、微生物学等医学基础研究领域的研究成果，极大地促进了医学的发展，同时也促进了生物医学模式的形成。这种医学模式，以生物学的指标作为判断疾病和健康的最终指标，认为每一种疾病都必须并且在器官、细胞或生物分子水平上找到可测量的形态或化学的变化。南丁格尔开始建立这门学科之时，就已意识到了环境对病人情绪的影响，并且强调沟通的意义。她提出一些可贵的思想，例如，"护理工作的对象，不是冷冰冰的石块、木头和纸片，而是有热血和生命的人类"；护理"是一项精细的艺术"；护士应"区分护理病人与护理疾病之间的差别，着眼于整体的人"；护士应具备心理学知识，满足患者的需求等。她以全新的护理概念，丰富了护理学的理论和实践，使护理心理学崭露头角。但由于当时的社会环境以及生物医学模式的强大压力，她的思想并未在护理实践中得以贯彻。护理学的理论和实践都是"以疾病为中心"，护理工作实行的是功能制护理，以协助医生的诊断和执行医生的医嘱为主要任务。

（二）形成阶段

到了 20 世纪下半叶，随着人类"疾病谱"和"死亡谱"发生巨大的变化，高居榜首、且与心理社会因素密切相关的心身疾病如心脑血管疾病、恶性肿瘤得到了人们高度的重视。旧的医学模式已不足以阐明人类健康和疾病的全部本质，其弊端日益突出。与此同时，人们也开始对旧有医学模式下的医学活动的合理性产生质疑，提出新的服务需求。生物医学模式受到了严峻的挑战。1977 年美国医师恩格尔（G. L. Engel）在《科学》杂志上发表题为《需要新的医学模式——对生物医学的挑战》一文指出，为了理解疾病的决定因素以及达到合理的治疗和卫生保健模式，医学模式也必须考虑到病人、病人生活的环境以及由社会设计来对付疾病的破坏作用的补充系统，即医生的作用和保健系统。随着心理学、社会学的发展，一种崭新的医学模式，即"生物－心理－社会"的医学模式最终出现。新的医学模式体现了对人的系统观，认为人是一个有生命的、社会的人，强调人的心身统一性、人与环境的统一性，以及人的潜在能动性。它也正好迎合了世界卫生组织（WHO）1948 年提出的有关"健康不仅是没有身体上的疾病和缺陷，还要有完整的心理和社会适应状态"这一新的理念。许多护理理论家也不断提出了新的理论和护理模式。例如，强调病人的社会性、护理工作中交往的必要性，强调护理目标对于人的能动性以求对环境适应的关注。在新的医学模式的影响下，护理学开始进入到"以病人为中心"的发展时代，护理工作也转向整体护理。现代新的医学模式，不仅带来了护理制度的深刻改变，而且使护理心理学作为真正的学科成为现实的可能。

（三）全面快速发展阶段

1978 年，世界卫生组织正式提出其战略目标："2000 年人人享有卫生保健"。1980 年美国护理学会正式陈述了护理定义："护理是诊断和处理人类对现存的和潜在的健康问题的反应。"这些都给护理学提出了新的历史任务。20 世纪 80 年代末以后，随着科技和社会的进步，人类在享受文明带来的巨大喜悦的同时，也面临着前所未有的巨大压力，人类已经进入情绪负重的时代。"亚健康"、"职业倦怠""郁闷""抑郁""焦虑"已成为人们口头禅，"减负"成为当代生活中一个重要的话题。1994 北美护理诊断协会（NANAD）列出的 128 项护理诊断中，竟然有半数以上与心理、社会功能有关。在这种形势下，护理学向"以整体人的健康为中心"的更高阶段迈进已成为历史的必然。护理工作的对象不再限于病人，还包括受潜在因素威胁的健康人；护理工作的范围也不再限于医院，而是扩展到家庭和社区，扩展到所有有人的地方。护理心理学的理论和技术，也在此过程中全面、迅速地发展起来。目前，护理心理学作为一门实践性很强的应用学科，已得到普遍认可并广泛应用于临床护理实践。护理心理学已成为护理专业的主干课程之一。护理心理学的理论研究正方兴未艾；护理心理学的学术研究论文如雨后春笋；护理心理学的教材与日俱增；在确定学科发展目标、构建自身独有的理论体系、探索临床应用模式等方面，护理心理学也正在逐步走向成熟。1995 年 11 月，"全国护理心理学专业委员会"的成立，不仅标志着我国护理心理学发展的重要转折，也是当代世界护理心理学发展史上的重要里程碑。在护理心理学的飞速发展进程中，护士心理也得到了广泛的关注。例如，为提高护士的职业素质，中国心理卫生协会护理心理专业委员会还与北京大学医学部联合举办了《提高 21 世纪护士心理素质培训班》。有关护士职业心理素质的研究成果也不断被纳入护理心理学的教材。这一切都给护理心理学的建设带来了新的课题，同时也为护理心理学的发展带来了珍贵的机遇，使护理心理学日益成为现代护理学发展的支柱学科，在人类的健康事业中发挥越来越大的作用。

第二节 护理心理学的对象和任务

一、护理心理学的对象

由护理心理学的概念分析中可以得出，护理心理学的研究对象是护理领域中的人，即包括患有各种身心障碍的病人和受到潜在因素威胁的健康人，还有从事护理工作的护士。

以往的护理学对病人的关注比较多，而对健康人关注不够，护理行为限定在医院狭小的范围。人类的健康与疾病状态不是一个绝对固定的点，而是个体的生理、心理与环境相互作用的连续的生命过程，即是一个动态的过程。而健康与否主要体现在对环境的适应上，适应则健康，不适应则很容易滑向疾病状态。所以，对那些尚处在健康状态的人给予适时的关注，才能从根本上减少患病人群，在更长远的意义上提升人类健康的整体水平。

以往的护理学对护士群体的关注有明显不足，对护士技能和道德方面的要求远远大于对其身心健康状态的关注。以往的护理心理学也只研究病人心理，而对护士心理鲜有研究。而护理情境是以护士为主导的复杂过程，护士的心理素质直接关系到护理的质量，所以，关心护士的职业心理素质以及心身状况，是有效实施护理的重要保证。

同样作为研究人的学问，护理心理学同与其密切关联的其它学科相比，在研究的侧重点上有明显的不同。相对护理学，护理心理学更侧重那些与增进和保持健康密切关联的心理学问题，如更注重社会文化环境与个体健康的交互影响，较多地通过心理调控为主的方式实现预期目标。相对医学心理学，护理心理学还侧重研究护士心理以及护理情境中人际关系等内容；特别是密切结合护理工作实际，研究病人心理的量化评估问题，以及探索可操作的心理护理模式。

二、护理心理学的任务

（一）研究身心交互作用对健康的影响

这是护理心理学的基本课题，也是心理护理的理论依据和出发点。护理心理学必须深入研究疾病与心理因素间的内在联系，同时准确地把握疾病带给人的各种心理反应，才能有效实施心理护理。在人类的疾病谱中，大体可以分为躯体疾病、心身疾病以及心理疾病三大类型。大量有效的心理学调查研究不断证实，排在死亡谱前列的心脏病、脑血管病和肿瘤等，其生物学因素只占1/3左右，心理社会因素是心身疾病的主要诱发因素，如A型人格容易引发冠心病，C型人格则容易导致癌症。即便是主要由生物学因素引起的躯体疾病，心理社会因素也会在从中影响着疾病的转归和康复进程。总之，良好的心理状态可以使生理功能处于最佳状态，反之则会降低或破坏某种功能引发和强化各种疾病。

研究心身之间的交互作用，可以使我们客观、全面地评估病人的疾病产生的原因，并且还可以防病治病，促进健康。对有潜在疾病因素威胁的人来说，可以认识疾病与心理、生活方式之间的相互关系，加强对疾病的有效预防；对于生病的病人来说，则可以积极调动其内在潜能，发挥主观能动性，加强自我调控能力，促进疾病的康复。从中医角度而言，心理护理乃情志调护。

链接：情志致病

情志致病会损伤五脏。首先，各种情志变动皆可损伤内脏，且损伤由心开始，因心为五脏六腑之大主，为精神之所舍。《医学正传》指出："喜、怒、忧、思、悲、恐、惊，谓之七情，七情通于五脏：喜通心，怒通肝，悲通肺，忧思通脾，恐通肾，惊通心肝。故七情太过则伤五脏……"其次，不同的情志变化，对内脏又有不同影响，而以心、肝、脾三脏的症状多见。如《素问·阴阳应象大论》中指出："喜伤心，忧伤肺，怒伤肝，思伤脾，恐伤肾。"

情志变动会影响气机。首先，不同的情志变化，对人体气机活动有不同影响，从而导致不同的症状。《素问·举痛论》指出："百病生于气也。怒则气上，喜则气缓，悲则气消，恐则气下，思则气结，惊则气乱。"其次，内脏变化也可反过来引起精神情志的变化，如《素问·宣明五气篇》中指出："精气并于心则喜，并于肺则悲，并于肝则怒，并于脾则思，并于肾则恐，是谓五并，虚而相并者也。"《灵枢·本神》中又指出："肝气虚则恐，实则怒。""心气虚则悲，实则笑不休。"

情志不仅可以致病，而且会影响疾病的治疗和预后。有愤怒、忧郁、焦虑，恐惧心理者，通常会促使或加速病情朝坏的方向发展；而保持开朗、乐观、自信心境者，将有利抗邪能力的提高，促进疾病朝好的方向转归。《素问·经脉别论》中指出："当是之时，勇者气行则已；怯者则著而为病也。"

（二）研究病人的心理活动特点

要深入研究病人的一般心理活动规律，以及不同个体的特殊的心理活动表现，并给予相应的最佳心理护理。病人是弱势群体，无论是什么样的人，也无论患了何种疾病，需要什么样的治疗，他们都是痛苦的，普遍存在负性心理。

值得重视的是，不同年龄、不同性别、不同性格气质、不同职业、不同疾病类型以及不同进程状态下的病人，均有不同的心理活动特点。如传染病人有难以克服的自卑感；手术病人手术前通常都具有一种焦虑；性病患者除了自卑、恐惧和懊悔，还自觉有种犯罪感；瘫痪病人尤其是战伤、公伤、事故创伤的病人有挫折心理，常常暴怒，有攻击的色彩，以及对立的行为。还必须看到病人在很多相似心理状态下的细微差异。例如，同样对手术恐惧，但接受阑尾炎手术与接受心脏搭桥手术的心理紧张程度不同，接受剖宫产手术与接受人工流产手术的心理感受方向截然相反，儿童病人与老年病人心理的复杂程度也大不相同。

把握病人不同的心理活动特点，是为了进行有针对性的心理护理，这是一项复杂而又繁重的任务，正如南丁格尔所说："要使千差万别的人都能达到治疗或康复所需要的最佳身心状态，本身就是一项精细的艺术"。对与那些新入院的病人，应主动介绍有关情况，解除其疑虑和困难；对危重病人，要耐心安慰和开导；对慢性病或失去自理能力的病人，要认真做好生活护理，客观地讲解疾病治疗的规律，也可以请其他病人现身说法；对住院时间长的病人，请家人多来探视，以解思念之情。在可能的情况下，要开展多种形式的娱乐活动，以丰富病人的生活内容和怡情悦志。

（三）研究干预患者心理活动的理论和技术

系统化的整体护理，是在护理程序的框架内，围绕着心理护理的内容，通过特定的科学步骤来展开的。从最初的评估到最后的评价，都有相应的心理学的技术要求。临床心理护理的效用不能仅仅依赖于对护理工作的热忱，而是要同时探索出一整套科学的、规范化的操作模式，这是促进临床心理护理深入发展的关键环节。

现实的临床心理护理过程多是间断或无序的，或无评估而盲目干预，或仅有干预而无疗效评估。准确的心理评估是心理护理的前提，因此护士必须研究并把握科学的心理评估技术，特别是定量评估技术，科学地测定病人的心理状况，迅速识别严重心理危机的患者，能较准确地判断其心理危机的性质、强度及其主要原因，有的放矢地开展心理护理。而不能仅仅凭借三言两语的简单询问，使护理诊断过多地带有主观和经验的色彩。这样才能使心理护理具备科学性和可信度，否则针对性不强，缺乏时效性。与此相关联，还要对干预及时做出效果评价并酌情调整计划或修订方案。临床心理护理的可操作性最终需落实在对患者心理危机的有效干预上。具体地说，护士应掌握正确有效的心理干预技术，根据对象的人格特征、心理问题的性质以及本人的经验，科学地选用心理咨询和心理治疗的方法，这是心理护理中最重要的步骤。如，采用音乐疗法对心身疾病、重症颅脑损伤、围手术期和终末病人进行治疗；采用生物反馈训练用于矫正肿瘤病人和慢性便秘病人的不良心身反应；采用放松疗法对冠心病和哮喘病人进行辅助治疗等。

（四）研究和应用心理健康教育的内容与方法

随着社会的发展，现代护理学已将服务范围由医院扩展至社区，将服务对象由病人扩大至正常人，工作性质由对疾病的护理和治疗扩大到治疗与预防并举。开展社区心理护理，是适应人口老龄化、家庭人口减少、慢性病患者增多，以及医疗费用减低等社会趋势的重要措施。社区护理得到了世界各国的广泛关注，我国也已将社区护理列为卫生改革与发展的重要内容。健康教育在实施初级卫生保健工作中具有重要作用，而社区心理护理的现状与人们的需求却事实上存在着很大的差距。

对广大未患病的健康人群进行心理健康教育，帮助他们树立新的健康观念，倡导科学的生活方式，可以对某些心理问题的出现进行提早的预防；也可以通过有效的心理健康教育，帮助人们形成对某些疾病的正确认知，消除不必要的恐惧心理。在现实生活中，人们对类似心身疾病的概念缺乏应有的了解，误认为致病因素仍旧只是生物学的原因，生了病之后，认为现代化的仪器可以就透视一切病因，医院的手术刀、家里的药箱子也可以解决一切问题。人们对性病及一些传染性疾病的传播途径缺乏必要的常识，遇到类似疾病时惟恐避之不及，处于恐慌焦虑之中。家庭关系中亲子沟通存在严重困惑，夫妻之间的交往问题频出；家庭教育中心理压力过重，缺乏卸载负荷的能力。如何评估社区个体和家庭的心理健康状况，通过咨询等有效方式消除一些盲点，避免潜在因素的进一步升级给健康带来严重的侵害，已是当今社会亟待解决的问题。

随着社区卫生保健的发展，部分轻症患者或常见病的病人会选择在社区进行治疗，在社区中完成康复任务的病人也会逐渐增多，病人的身心状况与周围情境之间有着直接的相互作用。病人对社区医疗环境的不认可，以及对家属支持度的怀疑，会严重影响其对待治疗的态度和康复进程；家属由于面临持久的护理情境带来的心理、生理以及经济的压力，也会直接影响其自身的健康水平。因此，对病人和其亲属进行心理健康教育，指导病人与亲属相互协调、病人与社区环境相互适应，已成为一项重要任务。这也是护理心理学中值得研究的崭新内容。

（五）研究护士的心理素质及其培养

护士是一项崇高而又特殊的职业，要求护士必须具备一系列优良的职业心理素质，包括敏锐的观察力、准确的记忆力、深刻的思维等认知方面的能力，以及良好的情绪调节与自控能力、擅长人际交往的能力、较适宜的气质与性格类型等。特别是随着护理工作范围的扩大，还要求护士具备能适应社区心理护理的能力，如心理健康宣传教育能力和组织管理能力等。

任何职业的发展规划都是与职业气质、能力、动机、兴趣、价值观等个性心理因素相关联的，除了必要的智力条件和职业所需的特殊能力之外，人格中的关键要素就是性格。美国著名的职业生涯指导专家霍兰德将职业选择看作一个人人格的延伸。他认为，职业选择也是人格的表现。个人的人格与工作环境之间的匹配和对应是职业满意度、职业稳定性与职业成就的基础。也就是说，了解自己的性格类型与职业的匹配程度，有利于进行准确的职业定位，也才能在工作中得心应手、富有成效。在现实生活中，如同很多职业领域中的情况一样，护士的性格与职业选择有错位的现象是普遍存在的。性格有先天的成分，但后天的养成更重要，职业环境也可以重塑人的性格气质。因此，护士职业需要的人格及其他心理素质，都可以在实践过程中自觉培养。

第三节 学习护理心理学的意义

护理心理学研究如何应用心理学知识于护理实践中，实现最佳心理护理的问题。虽说这是一门有待完善的尚属不够成熟的学科，但已得到了护理学界的广泛关注，并将成为人类健康事业重要的支撑学科之一。有志于护理事业的护士，必须深刻领会这门学科的意义。

一、有助于适应护理模式的改变，提高护理质量

传统的护理模式只注重生物学意义上的病人，关注病人的生理状况，按人体的不同功能进行分工操作。这种类似于工业上的流水作业的方法，忽视了人的社会心理因素，没有把人当作一个社会的、完整的、丰富的生命个体来看待，结果通常是影响康复的进程。人是生理与心理的统一体，病人良好的心理状态与良好的生理状态间可以相互作用。只有全面地认识病人，有针对性地进行护理，才能使病人生理上舒适、心理上舒畅，从而大大提高护理质量。另外，传统的护理模式也只关注生病的病人，而忽视了广大受着潜在疾病因素威胁的健康人群。这种静止地看待健康和疾病关系的做法，是一种典型的形而上学思维，没有能够把人看作活动着的、处于运动变化和发展着的生命现象。由于疾病与健康不是一个静止的点，而是一个动态的过程，只有将护理的目光及时地移向更广大的人群，才能更好地预防疾病现象的发生，提高整体人的生命质量。

随着生物医学模式向"生物－心理－社会"医学模式的转变，护理模式也发展到了整体护理这一较高级的阶段。整体护理是在以病人为中心的护理思想指导下的护理观点与护理方式。它是以现代护理观为指导，以护理程序为框架，根据病人的身、心、社会和文化需要，提供适合病人需要的最佳护理。这种新的护理模式以其先进性、科学性、合理性等优势，克服了原有护理体制的缺陷，并极大地丰富了护理工作的内涵，彰显了护理实践中的人文精神。

链接：人文精神的内涵与特征

人文精神作为人类文化所体现的最根本的精神，形成于欧洲文艺复兴时期，是建立在人性论、人文主义倡导的个性解放、个人自由思想和关心人、尊重人、以人为中心的世界观基础上，并随着社会和经济的发展，在高科技时代不断融会

人类所有文化精神（包括科学精神、伦理精神、艺术精神等）而提升成熟的理性精神。

人文精神本质上是一种以人为中心，对人的生存意义、人的价值以及人的自由和发展珍视和关注的思想。在护理实践中，人文精神集中体现在对病人的价值，即对病人的生命与健康、病人的权利和需求、病人人格和尊严的关心和关注，它既可体现为整体护理内外环境所需的人性氛围，也可显现为护士个体的素养和品格；它是一种对护理真善美追求过程的认识和情感，也是一种实践人性化、人道化护理服务的行为和规范。人文精神与整体护理在以人为中心、以人的价值为中心的理念上显示出高度的一致性。人文精神是整体护理的理论和导向，整体护理则是人文精神具体的实践和应用。

人们惊喜地发现，在新的整体护理的模式下，心理护理已逐渐成为现代护理的主要对象；心理评估、心理咨询和治疗等临床心理学的技术和方法日益推动着护理实践，为心理护理实践提供了有效的技术支持；有关人类行为方面的心理学知识，有关人际沟通的一些技巧，有关人格方面的理论，这些心理学知识正明显地帮助、改善和提高着整体护理的质量。

但我们还不能忽略这样一个事实，旧的健康观和生物医学模式仍然占据一定地位，以疾病为中心及技术至上的观念对临床护理的影响仍根深蒂固。责任制护理和系统化整体护理分别是我国20世纪80年代和90年代由美国引入的现代先进的护理模式。责任制护理是现代整体护理的开始，它的引入和开展为我国推行整体护理奠定了基础。整体护理的提出和几年来的实践，为改变我国护理界的现状做了卓有成效的探索。但在整体护理没有全方位地在我国得到推广的今天，无论在整体护理展开的范围上，还是在整体护理模式贯彻的具体环节和能力上，仍然有很大的不足。护理程序是整体护理实施的基础和核心，它在完整、系统、正确地应用现代护理知识和技术服务于病人的同时，更重要的是要把以人为本的精神真正具体地贯彻到护理估计、诊断、计划、实施、评价的各个环节之中。但现阶段的整体护理实践有过分偏重于护理程序的形式和技术上的完美，而忽视人文社会心理方面内容的倾向。应该承认，护理专业过度机械化的操作，限制了护士的全面发展，也拉大了护理服务中的供需差距。这样做的结果是，技能发展了，而护理人文关怀的本性却在过度操作化中失落。病人记住了科里注射能手的名字，但对多数护士的印象却是"冷漠"。护理心理学可以帮助护士掌握必要的心理学知识和手段，以适应"护理程序"的科学执行。通过有效的心理护理，可以充分体现新的整体护理模式的实质，使现行护理体制真正得到优化。

二、有助于护理学科的发展

护理学虽是一门年轻的学科，但从近代伊始，在促进人类的健康与恢复健康方面发挥了独到的作用，特别是随着护理定义的改变，将越来越能够发挥其突出的优势。然而，目前的护理学科尚未能够充分展现其应有的力度，在某种程度上仍未摆脱旧医学模式的影响，落后于当代医学的发展。

护理与医疗，犹如一台车的两个轮子，本应是相辅相成，共同推动临床医学发展的过程。面对同一个病人和同一种病，医护关心的角度各有侧重，是互异的，又是互补的。护理可能缺少医生开颅破腹的惊险，但却会像春雨滋润心田，调动病人内在的力量战胜疾病，维护健康。尽管有充足的实例可以证明医疗与护理的同等重要，但人们独尊医疗忽视护理的观念还是根深蒂固的。目前，许多国家提高了护理工作的地位，护理事业也得到了前所未有的迅猛发展。综观我国护理学事业发展的现状，虽然也取得了巨大的成绩，但无论从理论还是到实践，仍有许多不完善之处，甚至在护理学科的独立性问题上也存在着诸多的质疑。

护理学科学术地位的提高，有赖于向多方向、多层次、多学说拓展学科体系，必须广泛吸收和借鉴各学科的研究成果，特别是善于吸收和利用包括医学在内的并涉及众多人文科学的有关内容。应该承认，心理学理论已成为现代护理理论中的一个重要基础，这是一个不争的事实。例如，人本主义理论的创始人马斯洛关于需要和动机的理论，构成了现代护理学基础的一个重要部分，对现代护理的发展发挥了积极和重要的作用；关于自我概念、应激与应对等诸多心理学理论，也被吸收到现代护理学理论基础之中。护理心理学的日趋完善，必将使生理护理和心理护理融为一体，使心理学的理论与现代护理实践有机地融合，促进护理学科的建设和发展。

三、有助于完善护士的职业形象

护理工作是护士与病人互动的过程，需要护士有良好的职业形象。然而长期以来，受传统护理模式的影响，护士职业未能得到社会的充分认可和尊重，存在着事实上的价值和偏见的冲突。有一句老话叫"医生的嘴、护士的腿"，护士在某种程度上是以"工具"这样的角色出现在人们视野中的。正是这种无形中形成的传统观念，禁锢了护士对自身角色的正确思维和评价，影响了公众的认识，也客观上损害了护士的美好形象。特别是在非本科教育为主体的我国护士人才培养模式下，护士常常出现职业心态的偏差或心理失衡，严重影响了护理工作的发展及护理人才的培养。

护理心理学通过赋予护士实施心理护理的特殊使命，使其能够在与医生有别的另一个空间展示自身的职业潜力和优势,有助于形成良好的职业价值观。许多护士已经开始在心理护理的广阔空间,自觉地学习和运用着心理学的理论和技术,体验着心理学带给职业生涯的可贵的改变。

护理心理学的任务之一就是研究护士心理,这充分体现了对广大护士的高度关注。有心理专家认为,现在从事护理工作的人群已和职业经理人、学校老师并称为职业压力最大的三个群体。护理工作中的不确定性、在医院的地位以及社会对她们提出的要求等因素,都是护士面临的压力所在,这些很容易让护士产生职业倦怠,对她们的心理健康也造成一定影响。学习护理心理学,掌握护理心理学的有关理论知识和技能,不仅可以娴熟地从事对病人的心理护理的操作,适应整体护理条件下对护士职业技能的需要;而且可以有效地调适自身的心理状态,培养健康的人格品质,在任何情境包括在恶劣或情绪低落的条件下,也始终能够保持冷静、平和、关心和愉悦的表情,以良好的情绪状态投入护理工作。只有这样,才能提升护士的职业形象,从而更好地满足社会对护士职业的期待、对健康服务的需求。

随着服务对象和范围的扩展,护士也可以在实施心理护理、社区健康教育等环节中,锻炼和发展自身良好的职业心理素质,不断完善护士的良好职业形象。

思考与实践

1. 护理学与心理学结合的基础是什么?
2. 你对现行护理制度的印象?
3. 与同学讨论一下你对新的医学模式的理解。
4. 护理心理学研究的对象是什么?
5. 用身边发生的一个事例,说明学习护理心理学的意义。

第二章
心理学基础

　　心理学是一门古老而又年轻的学科，护理心理学是心理学的一个分支。莎士比亚曾经赞叹："人类是一件多么了不起的杰作！多么高贵的理性！多么伟大的力量！多么优美的仪表！多么文雅的举动！在行动上多么像一个天使！在智慧上多么像一个天神！宇宙的精华！万物的灵长！"人的心理被誉为这个世界上最绚丽的花朵，它是世间最复杂的现象之一。几千年来，许多哲学家和思想家从未停止过对人的心理的探索，但直到1879年德国心理学家冯特在德国莱比锡大学建立世界上第一个心理学实验室，开始用科学的方法从事系统的心理学研究时起，心理学才从它所隶属的哲学中独立出来成为一门科学。

　　心理学是研究心理现象的发生、发展规律的科学。

　　人作为万物的灵长，在其生存和发展过程中与这个世界保持着千丝万缕的复杂联系。人一方面要受制于客观的外部世界，另一方面又要不断地认识和改造这个世界。人的一切活动都会伴有心理现象，它是多种多样的，它们之间的关系也是复杂多变的。心理现象是心理活动的表现形式，一般把心理现象分为心理过程和人格（或个性）两个方面（图2-1）。

```
                认识过程（感觉、知觉、记忆、思维、想像等）
        心理过程  情绪情感过程
心理现象           意志过程
                人格倾向性（需要、动机、兴趣、理想、信念、世界观等）
        人　格   人格心理特征（能力、气质、性格）
```

图2-1　人的心理现象

　　心理过程是人的心理活动过程，它包括认识过程、情绪情感过程和意志过程。认识过程是人们获取知识的过程，即对客观事物的性质及其规律的反映过程，因而是最基本的心理过程。这个过程由感觉、知觉、记忆、想像、思维等构成，还有一种始终伴随的状态称注意。人们在对客观事物的认识过程中会产生一些态度的体验称为情绪情感过程，例如满意、愉快或悲伤、抑郁。人为了改造世界还要有意识地提出目标、制定计划、选择方案，并克服困难，努力实现预定目标，这种能动的过程叫做意志过程。三个心理过程是个统一的整体，认识是情绪情感的基础，同时情绪情感与意志也促进了认识的发展。

心理过程是人们共有的心理活动，但由于先天素质与后天环境的不同，人在心理活动过程中，明显地带有个性色彩，形成个性特征。个性又称为人格，人格结构包括人格倾向性和人格心理特征两个方面。人格倾向性是一个人所具有的意识倾向，是对客观事物稳定的态度，它是活动的基本动力，决定着人们行为的方向，包括需要、动机、兴趣、理想、信念、世界观等，其中世界观居于最高层次。人格心理特征是一个人身上经常表现出来的稳定的心理特点，包括能力、气质与性格，其中性格居于重要的位置。

心理过程与人格心理是个体心理活动的两个方面。人格心理通过心理过程形成并表现出来，又反过来制约和调节心理过程的进行。人格心理特征不同的人，对事物的认识深度、情感体验强度、意志坚定程度也有不同。

第一节 认知过程

认识过程是人们对客观世界进行反映的过程，包括感觉、知觉、记忆、思维、想像以及注意。

一、感觉

（一）概述

感觉（sensation）是人脑对直接作用于感官的客观事物的个别属性的反映。我们看到有关苹果的圆圆的形状以及红红的颜色、闻到芳香的气味、尝到甜甜的味道；又如我们观察到一个人精致的五官、挺拔的身材、洁白的肤色、悦耳的声音等等，这些具体的感受就是感觉。

感觉的产生是外界刺激与人的大脑共同作用的结果。首先，必须有适宜的外部刺激。具体的客观事物有多种属性，如形态、大小、颜色、声音、气味、温度等。是这些属性作为一定量的刺激作用于感官时才构成了感觉的外部材料。其次，感觉的产生还要借助于能够接受外界刺激的感觉分析器。它包括反射弧的前三个环节，即接受外界刺激并将刺激能量转换为神经过程的外周感受器、把外周部分与大脑中枢部分联系起来的传入神经，还包括作为终端部分产生感觉的大脑相应区域即中枢神经。感觉是单一分析器活动的结果，不同的感觉，有其不同的分析器。

感官对适宜刺激的感觉能力称为感受性。感受性用感觉阈限的大小来度量，感觉阈限是引起或没有感觉的刺激量的限度。不是所有的刺激都能引起感觉，必须达到一定的量。低于感觉阈限的刺激（如微尘），人们感觉不到，不足以构成刺激。那种刚刚能引起感觉的最小刺激量称为绝对感觉阈限，对这种最小刺激量的感觉能力称为绝对感受性。刚刚能引发人产生新感觉的最小变化量称为差别感觉阈限，对这种最小变化量的感觉能力称为差别感受性。感受性与感觉阈限成反比关系。

人的感受性受遗传、疾病、经验和环境等各种因素的影响。个体间感受性上普遍存在差异，对不同事物的敏感程度不尽相同。例如，有的人对病房的光线敏感，有的对声响敏感，而有的却对气味比较敏感，还有的病人对医生和护士的眼神非常敏感。另外，个体的感受性会因各种情况而发生变化。例如，人的一生随着年龄的增长感受性呈先上升后下降趋势；人在不同的功能状态、情绪状态等也会对感受性有明显影响。

感觉作为最简单的心理现象、最基本的心理活动，却有着极其重要的意义。它是人认识世界的开端，是获得一切知识的源泉；是一切高级的、复杂的心理活动的基础，给它们的加工和创造提供了必要的材料。它又是人正常心理活动的必要条件，人必须通过适宜的感觉获得对外界环境的适应，任何信息过载和信息不足都会造成肌体严重的功能障碍。一个目闭耳塞、不能感受外部刺激的人，是谈不上对客观事物的认识的。1954年，加拿大心理学家赫布（D. O. Hebb）、贝克斯顿（W. H. Bexton）等人进行了著名的"感觉剥夺实验"，结果4天之后，被试的复杂思维受到了明显影响，甚至有半数的被试产生了幻觉。实验证实，最低限度的感觉刺激是维持人正常心理活动的必要条件。感觉又是有效地从事各项实践活动的必要条件。没有必要的视觉知识，无法从事时装设计；缺乏灵敏的嗅觉，无法从事化学实验；缺乏较强的平衡觉，会无法参加体操等体育竞技。

（二）感觉的分类

根据获取信息的来源不同，感觉可以分为外部感觉和内部感觉两大类。

1. 外部感觉

对外界物体形状、大小、颜色、声音、气味、软硬等属性反映而产生的视觉、听觉、嗅觉、皮肤觉等称为外部感觉。皮肤觉又可以细分为触觉、温度觉和痛觉。视觉、听觉和嗅觉属于远距离感觉，它们提供的信息对人类的生存有重要的意义。味觉与皮肤觉属于近距离感觉。外部感觉中的视觉，是人类最重要的一种感觉，人类从外界获得的信息中，有80%来自视觉。

2. 内部感觉

对手臂弯曲、身体倾斜、胃肠收缩等躯体内部状态反映而产生的运动觉、平衡觉、肌体觉称为内部感觉。

（三）感觉的特征

1. 感觉的适应

指刺激物长时间作用于同一感官而引起的感受性发生的变化的现象。"入芝兰之室久而不闻其香，入鲍鱼之肆久而不闻其臭"反映的就是这个道理。多数感觉的适应都表现为感受性的逐渐降低或暂时消失。感觉的适应有重要的生物学意义，它能够防止超强刺激下感觉器官的过度兴奋。

人对不同感觉的适应情况是不同的。皮肤觉的适应很容易发生，如对压力的感受性3秒钟后就下降4/5。温度觉的适应十分明显。嗅觉的适应最迅速，如对碘酒气味的适应只需1分钟。相比之下视觉的适应比较复杂，它分为明适应与暗适应，如从阳光下走进漆黑的电影院，需30分钟左右的时间才会适应；由电影院走出来瞳孔则会不自觉地放大。听觉适应十分困难。痛觉适应最难发生。

2. 感觉对比

指同一感受器接受不同刺激而使感受性发生变化的现象。例如"万绿丛中一点红"，这一突出的"红"就是对比之下产生的视觉上的强烈反差。感觉对比包括同时对比和继时对比。

（1）同时对比：几个刺激物同时作用于同一感受器时产生同时对比现象。如不同背景下的对象特征会发生变化（图2－2），同样的灰色对象，在黑色背景下显得亮度更高一些。这就是教师的板书多采用白色粉笔来书写的原因。那些绿色、蓝色的很难辨认。又如一胖一瘦两个人站到一起时，相形之下胖的更显胖，而瘦的也更显瘦。

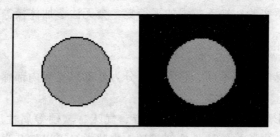

图2－2 同时对比

（2）继时对比：刺激物先后作用于同一感受器时产生对比现象。如吃苹果之前吃山楂会觉得苹果很甜，而吃苹果前吃糖果会减弱对苹果甜度的感受。

3. 联觉

即一种感觉兼而有另外一种感觉的现象。人们通常说的"喧嚣的色彩"、"甜蜜的声音"，就属于联觉。其中色觉引起的联觉最丰富，如冷暖感、远近感、轻重感。一般情况下，红、橙、黄等色易使人有温暖、迫近、沉重的感觉；而蓝、青、绿则正好产生相反的感觉。由视觉还会产生视听联觉、视味联觉等现象。例如，书店里播放舒缓的音乐，会使顾客在视觉上产生静谧高雅的感受，这属于视听联觉。不同的色彩给人不同的味觉感受，这叫视味联觉。如咖啡色会引起苦的感觉；粉色会引起甜的感觉。饮食文化中提倡的色、香、味俱全，强调的正是菜肴给人的视觉上的美感，它可以增加人们对味觉和嗅觉的感受性。而根据联觉现象，色觉还可以影响情绪。如红色可以使高血压病人的血压上升；淡蓝色对高烧病人有益；紫色可使孕妇感到镇定等。病房应据此注意色彩的调配。

二、知觉

（一）概述

知觉（perception）是人脑对直接作用于感官的客观事物整体的反映。当物体作用于人的感官时，人可在感觉基础上，通过各种器官的协调活动，在大脑中将各种属性按其联系关系组合成一个整体，这种反映就是知觉。如对苹果的认知，不是仅仅根据它形状、大小、色彩或味道等某一个方面的特征来反映，而是将对这些特征的感觉综合的结果。又如在对瑟瑟的秋风、飘零的黄叶、成熟的果实等具体景象的联合反映中，人们才得以感知季节的变换，形成对秋天的整体印象。

感觉与知觉是两种不同而又不可分割的心理过程。知觉以感觉为基础，但不是各种感觉的简单总和。感觉的产生与经验没有必然联系，只是有经验的参与能使感受性更加敏锐。知觉的产生过程有知觉经验、人格、情绪状态、需要等个体心理特点的参与。感觉与知觉同属于对现实感性认识的形式，是认识的低级阶段。但他们却常常交织在一起，共同构成了人的其他心理活动的基础。日常生活中很少有单纯的感觉，一般来说，对事物的某一方面特性的感觉，同时就反映了这个事物的整体。例如，我们经常说"感觉冷"，实际上是"今天天气冷"这样一种感知觉。因此，感觉与知觉统称为感知。

（二）知觉分类

1. 以知觉过程中起主导作用的感受器分类　知觉可以分为视知觉、听知觉、嗅知觉、味知觉和触摸觉等。

2. 以知觉对象的性质分类　知觉可以分为空间知觉、时间知觉和运动知觉三类。

（1）空间知觉：是人对物体的空间特性的反映。包括：①形状知觉；②大小知觉；③方位知觉；④深度知觉。

（2）时间知觉：是人对客观现象的延续性和顺序性的反映。包括：①对时间的估量；②对时间的分辨；③对时间的确认；④对时间的预测。

（3）运动知觉：是人对物体运动特性的反映。包括：①真动知觉；②似动知觉；③诱动知觉；④自主运动。

除了对物体的知觉之外，还有人们对人的社会知觉。它不仅是对人的外部特征的知觉，重要的还指对人的内在动机、兴趣、性格和心理状态等的知觉。社会知觉包括对别人的知觉、对人际的知觉和自我的知觉。

（三）知觉的特征

1. 知觉的选择性

知觉的对象能迅速地从背景中被选择出来的特性就是知觉的选择性。人所面临的环境是多样而变化的，但人的感官不是照相机或录音机，不可能同时清楚地感知到所有事物并做出反应。人也没有必要对外界的刺激悉数全收，人只能选择其中的某些事物，主要是将那些对自己来说有意义的事物作为知觉的对象，而把周围的事物作为知觉的背景。知觉的对象与背景不是固定不变的，而是可以相互转换（图2-3）。

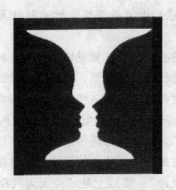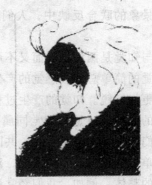

图2-3 双关图

知觉的选择性与主观的兴趣和需要等因素有关，同时与刺激物的变化、对比、位置及运动等特点也有关联。一般来说，容易被选择的多是那些强度较大、色彩鲜明、组合规律、具有活动性的事物。知觉的选择性使得少数重要的刺激得到了关注，提供了进一步深入加工的可能，避免了次要刺激的干扰，从而保证了知觉的清晰准确性；选择使得知觉活动有了自由度，进而丰富了知觉的内容；另外，选择也可以帮助人趋利避害，有效地适应环境。

2. 知觉的整体性

当事物的部分属性作用于感官时，人能够把它知觉为一个有组织的整体，这就是知觉的整体性（图2-4）。知觉的对象往往是由各种属性和不同部分组成的，它们有着各自不同的特征，一同构成了对人的复合刺激。它们或同时、或以先后的顺序作用于我们的感官，但人有能力把它们统和起来，形成完整的印象。例如，走进教室，人们不是先感知桌椅，后感知黑板、窗户等等，而是完整地同时反映它们。在知觉对象的复合刺激中，各个部分的强度是不一样的。那些关键性的、强的部分决定着知觉的完整性。

知觉的整体性取决于对象本身的特性，如格式塔心理学派认为，整体知觉的组织原则为：接近法则、相似法则、闭合法则、连续法则；同时也取决于个体的知识经验以及主观状态。例如，人对书本的阅读速度，就是随着人的阅读经验的积累及把较小的单元（词）组成较大的单元（句子）而逐渐加快的。知觉的整体性可使人在有限的条件下，能根据各组成部分之间的联系来辨认和理解事物，不仅使人的认识趋于完善，而且适应不断变化的环境，以保证活动的有效进行。

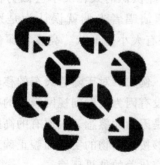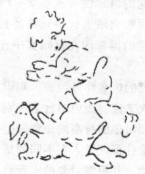

图2-4　知觉的整体性

3. 知觉的理解性

人在知觉事物时，主动地运用已有的知识经验去解释，并用概念的形式把它标示出来，这就是知觉的理解性。例如，同样一个符号，在不同的序列中，有时可以成为数字，有时却可以成为字母（图2-5）。感觉到的东西并不能立刻理解它，而理解了的东西才能更好地感知它。所谓"少年管中窥月，中年庭中望月，老年坛上观月。"人们能够读得懂书籍的内容，能够判断他人表情的意义，都是这种理解性的表现。

知觉的理解性受知识经验的影响较大。从事不同职业和有不同经验的人，在知觉上是有差异的。例如，对同样一滴露珠进行描述时，自然科学家与诗人的描述是不同的；看到同样一棵树木，史学家和木匠的视觉也会有显著的区别。经验形成的定势影响知觉的内容（图2-6）；经验越丰富，知觉的内容也就越丰富、深刻和精确。有经验的医生看片子比一般的医生要精确，熟练的面包工人很容易就能判断面团的湿度。知觉的理解性有助于人们正确地判断事物，保证活动的科学性；而且还能提高知觉的速度，加快认识事物的进程。

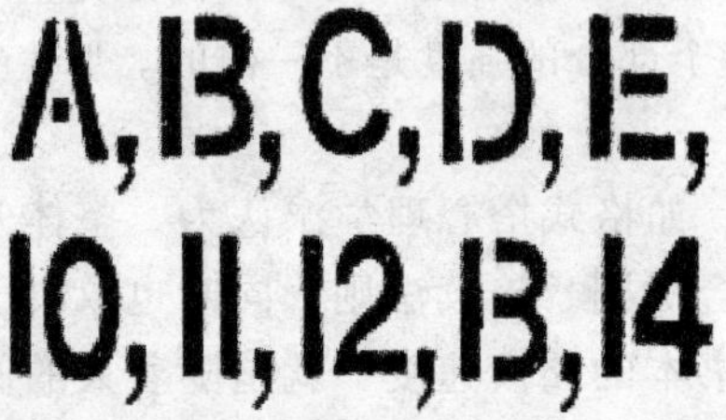

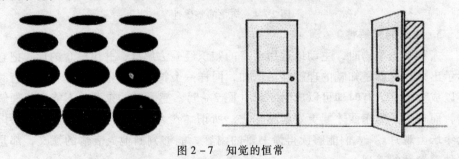

图2-5 知觉的理解性 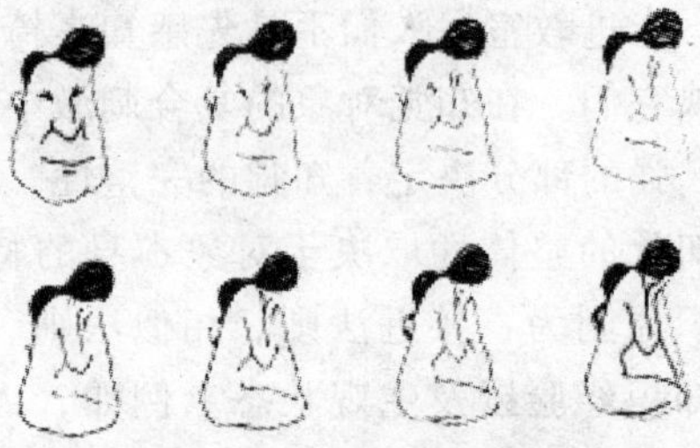　　　　　　　　　图2-6 经验影响知觉

4. 知觉的恒常性

当知觉的条件在一定范围内发生变化时，知觉的映像仍保持相对不变，这就是知觉的恒常性（见图2-7）。例如，对曾经认识的人，决不会因为他仪表的改变而顿觉陌生；一首熟悉的歌曲，不会因演唱者走调就误认为是别的东西。知觉的恒常性在视知觉中比较普遍，主要有大小、形状、亮度、颜色的恒常性。

知觉的恒常性以经验、知识和对比为基础。例如，对于随着火车的移动渐行渐远的人来说，回望站台上送别的亲人时，并没有因为投射到视网膜上的视像越来越小而对他的身高的知觉发生任何改变，这是因为太熟悉亲人原有的高度。知觉的恒常性保证了人在不同的情况下，始终能够按照事物的实际面貌正确地认识客观事物，并根据对象的实际意义良好地适应变化着的外界环境。

图2-7　知觉的恒常

链接：观察力测验

本图形是五边形，里面有个五角星。请数一数，其中共有多少个三角形？（时限：3 分钟）

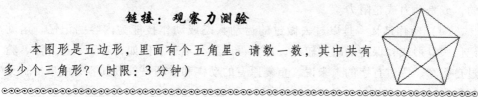

三、记忆

（一）概述

记忆（memory）是人脑对过去经验的反映。人们感知过的事物、体验过的情绪、思考过的问题和做过的动作，在事情过后并不会完全消失，常会在脑子里留下一定"痕迹"，并在一定情境下得到再现。这一心理过程称为记忆。从信息加工论的观点来看，记忆就是人脑对输入的信息进行编码、存贮和提取的过程。

记忆使人的心理活动在时间上得以延续，是个体经验积累和心理发展的前提，也由此形成人格。否则，人会永远处于新生儿的状态。记忆又是学习的重要条件，是知觉辨认的基础、思维操作的原材料，是发明创造的必要条件。记忆无时不在，无论是日常环境下的适应，还是复杂的学习创造活动，都离不开记忆系统的指导。

（二）记忆分类

1. 根据记忆的内容来分

记忆可分为形象记忆、逻辑记忆、情绪记忆和动作记忆。

（1）**形象记忆** 是以感知过的事物的形象为内容的记忆，也称表象记忆。它可以在各种感知的基础上产生。人们对于曾经看到过的画面、听到过的声音、尝到过的滋味、嗅过的气味和触摸过的事物，都会有似曾相识的感觉。幼儿期以这种记忆为特征。

（2）**逻辑记忆** 是以概念、命题或思想等逻辑思维结果以及逻辑思维过程为内容的记忆，又称为语词-逻辑记忆。它保持的不是事物的具体形象，而是事物的关系、本质和意义。如对数学公式、人的本质、各种符号信息的反映。学生答卷，教师讲授课程，也都以逻辑记忆为基础。逻辑记忆是通过语词进行的，它具有高度的抽象性，是人类特有的记忆形式。

（3）**情绪记忆** 是以体验过的某种情绪和情感为内容的记忆。例如，人们在恋爱过程中得到过的快乐，在疾病过程中感受过的痛苦，都会在头脑中留下深刻的印记。所谓的"一朝被蛇咬，十年怕井绳"。情绪记忆带给人的作用是双向的，或是动力或是阻力。

（4）动作记忆　是以过去做过的运动状态或动作技能为内容的记忆。运动记忆一旦形成，保持的时间较长，甚至可以经久不忘。例如，对于学过游泳、骑过自行车、练过打字的人来说，重复原有的动作和技巧是件极其容易的事情，无须再次学习。

2. 根据意识参与程度来分

记忆还可以分为内隐记忆和外显记忆。

（1）内隐记忆　是指不需要意识的参与，个体的经验对当前的任务产生自动影响而表现出来的记忆。内隐记忆一般不能用言语表达，但在具体操作过程中却能发挥功效。例如，有些时候人们的话没有任何准备就会脱口而出，有些突发情势下的避险行为会自然产生。由于这种记忆是无意识的、自动发生的，所以又称为自动的、无意识的记忆。

（2）外显记忆　是个体有意识地收集经验参与当前任务时表现出来的记忆。例如，医生和护士一般都会将自己负责的病人的有关资料记得非常清楚，而不需要另外的提示。由于它是人的有意识提取信息的活动，所以又称为受意识控制的记忆。

（三）记忆过程

记忆的过程包括识记、保持、再认或回忆三个阶段。从信息加工论的角度上说，也可以理解为对输入信息的编码、存储和提取的过程。

1. 识记

识记就是识别和记住事物的过程。也就是信息的输入和编码过程。识记是记忆活动的开端和基础。

（1）根据识记有无明确目的，可分为有意识记和无意识记　无意识记是事先没有确定的目的，也无需意志努力的识记。例如，我们无意当中听到的他人幽默的语句，在大街上听到的流行歌曲，某些特殊的经历，都能够在脑海中轻松地刻录下来；在日常生活中经常见到的一些场景，潜移默化中形成的某些知识和技能等，也都属于无意识记。无意识记有一定的选择性，容易记住的多是那些对于人有较大意义的事物、与人的情绪和兴趣的相吻合的事物。有意识记是有明确的目的，并需经过努力的识记。

无意识记虽然大量存在，但识记的内容往往有偶然性、片面性。人类掌握系统的科学文化知识主要靠有意识记。有意识记比无意识记具有更大的意义。研究发现，识记的目的性是影响记忆效果的首要因素，所以有意识记要优于无意识记；人类区别于动物的鲜明特征是人活动的目的性。因此，有意识记也体现了人的能动性。

（2）根据识记材料有无意义，又分为机械识记和意义识记　机械识记指依据材料的外部联系，并采用重复的方法来获得的识记。例如，对历史年代、电话号码的死记硬背等，都属于机械识记。意义识记指理解材料的意义和内部联系，运用已有知识经验来获得的识记，也称为逻辑或理解的记忆。例如，对于文学作品的欣赏，往往融入了人的许多理解和体验。人们还经常赋予那些无意义的材料以意义，用联想的方式帮助识记。例如，对于一堆没有任何关联词汇，可以根据它们的谐音，构建成故事来识记；对于一组普通的数字，也可以用谐音拼凑成一些风趣的语言来识记。

机械识记的优点是比较精确，但缺点是容易遗忘。而意义识记则不同，它经过了人们有意识的加工，容易为人所理解和把握。实验证明，在识记的速度、全面性、精确性和巩固性等方面，意义识记都优于机械识记。因此它是人们有效掌握学习材料的基本方法之一。良好的识记方法应是二者的互补，以意义识记为主，兼用机械识记。

影响识记的要素，与主体识记的目的和任务、学习态度、知识经验、情绪状态、性格特征与能力类型等相关。新旧信息之间的干扰也是重要的因素。旧信息对新信息的干扰称为前摄抑制，反之则称为倒摄抑制。社会认知中的"第一印象"与"最后印象"就是这个道理。识记同时也受制于识记材料的性质和数量。意义材料优于无意义材料、形象材料优于抽象材料，语文材料优于散句；数量越多越需要时间，不利于识记，因此数量大的材料分段识记效果比较好。

2. 保持

指识记材料在头脑中储存和巩固的过程。保持是记忆的中心环节，是重要的记忆过程，它是衡量记忆品质优劣的重要标志之一。保持不是一个静止的状态，而是个动态过程，其内容会发生数量和质量上的变化。随着知识经验的积累，原有信息不断得到精细的加工概括，从而使重要的、本质的部分得以保持，而另一部分则走向消退。记忆保持内容的最大变化是遗忘，这是一个与保持完全相反的过程。

（1）遗忘　遗忘是指对识记材料不能再认或回忆，或者表现为错误的再认或回忆。遗忘的作用不都是消极的，有时有积极作用。就像乘车时有人上也有人下一样，必要的遗忘有助于卸载负荷，也有助于知识的更新。但是，遗忘导致的消极作用也是不容忽视的，如它会使记忆的效率降低，干扰了人类知识经验的积累过程；而且由于信息储存总量的减少，使得人的丰富性大打折扣。总之，遗忘给人类的生活、学习和工作都带来了极大的不便。

遗忘分两种：一种是永久性遗忘，指不重新学习，记忆永远不能提取；另一种是暂时性遗忘，指一时不能提取但在适当条件下记忆还可以恢复。

（2）遗忘的规律　遗忘是有规律的，这条规律在 19 世纪末被德国心理学家艾宾浩斯（H. Ebbinghaus）的遗忘曲线所证实（图 2 - 8）。艾宾浩斯在对遗忘现象做了系统的研究后发现，遗忘有如下规律：即遗忘的进程是不均衡的，在识记的最初阶段遗忘速度很快，以后逐步减慢稳定在一定水平上，即遗忘先快后慢。遗忘的规律告诫我们，遗忘的速度与时间有关，所以要及时复习。

其后心理学家的大量研究表明，遗忘进程除了与时间有关之外，还受许多因素的影响和制约。从客观的方面来说，遗忘与识记材料的意义、性质和数量、材料系列的位置、学习的程度等有关。那些大量的需要一次性识记的材料、无意义的音节、单词和抽象的数据等容易遗忘。材料的首尾比较容易保持，中间部分则容易遗忘。研究发现，在学习程度方面，过度学习有助于保持，但以过度复习50% 为效果最佳。不仅如此，遗忘与主观条件，即与个体的生理、心理状态及学习方法和环境条件等因素有关。身体疲惫、情绪不佳的状态下，以及对材料缺乏兴趣、又没有良好的学习方式的情况之下，遗忘进程的加快将不可避免。

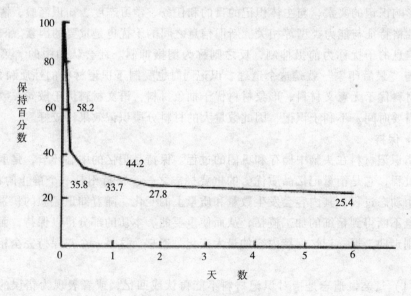

图 2 - 8　艾宾浩斯遗忘曲线

3. 再认或回忆

再认和回忆是对储存信息的提取过程，是衡量记忆效果的重要指标。再认是指曾经感知过的事物再度出现时能够确认。例如，对熟悉的人、熟悉的语词、体验过情绪的确认等，这些过程就是再认。

回忆是经历过的事物不在眼前，却能在头脑中重现的过程。有目的的回忆称有意回忆，如"触景生情"、学生考试等。回忆是以联想为基础的，是对联想的几条定律，如接近律、相似律和对比律等的综合运用。再认与回忆没有本质的区别，但再认比回忆要容易。一般来说，能够再认的东西，不一定能够回忆；但凡是能够回忆的东西，则都能再认。

人们感知过的东西能否再认或回忆，不仅与信息保持的强度和方式有关，而且与再认或回忆时提供的线索有关。

（四）记忆系统

按信息输入到提取所经过的时间间隔不同、编码方式不同，以及生理机制的联系与差异，记忆可分为感觉记忆、短时记忆和长时记忆三个系统（图2-9）。

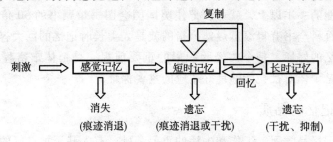

图2-9 记忆系统的模式图

1. 感觉记忆

亦称瞬时记忆，是指外界刺激停止后，其形象仍能持续很短时间才消失的记忆，如"一瞥之见"。感觉记忆的显著特点是时间极短，一般不超过2秒。图像信息贮存的时间是0.25~1秒之间，声像信息的贮存时间是2~4秒。由于时间极短，信息如果未被及时注意，则很快就会消失。感觉记忆的容量比较大。进入感觉通道的信息，一般都会被感觉记忆所登记，受到特别注意的信息可进入短时记忆，其它的则自动消退。所以，感觉记忆虽然时间极短，但却起到了感觉登记的重要作用。感觉记忆按照刺激物的物理特性编码，具有鲜明的形象性。

2. 短时记忆

指在感觉记忆基础上，信息能保持1分钟左右的记忆。例如，打电话时要查记电话号码，而拨过之后不复述就会很快忘记。短时记忆的编码形式因记忆材料而异，可进行多重编码，但以听觉编码为主，也有视觉编码和语义编码。编码的信息以知觉的形式保持。与感觉记忆不同的是，短时记忆的容量相当有限，一般为7±2组块。也就是说，正常的成年人，在1分钟之内，能记住5~9个组块。组块是对认知者来说熟悉的单元，可以是一个数字、一个单词、一个成语等。例如，19141918193919451978 2050 这样一组数字，按历史事件和历史时期去划分，很容易分成三个组块，从而大大提高短时记忆的效率和容量。

短时记忆是唯一能对信息进行有意识加工的阶段，是主体正在操作、使用的记忆，是"醒着的记忆"，主体对其有清晰的意识，因而又称操作记忆或工作记忆。短时记忆是信息从感觉记忆向长时记忆过渡的必经过程，因而是承上启下的重要环节。

3. 长时记忆

是指信息保持超过 1 分钟以上直到许多年，甚至终生的记忆。复述是信息保持的必要条件。长时记忆来源于短时记忆储存的充分复述，但也有一些印象比较深刻的内容可以在一次的输入中进入长时记忆。长时记忆的编码方式主要是语义编码。长时记忆的容量无限，大抵是 5 万至 10 万个组块。有人说，一个人如果动用了其潜能的一半以上，就可以记住美国国会图书馆藏书的 50 倍以上，可以把英国的大百科全书背得滚瓜烂熟，指的就是人类长时记忆的巨大容量。

长时记忆的好坏，是个体经验积累的重要前提，是个体丰富程度的重要标志，同时也是个体对社会能够良好适应的重要保证。

（五）记忆的品质

良好的记忆是学习、工作和生活的重要基础，有人甚至把良好的记忆品质作为创新人才必备的三个要素之一。它也是护士职业心理素质的一个极其重要的因素。衡量记忆的指标是敏捷性、持久性、准确性和备用性。

1. 记忆的敏捷性

指识记的速度和效率的特征，它通常以单位时间内记住的事物的量来衡量。在记忆的敏捷性方面存在着明显的个体差异。记忆的敏捷性有助于知识的高效获取，也有助于知识的更新。但只靠敏捷性的特征是不够的，因为有些人记得快，忘记得也同样快；而有些人记得慢，但忘记得也慢。

2. 记忆的持久性

指记忆的保持特征，是记忆在头脑中保留时间的长短。记忆的持久性提供了保证了人的心理活动的连续性，有助于经验的增长和积累，也保证了个性的丰富性。它同时作为相对牢固的经验材料，提供了做进一步的思维加工的可能。

3. 记忆的准确性

指记忆的正确和精确性特征，是记忆的内容正确与否。这是记忆的一个重要的品质，影响记忆其他品质的价值。如果记忆有遗漏甚至歪曲，在生活中就很容易张冠李戴、漏洞百出，那么记忆再多、再持久也毫无意义。

4. 记忆的备用性

指记忆的提取和应用特征，是对记忆信息的提取能力。人的大脑储存的信息能得到及时、有效的利用，是记忆的价值所在。记忆的备用性决定了记忆的最终意义。例如，人们有时会出现"舌尖现象"，遇见熟人叫不出名字、考试时想不起答案。这种需要的信息提取失败的原因在于，编码不正确或缺乏提取的线索，而不是消失。

为了增进记忆，并有效地减少遗忘，应掌握一些记忆的方法。例如，要及时复习；要多使用意义识记、分散识记；要结合回忆，多样化复习；还要合理安排复习内容、复习时间，避免前摄抑制和倒摄抑制。

***

链接：短时记忆测验

下面列出 3 行数字，两个数字为一组，每行 12 组。你任选一行，在 1 分钟内读完，然后把记住的数字写出来（可以颠倒位置）。

73	49	64	83	41	27	62	29	38	93	74	97
57	29	32	47	94	86	14	67	75	28	49	35
36	45	73	29	87	28	43	62	75	59	93	67

***

四、思维

（一）概述

思维（thinking）是人脑对客观事物一般特征和规律性的间接的概括的反映。人类思维的基本特征是间接性和概括性。思维是在感知和记忆的基础上，通过概念、判断和推理三种形式对事物进行分析、比较、分类、抽象、概括等心智操作，从而使人认识事物内部的特征和规律性的联系。思维是作为人的显著标志，人类有能够主宰世界的强大的思维能力。思维具有如下特征：

1. 间接性

思维是借助已有知识经验或一定的媒介来间接地认识当前事物。例如，气象学家可以根据特殊的经验和手段预测天气；医生借助医学知识和临床经验、医疗器械和询问病史、测体温、量血压、化验等医学手段，并经过缜密的思考来判断内部疾病，作出科学的诊断；人们可以通过一个人的表情动作来推测人的心理状态和人格特征。总之，人类许多改造自然和改造社会的活动，都是在凭借经验和技能的基础上，通过对事物的推导来完成的。思维的间接性超越了感知提供的信息，可以使人获得对复杂事物的认知。

2. 概括性

思维的概括性有两方面的含义：①它是对一类事物共同的本质特征的反映。事物是千差万别、丰富多彩的，但事物之间总是有着共同的本质性的东西。例如，各种年龄、各种身份的病人尽管在临床上有各异的人格特征，而且有着不尽相同的表现，但他们都具备作为病人的基本心理生理需求，同时还会有属于其所患病种的病人所共同具有的相似的特征。②思维的概括性还体现在它是对事物之间规律性的内在联系的认识。如胃溃疡的病人，除了有胃蛋白酶原水平高之外，普遍具有焦虑、愤怒等情绪状态，还有刻板的人格特征。思维的这种概括性的特征，不仅使人扩大了知识的范围，同时加深了认识的深度，所谓的透过现象看本质。

（二）思维的分类

思维有以下几种分类方法：

1. 直观动作思维、具体形象思维和抽象逻辑思维 根据任务的性质和凭借物，可分为直观动作思维、具体形象思维和抽象逻辑思维。

（1）直观动作思维 即以实际动作为支柱的思维。它解决问题的方式是在动手操作中进行思维，又称为操作思维。一般来说，这是尚未掌握语言的 1 ~ 3 岁婴儿主导的思维方式，如摆弄玩具、掰指数数。但有时成人的某些思维活动也要借助必要的操作行为，如修理机器。

（2）具体形象思维 即凭借具体形象和表象进行的思维。这是 3 ~ 6 岁的幼儿主导的思维方式，如儿童游戏活动中的角色扮演、情境设想。成人世界中的特殊职业活动，如文学创作、影视制作、时装设计等，也须借助形象思维。在学习活动中，把抽象的东西具象化，建立新的形象体系，有助于对对象的理解和把握。就性别特征而言，女性长于形象思维。

（3）抽象逻辑思维 即以抽象概念和理论知识解决问题的思维。它解决问题的方式是运用概念进行判断、推理和证明。如临床对疾病的诊断、用符号和定律演算题目。这种复杂的思维活动作为思维的高级形式，是人类所特有的，而且一般到成人之后才能比较发达。

成人进行思维时，通常是三种思维形式的联合应用，但由于职业和素质的差异，个体总是某种思维占优势。例如，对于读诗这类活动，有人饶有趣味而有人却味同嚼蜡。

2. 聚合思维和发散思维 根据思维探索目标的方向，可分为聚合思维和发散思维。

（1）聚合思维 又称求同思维，是把问题提供的各种信息聚合起来得出一个正确的答案。这是一种有方向、有规范和有条理的思维。归纳推理就属于求同思维。这种思维可以得出一个确定的结果，使人获得必要的科学知识，但仅有这种思维则缺乏创新的能力。

（2）发散思维 又称求异思维，是根据已有信息，从多种角度、不同方向思考，寻求多样性答案。如一题多解、演绎推理就属于发散思维。这种思维不拘泥于传统和概念的束缚，富于想像，有利于培养创新的品质。

3. 习惯思维和创造性思维 根据思维的主动性和创造性，可分为习惯性思维和创造性思维。

（1）习惯性思维 又称再造性思维，是指运用惯常的方法和固定模式来解决问题的思维。这种思维的特点是创造水平低。例如，由于习惯的驱使，人们误认为暖壶总是盛满了水的，所以在倒水时情不自禁地用力把暖壶提到很高的位置；看到一个很大的纸箱子，人们也习惯于认同它里面装载的重量，于是摆出架势试图用力搬起。又如，对于"石头可以做什么"这样一个命题，人们可以从铺路、造房屋、做雕塑等各个角度得出无数个不同的答案，但仍旧没有脱离习惯性思维的窠臼，而"石头可以打人"这样一个简单的事实却常常被忽略。

（2）创造性思维 是以新异、独创的方式来解决问题的思维。创造性思维在科学发明和社会变革中有极其重要的作用。有着这种思维品质的人，能够在任何时候都充满了新奇的设想，善于面对新情况，解决新问题。例如，在"深山藏古寺"的命题下做一幅图画，多数人会在茂密的森林和古寺上做文章，而有的人在古寺间未着一墨，却可以通过崇山峻岭之中的羊肠小道和担水的和尚，把一个古寺藏得严严实实。

（三）思维的过程

人的思维是复杂的心智操作过程，一般要经历以下几个阶段：

1. 分析与综合

分析是在头脑中把事物的整体分解为各个部分或各种不同的特征。综合是人脑将组成事物的各个部分、各种属性，根据它们之间的联系和关系组合成整体的过程。例如，在对人进行辨认的时候，首先要经过在思维中对人的五官、身材、声音等多方面特征进行分解的过程，这就是分析；其后在大脑中把这些特征重新结合起来，形成整体的印象，这就是综合。分析与综合是思维过程中相反而又紧密联系的两个方面。有分析，综合才有基础，对事物的认识才能深刻；而有了综合，分析才具有意义，对事物的认识才能完整。分析和综合是思维的基本过程。

2. 比较与分类

比较是在分析与综合的基础上，在头脑中对事物的各个组成部分、个别属性进行对比，从而确定它们之间异同的过程。比较可以是同中见异，也可以是异中见同。它可以看到一座寺庙和一座教堂之间的区别，可以看到一支铅笔与一只骆驼之间的联系。比较是鉴别事物的重要手段，使人对事物的认识更精确。唐代著名诗人贾岛"推敲"的典故尽人皆知："鸟宿池边树，僧推月下门"中的"推"字改为"敲"，才得以"二句三年得，一吟双泪流"。又如南朝诗人王籍的《入若耶溪》诗中有名句："蝉噪林愈静，鸟鸣山更幽"。他以"蝉噪"衬托"林静"，用"鸟鸣"显现"山幽"，动中写静，是感受山中噪与静、鸣与幽的对立统一之神出妙语。分类是在比较的基础上，把事物归入相当的属、种、类之中，从而揭示事物之间的关系，使知识系统化。

3. 抽象与概括

抽象是抽出一类事物的共同的、本质的特征，而舍弃非本质特征的心理过程。概括是把事物的共同的、本质的特征综合起来，并推广到同类事物当中去的过程。例如，对"人"的概念的界定，就是从种种不同的个体的人身上抽取出能够言语、能够思维、能够制造工具这些最本质的属性，然后推及到一切人身上得出的结果。抽象与概括是建立在比较基础上的，是高级的分析、高级的综合。

4. 系统化与具体化

系统化即在概括的基础上，把同类事物分门别类，使之系统化。具体化则是将事物的一般原理、定律、规律应用到一定的具体事物上。

（四）思维的品质

健全的思维品质应有以下几个特征：广阔性、深刻性、敏捷性、灵活性以及独立性等。护士应善于独立思考，及时而准确地辨别病人瞬息万变的病情变化与诸多要素之间的联系。

1. 思维的广阔性

又称思维的广度，指思维具有全面性、开阔性。它不仅能够看到特殊，还能看到普遍。思维的广阔性与人的知识拥有程度、兴趣及思维方式有关。有开放的心态，涉足众多领域，具有多元的角度才能具有这种思维。具有这种品质的医护人员，能够从生理、心理、社会和文化多角度观察病人，作出全面的判断。

2. 思维的深刻性

又称思维的深度，指善于透过现象看到本质和规律性的东西。具有这种品质的人，对未知的事物有足够的预见能力，并在困难和复杂事物面前始终保持一份清醒。护士需要养成这种良好的品质，能够及时有效地辨别和处置护理领域中的多种情况。

3. 思维的灵活性与敏捷性

指在思维过程中，善于根据情势的变化调整思路，有较强的应变能力。思维的敏捷性必须建立在深刻的思维基础之上，绝不是盲从和草率。急诊、重症监护病房尤其需要这种能力，应对瞬息万变的情况。由于儿童病人没有相应的发现问题的能力，对儿童病人的护理，也需要这种自觉的、敏锐的判断能力。

4. 思维的独立性

指善于独立思考问题，不受他人的暗示和约束，有开创精神。这种思维客观、深刻，绝少迷信权威、受制于主观。护理情境中的人和事常常需要护士起主导作用，因而相应的独立决策能力是必不可少的起码要求。护士应善于审时度势，在与医生密切合作的前提下，拿出自己的方案，形成一套独立的风格。

链接：思维力测验

下面有九个排成方阵的点，请一笔画成相连的四条直线，贯穿方阵中的九个点。

五、想像

（一）概述

想像（imagination）是人脑对已有的表象进行加工改造而形成新形象的过程。人们不仅可以直接对客观事物形成知觉形象，而且可以借助语词的线索再造一些形象，甚至可以创造出前所未有的新形象。想像是在记忆表象的基础上进行的。表象是曾经感知过的事物在头脑中留下的形象。想像不是表象的简单再现，而是对其进行加工、重新组合的结果。想像的内容往往具有对现实超前反映的特点，因而是一种创造性的反映形式。想像和思维有密切联系，是一种特殊形式的思维。

想像同我们的日常生活和工作息息相关。例如，欣赏电视剧时对主人公命运的高度关注、医生在检查病人腹部时产生的"揉面感"、制定及实施护理计划时对病人康复的美好预期、教师授课时把学生带入的某种理想境界等，这些都属于想像的范畴。想像对人类认识有重要作用，它是人类预见未来的重要工具。想像可以说是感性与理性、理性与情感的中间环节，在深刻的理性与强烈的情感结合的基础上，会引发坚强的意志，借以指导人的行动。想像可以促进人的创造力的发挥，所有的文学艺术作品、科学家的创造发明都是丰富的想像力凝结的产物。

（二）想像的分类

根据有无预定目的，可把想像分为无意想像和有意想像。

1. 无意想像

指没有预定目的、不自觉的想像，又称不随意想像。例如，人们看到白云时想像它像某种动物、触景生情、浮想联翩、异常精神状态下产生幻觉等，这些都属于无意想像。

梦是无意想像的极端形式，它的突出特点是荒诞离奇。这是因为睡眠过程中大脑皮质抑制不平衡，使某些部位的神经细胞抑制不深而处于微弱的兴奋状态所引起的。梦的另一个特点是逼真，可能是因为缺乏清醒状态下的知觉验证作用。梦是人心理活动的延续，适当做梦有助于维持大脑的正常功能；在梦中人还可以获得平衡，对受挫的人有安慰作用。所以，梦有着积极的意义。

梦有显梦和隐梦。梦的出现有凝缩、移置、视觉化、象征、再度校正等多种形式。

梦的起因有多种原因。经常遇到的梦中找厕所，就是因为膀胱中充满了尿液产生的刺激作用，属于生理原因；而"日有所思，夜有所梦"属于心理原因。除此之外，外部的环境会引起做梦，如外面风吹树叶的声响，会在梦境中以下雨的形式出现。某些疾病可引起无意想像，如高热病人的谵妄。某些药物也会引起无意想像，如毒品、迷幻药等。

2. 有意想像

指有预定目的、自觉产生的想像，又称随意想像。根据有意想像有无新颖性和创造性，可分为再造想像和创造想像。

（1）**再造想像** 是根据现成的描述，在头脑中形成新形象的过程。例如，读毛泽东诗词《沁园春·雪》时，头脑中呈现北国大地万里雪飘的壮观景象，还可以思接千载，联想到古今的风流人物；读高尔基的"海燕"可以想像高傲的海燕在空中翱翔、搏击风雨的雄姿。学生按老师的要求画图画、建筑工人按图施工等都属于再造想像。再造想像需要有充分的记忆表象作基础。大部分情况下的有意想像都属于再造想像。

（2）**创造想像** 未依据现成描述，而独立创造新形象的过程。例如，作家的写作、科学家的发明、建筑设计师的创作过程，这些都是创造想像。创造想像有首创性、独立性和新颖性的特点。因此，它比再造想像要复杂和困难得多。创造想像是一切创造性活动的必要因素，是当代社会人才素质的重要构成部分。

幻想是创造想像的一种特殊形式，是指与个人愿望相联系的，并指向未来事物的想像。幻想又分为理想和空想二种。理想是指符合客观规律和社会条件，通过努力能实现的幻想。空想是指客观规律和社会条件不允许实现的幻想。如果幻想太离奇，与现实不能区分，无法用解释和证实加以纠正，则属于病态的妄想，是精神分裂症的常见症状。

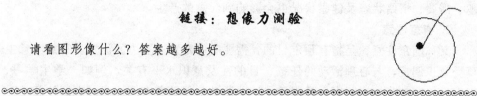

链接：想像力测验

请看图形像什么？答案越多越好。

六、注意

（一）概述

注意（attention）是人的心理活动对一定对象的指向和集中。指向性与集中性是注意的两个特点。注意的指向，指有选择地指向有关对象，以保证人对事物获得清晰、深刻和完整的反映。无论是参加赛事还是日常生活和工作状态，人都要保持一定的注意，否则无法做事。个体的经历与认识能力都是有限的，不可能、也没有必要同时关注和接触所有的事物。所以人们对客体总是要有所选择，以便选择那些比较有价值的事情来认识，而暂时忽略其他客体，把他们放在注意的边缘或注意的范围之外。注意的集中，指心理活动贯注于指向的对象与活动上，有持续与不断深入的意思。这是一种强度和紧张度，为保证顺利有效地处在选定项目上，要抑制一些多余的活动。集中程度与指向的事物活动的范围有关，范围越大，集中越弱。指向性与集中性是统一的，指向是集中的前提，集中是指向的必然结果。

注意不是独立的心理过程，而是伴随着感知、记忆、思维、想像等心理过程的一种积极的心理状态。注意对心理活动起着维持、组织、调节和监督的作用。注意状态下，人的感受性会提高、知觉清晰、思维敏捷、行动及时准确。

（二）注意的分类

根据注意有无目的和意志努力的程度，把注意分为无意注意和有意注意。

1. 无意注意
也称不随意注意，是指没有预定的目的，也不需要意志努力的注意。无意注意是人对某些事物不由自主的关注。例如，开会时突然有人闯了进来、病房里突然有人发出痛苦的尖叫、晴朗的天空突然阴云密布等，这些都会立刻吸引所有人的目光。

无意注意的产生有主观和客观的影响因素。从客观方面上来说，这与由周围环境的变化、刺激物本身的特点有关。那些强烈的刺激、新异的刺激、变化的刺激、对比强烈的刺激都会引起无意注意。就主观方面而言，人自身的状态，如兴趣、需要、情绪状态及健康状况也会影响到注意的产生。

2. 有意注意

又称随意注意，是指有预定目的，需要有一定意志努力的注意。有意注意主要受意识调控，与心理活动的任务、目的性及意识水平有关。例如，学生学习、工人做工、教师授课、军人站岗等，这些活动都伴随着有意注意。有意注意的对象是构不成吸引力的事物，但又属于一种任务，不得不去做。因而，有意注意是注意的一种高级发展形式。有意注意要求采取措施，不断排除来自内外环境的不同干扰。有意注意是学习和工作所必需的，但长时间的注意会使人疲劳。

有意注意可以发展为有意后注意。有意后注意又称为随意后注意或继有意注意，是有预定目的但不需要意志努力的注意。

（三）注意的品质

1. 注意的广度

又称注意的范围，指一定时间内能够清楚地把握的对象的数量。注意的广度受知觉特点的影响，如知觉的对象越集中，排列得越有规律，越能成为相互联系的整体，注意的广度也就越大。另外，一个人的知识经验、心理活动的任务和目的也影响注意的广度。实验证明，1/10 秒之内成人一般能把握 8~9 个黑色圆点、4~6 个无关联的外文字母。人与人之间在注意的广度上也是有差异的，如有的人读书可以一目十行，有的人却半天看不完一段；有的人沿街行走时沿路的风景尽收眼底，有的人却只能看到眼前的很小的一部分风景。

2. 注意的稳定性

指在同一对象或同一活动上注意所能持续的时间。狭义的稳定性是指注意保持在同一对象上的时间。其间有一种基本的规律叫注意的起伏，即在注意的对象上，有间歇性的加强和减弱。这是一种周期性的变化（图 2-10）。注意的起伏是正常的，因为没有脱离基本的活动方向，只是集中度不够。广义的稳定性是指注意保持在同一活动上的时间，即注意的对象和行动有所变化，但注意的总方向和总任务不变。与注意的稳定性相反的是注意的分散，即分心。注意的分散与注意的起伏不同，它脱离了总体的活动，是一种不良的注意品质。

3. 注意的分配

指在同一时间内，注意分配到两种或几种不同的动作和对象上。注意分配的条件是：①在同时从事的几种动作中，只能有一种是不熟练的，其余的必须达到熟练的程度；②这几种动作之间必须有紧密的联系，是同一个系统。例如，学生听课时，看、听、写等都属同一个系统的活动，它们之间有着密切的联系，所以同时可以做。在这个学习活动中，或者笔记能力比较差，或者看板书的能力比较弱，但总体的学习活动都可以照常进行。假若一个人做着与当堂课内容毫不相干的事情，如打手机或者看其他学科的书籍，则相互间会产生干扰，完不成当堂课程的学习活动。

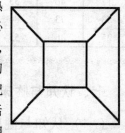

图 2-10 注意的起伏

4. 注意的转移

是指根据任务的需要，主动地把注意从一个对象转到另一个对象上，或者由一种活动转移到另一种活动上去。注意的转移与原注意的紧张度以及新活动的性质有关。原注意的紧张度高，新活动的吸引力又弱，则转移就比较困难了。护士在对某一个病人进行专注的护理时，如若其他的病人突然有异常反应，一般会立刻转移注意，关注新的对象，解决当下新的更迫切需要解决的问题。

上述这些注意的特征，在个体之间存在着差异。这些差异与个体的神经生理特点、人格特征和生活实践有关。

良好的注意品质是：注意的广度大，注意的稳定性强，注意善于分配，注意的转移灵活。在临床护理工作中，护士应根据病人的实际情况，将病人的注意力诱导到积极愉快的方面，避免患者过分关注自己的病情，造成不必要的心理负担。注意的转移有助于减轻病人的痛苦，缩短病情恢复的周期。

链接：注意力测验

下面有100个数字，请在这些数字中按顺序找出15个数字来，例如2~16，或65~75等。记录你找到这15个连续数字所用的时间。

12	33	40	97	94	57	22	19	49	60
27	98	79	8	70	13	61	6	80	99
5	41	95	14	76	81	59	48	93	28
20	96	34	62	50	3	68	16	78	39
86	7	42	11	82	85	38	87	24	47

63	32	77	51	71	21	52	4	9	69
35	58	18	43	26	75	30	67	46	88
17	46	53	1	72	15	54	10	37	23
83	73	84	90	44	89	66	91	74	92
25	36	55	65	31	0	45	29	56	2

七、认知与临床

（一）认知与健康

认知是指我们对周围事物的想法或观点，是刺激到情绪和行为反应的中介，对人的健康发生重要的影响。人的认知是具有选择性的，总是以自己的认知结构为基础，从自己已有的生活经验出发，对刺激物的意义、性质进行评价，从而趋利避害；在同样刺激作用下，个体的反应的强度也随着这种评价的不同而转移。正性的评价可以减少刺激对自身的不良影响并引发积极的应对。而对事物负性的评价和过度的评价都会引发不良的情绪体验，产生不良的行为。这种不良的情绪和行为正是产生心理疾病的根源。另外由于自我意识的作用，个体还可以对认知行为进行自我控制。对于那些能够使个体产生焦虑、紧张的或带来不愉快的刺激，个体会压抑下来不对它进行反应，从而减少焦虑，适应社会。人们可以利用认知的规律调适自己的生理环境，如想像可以在瑜珈术、禅功和气功活动中发挥重要作用，以此促进人的健康。

认知方面的障碍与个体的情绪和行为间有很大关系。例如，感染中毒性精神病、癫痫和精神分裂症等疾病会产生感知障碍，感知障碍又可引起惊恐、拒食、出走、自杀或伤人等行为。反之，生理上的异常也会带来认知上的障碍。例如，感官上的缺陷会阻塞正常的信息接受，影响感知的形成和能力；脑的不同部位受伤，会影响思维的内容和形式；器质性脑病容易引起遗忘。

（二）认知障碍

1. 感知障碍

在感觉和知觉发生异常变化或明显失常时，会发生感知障碍。一般来说，感知障碍的出现常是一些疾病的症状，尤以神经精神疾病多见。感知障碍主要有以下几种：

（1）错觉　这是对客观事物不正确的知觉，如视听错觉、形重错觉、大小错觉、方位错觉、运动错觉、时间错觉等（图2–11）。例如，"杯弓蛇影"、"草木皆兵"等，就是众所周知的错觉实例。错觉并不一定属于心理障碍，健康人多能自行矫正。但在病理状态下，伴有意识障碍时常常会出现错觉，情感性精神病也可产生错觉障碍。

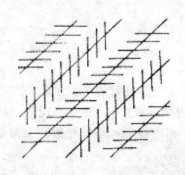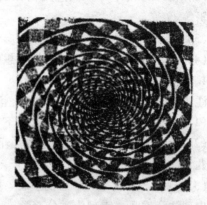

图 2 - 11　各种错觉

（2）**幻觉**　这是指没有相应的客观刺激时出现的知觉体验，包括幻听、幻视、幻味、幻触、本体幻觉等。健康人在催眠暗示、疲劳或焦虑状态下偶尔也会产生幻觉，但出现的时间很短，并且是片段的，不具有病理意义。幻觉作为一种严重的心理过程障碍，大多属于病理性的，也是精神病常见的症状之一。

（3）**感知综合障碍**　这是对事物部分属性（大小、比例、形状结构、时空动静关系）产生的错误知觉体验，包括空间知觉综合障碍、时间知觉综合障碍、运动知觉综合障碍和体像知觉综合障碍等。

2. 记忆障碍

可以发生在记忆过程的各个环节，大致表现在记忆的质和量两个方面。记忆障碍主要分为以下几种：

（1）**遗忘障碍**　①心因性遗忘：是指对某一时期发生事件的彻底遗忘，但有暂时性。②器质性遗忘：是指器质性脑病引起的遗忘，多为近事遗忘。

（2）**记忆错误**　指回忆和再认发生歪曲，包括：①错构：是指对真实事件的追忆中添加了错误细节，常见于弥漫性脑病变者。②虚构：是指以想像的、毫无根据的内容填补记忆缺陷，是器质性脑病变的特征之一。③潜隐记忆：是指对不同来源的记忆混淆不清，相互颠倒，多见癫痫病人。

（3）**记忆增强**　指许久以前曾经发生的事物或体验，在脑子中重新活跃起来的现象。这种情况多见于有轻躁狂、强迫症和偏执型障碍的病人。

3. 思维障碍

大脑皮质发生器质性和机能性疾病时，就会发生思维病理性障碍。思维障碍是精神病的一组重要症状，它主要分为以下几种：

（1）思维速度障碍　思维速度加快或迟缓。

（2）思维形式障碍　联想结构方面，松弛、象征误用、缺乏目的指向、不合逻辑等。

（3）思维控制障碍　感到思维不属于自己，或思维受外力控制。

（4）思维内容障碍　妄想、类妄想等。

4. 注意障碍

注意障碍主要表现为注意的范围、注意的稳定性和注意的强度方面的改变。

（1）注意范围障碍　在特殊状态下有注意力涣散和意识范围狭窄现象。

（2）注意稳定性障碍　由于皮质下运动中枢的控制减弱，导致注意短暂，产生儿童注意障碍综合征等。

（3）注意的强度障碍　有的主动、被动注意力均有减弱，表现为注意迟钝；有的出现注意增强，表现为过分警觉。

（三）认知与护理

正确的认知，不仅是一切行为的前提条件，也是影响护理工作的基础性要素。

病人在感受性方面是有差异的，对于那些适应性相对较差的个体，在接受治疗和护理过程中出现焦虑和恐惧心理时，不能采取严厉呵斥的态度，而应在语言、动作等各个方面，都给予特殊的关照。手术病人在白天和夜晚刀口的疼痛程度有所不同，夜间较为明显，对病人的呻吟要给予充分的理解。在病房的布置方面，尽量减少物理化学以及生物学方面的不良因素的刺激，并在不同的病房采用不同的色彩，适应病人的心理活动特点，使病人有个安全舒适的环境。

根据知觉的特征，护理工作中可以把病人需要了解的目标，在适宜的背景下做醒目的标记或展示，以供其迅速选择。在病人入院时，护士应主动地介绍有关病房、周边的内环境以及各种用具的作用，还应做自我介绍，使病人较快地熟悉和适应新的环境，减少顾虑和恐惧心理。

护士必须对护理工作中各种复杂的人和物的要素，如病人的病种和病情、药品的种类和性能等等有准确无误的记忆，以免出现重大失误。要牢记病人的不同的生理、心理需求，有针对性地进行护理。针对病人及家属由于医学环境的陌生带来的记忆方面的错误，特别是老年病人的记忆状况，护士应多检查、多给予必要的提示。

思维是一项高级的心理活动。护士自身的思维水平，会直接影响对病人及其对护理情境中相关事物的判断，因此要学会观察和思考。要对病人不同的思维状况，能够给予科学的判断，并采取不同的护理措施。例如，内向型性格的病人不轻易表露自己的内心世界，自卑的病人不愿意展示真实的处境。另外，病人的思维状态也会有较大差异，不能根据几句话、几个表情动作就对病人的思维做简单的断定，应该结合病人的各种情况，作出综合的科学的判断。

想像有助于增进病人对健康良好的预期，从而树立战胜疾病的信心。应该多给病人鼓励和暗示，从而逐渐强化其正性行为。想像也有助于护士及时预测病情演变的趋势，从而采取积极的护理措施。

第二节　情绪与情感过程

一、概述

情绪、情感是人对客观世界的一种特殊的反映形式，是人对客观事物是否符合自己的需要产生的态度体验。

（一）情绪与情感的概念

情绪（emotion）是人受到刺激时，经过是否符合自己的需要的判断后产生的行为、生理变化和对事物态度的主观体验。

这一定义强调：

1. 情绪是人和动物所共有的一种心理反映形式，它既不同于认识活动也不同于意志活动，是有机体的一种复合状态。

2. 情绪反应具有独特的主观体验、外部的表现形式（表情、动作），以及独特的生理基础。

3. 情绪的发生与肌体的需要有联系，在种族发生上具有十分明显的生物学适应价值，在适应社会生活环境中具有很强的社会性。

情感（feeling）是人才具有的一种高级心理现象，是与人的精神和社会需要密切联系的一种主观体验。

（二）情绪、情感的区别

情绪和情感都是认知的产物，是对刺激物的认知判断后产生的一种主观体验。情绪和情感表示的是同一心理现象，是同一过程的两个侧面，情感常常表示体验稳定的一面，情绪常常表示体验动态的一面。情绪变化受情感的制约，而情感总是在各种不断变化的情绪中得到表现。离开具体的情绪过程，人的情感及其特点就不可能存在。

情绪和情感是从不同角度来解释人的心理体验的概念。由于人的心理体验的复杂性，对情绪和情感做出严格的区分是非常困难的，只能从不同的侧面对它们加以说明。

1. 情绪强调生物学适应价值和种族发生上的明显特点，多与生物学上的需要相联系，情绪发生可见于人和动物。新生儿在饥饿或疼痛时引起的哭闹表情、温饱时的微笑，都是不学就会的，其价值在于引起成人对他们的哺育和照料。而情感是个体在社会化过程中发展起来的心理现象，多与社会文化及个体的社会性需要相联系。

2. 情绪带有很大的情境性、临时性，情绪体验和行为变化都很强烈；情感侧重于人的主观感受的体验，是一种内在的、稳定的、意识性的，往往无明显的表情和行为冲动伴随，是人所特有的一种高级社会情感。

（三）情绪、情感的功能

1. 情绪、情感的调节功能

人的情绪、情感是多种多样的，有些是积极的，有些则是消极的。凡是与积极的态度联系着的情感，具有积极的意义。例如，愉快、喜爱、乐观等；反之，如消沉、灰心、颓废等与消极态度联系着的情绪、情感则具有消极的性质。不同的情绪、情感对健康的影响是不一样的。积极的情绪、情感能增强人的体力、精力、免疫力，并能增强患者战胜疾病的信心，而消极的情绪、情感则可以减弱人的体力、精力、免疫力。就同一情绪而言，强度不同调节的作用也会有所不同。

2. 情绪、情感的动力功能

情绪、情感与动机一样，是人行为的内部驱动力，它对人们的认识和活动的顺利进行具有推动作用。情绪、情感的动力功能主要表现在：

（1）高尚情感的推动力　高尚的情感是与人的高级社会需要联系在一起的高层次情感。爱国主义情感、责任感、道德感是一个人奋发向上、积极进取、勇于献身的原动力。

（2）真挚爱情的促进力　爱情是高层次的情感动力中一个很有诱惑力的要素。当人们真挚地追求友谊和爱情，并把自己无私的爱倾注于所爱的对象时，就会产生一种神奇的力量，激励着他们的学习和工作。

（3）奋发图强的反击力　当一个人遭受挫折、蒙受屈辱时，一般会产生一种强烈的失尊、悲愤之感。这种情绪既是弱者怨天尤人、自暴自弃的理由，也是强者奋发图强东山再起的强大力量。司马迁受辱乃著《史记》，孙子膑刑而论兵法。压力、挫折引起的强烈的情感如与理智、意志联系起来，就会强化人们维护自尊、进行补偿的动机。

3. 情绪、情感的智力开发功能

积极愉快的情绪能激活大脑的兴奋中心，促进认识能力、创造能力的提高，从而提高服务质量和生产效率。科学史上大量的实践表明：最珍贵的创造性思维、稍纵即逝的灵感往往是在情绪比较轻松、愉快、恬静的情况下产生的。护理工作者如果能经常保持健康、愉快的情绪，不仅可以感染患者，同时还可以避免医疗事故和医疗差错的出现。

4. 情绪、情感的信号功能

个体产生情绪、情感时，身体外表也会伴有特定的神态、动作、语调、语音，这些也构成了表达人内心世界的信号系统，使人和人之间不仅可以用语言交流思想、交流情感，还可以交流内心的体验。患者的情绪有时就是疾病和身体状态的信号，情绪低落、痛苦表情可能意味着身体不适或病情加重，医护人员应敏锐地发现并积极应对。

二、情绪与情感的分类

（一）基本情绪类别

情绪可以从不同的角度进行分类。我国古代就将人的情绪分为"喜、怒、哀、乐、悲、惊、恐"，即所谓"七情"。西方则将人的基本的情绪分为快乐、悲哀、愤怒、恐惧等四种情绪。

1. 快乐

这是一种盼望的目的达到后，紧张解除时的情绪体验。其程度可以是满意、愉快、异常欢乐、狂喜等。

2. 悲哀

一般是与喜爱的事物丧失和所期盼的东西的幻灭有关。悲哀的程度取决于所失去的物质的价值。其表现可以是遗憾、失望、难过、悲伤、哀痛。达到悲哀紧张的极点就可能发生哭泣。

3. 愤怒

这是一种遇到与愿望相违，并一再受挫而逐渐积累起来的紧张而产生的。其程度可以是不满、生气、愠怒、大怒、暴怒等。

4. 恐惧

是一种企图逃脱某种情境而又苦于无能为力，无计可施的情绪。是一种退缩和摆脱。其表现为不安、担心、痛苦和恐惧。

（二）常见的情绪状态

根据情绪发生的强度、速度、持续时间等，将情绪分为三种状态。

1. 心境

是一种微弱而持续时间较长的情绪状态，也是人们平时常说的心情。某种心境在一段时间内影响着人的全部生活，使人的语言、行动及全部情绪都染上了心境的色彩。心境的特点是不具有特定的对象，即不是关于某一种事物的特定的体验，它是具有弥散性的情绪状态。一首流行歌曲唱道"最近比较烦"就是一种心境的写照。心境可分为暂时的心境和主导心境。由当前的情绪产生的心境叫暂时心境。由一个人的生活道路和早期经验所造成独特的、稳定的心境，叫主导心境。主导心境是以一个人生活经验中占主导地位的情感体验的性质为转移。主导心境决定了一个人的基本情绪面貌。

心境还可以分为积极的心境和消极的心境。积极的心境不仅可以使人健康，同时还有助于激发人工作和学习的积极性，发挥人的能力和潜能，增强克服困难的信心。消极的心境影响人的健康，同时也使人意志消沉，对工作和生活感到枯燥乏味，影响学习和工作。

2. 激情

是一种强烈而短暂的爆发式的情绪状态，具有明显的甚至过分激烈的机体外部表现。如愤怒时双眉倒立，双拳紧握，甚至动手打人。激情是由对人有重大意义的强烈刺激引起的，这种刺激的出现及出现时间往往出乎人的意料。人在激情状态下，意识范围缩小，理智分析能力受到抑制，自控力减弱，严重时不能评价自己行为的后果。但这并不是说人在激情状态下完全失去控制力，对于有一定修养和控制能力的人来说，可以通过理智来控制激情的极度爆发。

激情有积极和消极之分。有时人在激情状态下能做出平时不能做的事。例如，军队作战之前的战前总动员，为的是激起战士的作战激情，使他们奋不顾身，英勇杀敌。文学家、艺术家的激情使他们创造出优秀的作品。护理工作单调乏味，因此我们希望护理工作者应该对工作有激情、有热情，否则工作中就会缺少生机和活力，这都是激情的积极的一面。但激情也常常产生消极破坏作用，如暴怒会伤人和损坏物品；极度的悲伤会损伤身体；异常的恐惧可能引起神经症；绝望能导致轻生。

3. 应激

是一种在突然紧迫情况下所引起的高度紧张的情绪状态。人在生活中面对突如其来的危险，必须迅速果断采取重大决策时，就会出现应激状态，而且伴有生理功能的剧烈变化，如心律、血压、肌肉的紧张度、代谢水平等的变化。人们在应激状态下的表现有很大差异，有的人异常灵活敏捷，急中生智发挥超常能力，化险为夷；有的人则思维停滞、目瞪口呆、手足无措，整个人陷入慌乱之中，甚至发生临时性的休克。这是由每个人的特点不同，以往的经验和教训不同造成的。通常情况下，正确的思维和判断可以在危及时刻帮你抓住生命的稻草。

应激状态有助于人对抗危险情境，此时肌体较其它情绪状态激活水平更高，身体活力增强，整个身体被充分动员起来，释放出平时所不及的力量。但是，应激状态如持续时间较长，会最终击溃人的生物化学保护机制，甚至能导致死亡。人的应激水平可以通过训练提高。

（三）几种高级情感

在人类社会中，人们有许多社会需要，这些需要是否满足使人产生肯定或否定的情感。这些情感是人所独有的，属于社会情感，共有如下几种：

1. 道德感

是人们根据一定的道德标准，评价自己和他人的言行、思想、意图时产生的一种体验。一个人出生以后，经常与人发生各种各样的关系，其思想、行为必定要受到人们的评价，当人们的思想、行为符合道德标准时，就会产生肯定的情感体验，感到满意、愉快；反之则痛苦、不安。当他人的思想、行为符合这些标准时就会对他肃然起敬；反之，则对他产生鄙视和愤怒的情感。

2. 理智感

是人们为探求真理在认识和评价事物时所产生的情感体验。理智感主要表现在人的智力活动过程中，是与人的求知欲、兴趣、解决问题等社会需要相联系的。人们在认识过程中有所发现时，会产生愉快感和喜悦感；在不能判断而犹豫不决时，会产生疑惑感等。理智感是在认识事物过程中产生和发展起来，反过来又推动人的认识进一步深入。

3. 美感

是根据一定的审美标准评价事物时产生的态度体验，也可以说是因客观事物是否符合个人审美的需要而产生的情感。美感分为自然美感、社会美感和艺术美感三种。美感受对象的外在形式的影响，同时也受对象内容的影响。美感还受人的主观因素的影响。人们的审美需要、审美标准、审美能力不同，对同一个对象的审美体验就不同。

三、情绪的表现

情绪的变化会引起机体的生理变化及表情动作的变化，因此可以通过测量机体的生理变化和观察表情变化，间接的去了解他人的情绪。

（一）情绪的内部变化

人在发生情绪变化时，会引起一系列的生理变化，会引起呼吸系统、消化系统、循环系统、内分泌及生物电的反应。如人在紧张时，呼吸加快，心跳加快，血压升高，血糖上升，肾上腺激素和甲状腺激素分泌增加；人在悲伤时可使呼吸减弱减慢；人在惊惧时，面部小血管收缩，脸色发白，出冷汗，口干等。利用现代仪器设备可以测量呼吸、心律、血压、皮肤电、脑电图的变化，从而了解人的情绪变化。

（二）情绪的外部表现

情绪发生时会引起一系列的外部表现，主要包括：面部表情、身体姿态和言语表情。

1. 面部表情

人在不同的情绪状态下，面部表情是不一样的。例如，人在喜悦时，两眼眯成一条线；愤怒时双眼圆瞪；惊讶时眼睛睁大，嘴巴张开；狂妄时双眼斜视；欢欣时双眉舒展，脸孔变短；生气时双眉紧锁，脸部拉长。也有实验证明，人在看到喜爱的对象时瞳孔放大，眼睛发亮。

2. 身体姿势

身体姿势是表达情绪的一种方式，其中以手、足的动作最为明显。例如，高兴时手舞足蹈；懊恼时捶胸顿足；焦急时手足无措。

不同的文化背景下，同一种身体姿势表达的情绪可能有所不同。在中国竖起大拇指表示赞扬，在北美表示要求搭车，而在希腊则表示要对方滚蛋。

3. 言语表情

情绪通过言语的音调、强度、节奏和速度可以得到表达。例如，尖叫表示恐惧；呻吟表示痛苦；另外同情、安慰、讥讽也都可以用不同的言语表情得到表达。

四、情绪的调控

（一）健康的情绪

由于人类社会化的影响，使人知道如何表达自己的情感，以及在何种情况下不表达自己的情感。人们正是根据这些传统的习俗、社会要求和准则来规范自己的情绪表达方式。符合这一标准就是健康的，反之就被认为是不健康的。具体地说，健康的情绪应该符合以下的标准：

1. 诱因明确

情绪的发生发展必须有明确的诱因。无缘无故的喜，无缘无故的怒都不是健康的情绪。

2. 反应适度

也就是情绪反应要与引起情绪的刺激强度一致。引起情绪反应的刺激强度弱，反应也应该弱；引起情绪反应的刺激强度强，反应也应该强。

3. 情绪的自控性

情绪应是可以进行自我调控的。人们在生活中可以掩饰情绪，也可以进行情绪转移，如"化悲痛为力量"。不良的情绪控制不好会造成不良的后果，学会控制自己的情绪，保持良好的情绪状态，不仅有利于自己的健康，也有利于和谐社会的创建。

（二）情绪的调控

1. 改变认知

人的认识过程和情绪、情感过程是相互影响和相互制约的两个心理过程。根据美国心理学家 Schachtery 于 1971 年提出的情绪产生的认知理论，情境刺激传到大脑，在大脑中经过认知评价，并结合过去的经验、知识评估后才能决定对情境的态度以及产生或不产生情绪体验，在产生情绪体验后才发生生理变化。即情绪产生是由刺激因素、生理因素和认知评价三因素决定的，其中认知评价在情绪产生中起关键作用。因此我们可以通过改变人们对产生情绪的事件的认知评价来调控情绪。如人们在生活中常因遇到不公平的事而生气，生气并不是直接由事件所引起，而主要取决于人们对它的认知评价，只要我们改变对不公平事件的看法就可以调节自己的不良情绪。

2. 适度发泄

紧张和压抑是两种最有害的情绪，而愉快是最有利于健康的情绪。在生活和工作中人们常因挫折和压力而感到紧张和压抑。因此，人们应学会适度发泄自己的消极情绪，找朋友诉说、运动，以及大哭一场等都是发泄情绪的方式。如能定期找心理医生谈话，对保持良好的情绪状态应该是非常有帮助的。

3. 树立远大目标

一个人在为实现自己的远大理想而努力工作，或致力于有意义的社会公益事业时，就会暂时忘掉许多烦恼。因此多做有意义的事会使我们经常体验奉献的快乐，也会使我们的情绪、情感得到升华。

五、情绪与临床

(一)情绪与人的健康

无数事实证明,情绪活动能影响人的健康。早在两千多年前,《内经》中就有关于"怒伤肝、悲伤肺、思伤脾、喜伤心"的记载。消极的情绪在引起人的生理变化的同时,也会引起人的心理失衡,从而对人体产生负面影响。极度的紧张、过分的激动对人是有害的,甚至威胁人的生命。可见控制消极的情绪对预防疾病发生是有益的。相反,愉快、乐观的情绪能加强消化道分泌和运动,可以提高脑的机能,可以使呼吸、循环、内分泌、代谢功能和内环境保持相对稳定,可以提高人的机体免疫力。另外,乐观和人际关系良好,会提高工作效率,使人更富创造性。

应该说,并不是所有的负面情绪都有害,所有的积极的情绪都有益。积极的情绪调节对病人来说,具有十分重要的意义,健康的人也应学会调节自己的情绪。

(二)情绪障碍

情绪心理现象由情绪体验、情绪表现和情绪生理三种因素组成,又与环境、认知和行为等多方面密切联系。情绪障碍通常分为:情绪持续障碍、情绪发生障碍和情绪协调障碍。

1. 情绪持续障碍

情绪持续障碍是指情绪反应强度和持续时间发生障碍。主要有:

(1)情绪高涨 是指病人活动增强,喜悦表情占优势,言语行动增多,爱说什么说什么,别人讨厌也不在乎。

(2)情绪低落 是指心境忧郁,情绪低落,苦闷悲观,言语行动减少,闷闷不乐。

(3)情绪淡漠 对周围环境、人和刺激缺乏反应。对人对事漠不关心,面部表情处于无表情状态。

(4)焦虑 是一种缺乏具体指向性的心理紧张和不愉快的期待情绪。这种心理异常现象,实际是一种预料到的威胁性刺激,而又无法应付的一种痛苦反应。焦虑的情绪反应是愁眉不展、紧张不安、惶惶不可终日、似有灾难临头之感。病人常伴有失眠,多汗,手足发凉。处于焦虑状态的病人,常因躯体不适而伴有疑病性神经症。

(5)忧郁 其突出的表现是心境悲观、冷漠,并伴有自我责备和自我谴责,有时甚至产生自杀欲念。

2. 情绪发生障碍

是指情绪发生过程的失调，持续的时间比较短。

（1）情绪不稳　指情绪易波动，喜怒无常，自己难以控制。

（2）情绪易激惹　情绪有易怒倾向，稍微的刺激就可以引起强烈的情绪反应。

（3）情绪脆弱　指容易伤感，易激动或哭泣，虽然自己也知道对一些小事不要大动感情，但自己不能控制。

3. 情绪协调障碍

（1）情绪倒错　指认识过程与情感过程失调的现象。病人的情绪反应与客观刺激相矛盾。对喜事产生悲观情绪，而不幸的事反而高兴。

（2）表情倒错　表情与情绪的内心体验相矛盾。如内心高兴，但表情却痛苦。

（3）矛盾情绪　对同一事情产生相反或两种不同的情绪，并且不感到痛苦。

（三）情绪与护理

病人的病情不同表现出的情绪也不一样，护理工作者应根据病人病情和情绪特点进行护理。

急诊病人由于发病急，或由于天灾人祸，生命面临危险，心里处于高度应激状态，此时大多表现为焦虑恐惧、紧张不安，渴望得到最及时的抢救。此时护理人员应紧张而热情地接诊，语言和蔼，原则上给予病人以肯定性的保证、支持与鼓励，避免给病人消极性暗示，尽可能使病人放松。

慢性病人随着病情的变化，时而高兴时而悲伤，有时满意有时失望，过分关注肌体感受，一旦受到消极暗示，就会迅速出现消极心境。护理人员应不断给病人安慰和鼓励，调节情绪，使他们能振奋精神，准备与疾病打持久战。

手术无论大小都会给病人较强的刺激，病人会有很强的恐惧感。因此，手术室里医务人员应语言亲切，给病人安全感。同时应时刻关注病人的情绪变化，不能闲谈嬉笑，也不能窃窃私语，避免给病人不良刺激。

由于传染病病程较长，很难根治，因此传染病病人通常会表现出愤懑、悔恨、急躁、悲观、敏感等情绪特点。因此护理人员应尽量让他们了解疾病的有关特点，正确认识疾病，建立密切的医患关系，增强战胜疾病的信心。

无论医学如何发展总有治愈不了的疾病，也有阻止不了的死亡。不管死亡是突然发生的还是久病造成的，一般说来护理危重病人和安慰危重病人的家属，是护理上最难处理的情况。大多数面临死亡的病人心理活动变化分五个阶段，否认期、愤怒期、妥协期、抑郁期和接受期。根据不同时期的病人的情绪反应，护理人员应采取不同的对策。要同情病人，尽量满足病人的要求，允许亲人陪护和亲友探望，让亲人和病人一起渡过不可多得的时刻；嘱咐亲人要控制情绪，不要再增加病人的悲痛。

第三节 意志过程

一、概述

（一）意志的概念

意志（will）是人们自觉地确定目标，并为实现目的而支配、调节自己的行动，自觉克服困难的心理过程。意志是人所特有的心理现象，是人类意识能动性的集中表现。人不仅能通过认识活动来认识世界，通过情感活动来体验客观事物与个体需要之间的关系，而且还可以通过意志行动来能动地、有目的、有计划地改造客观世界。意志集中表现了人在实践活动中的主观能动性。

人的意志总是与行动密切联系，所以把有意志参与的行动称意志行动。能够自觉地确立目的是人类行动的特征。人类的活动是有目的、有计划、有意识的。社会越发展，科学越发达，人类对自然界的作用就越经过深刻思考，向着一定目标前进。

认识过程是意志产生的基础；情绪可以成为意志的动力，影响人的意志的产生，也可能成为意志的阻力。离开了认识、情感就不会产生意志。

意志和认识、情感过程一样都是人脑的机能，是人对客观事物的反映。意志是大脑额叶的机能。额叶损伤，病人便失去了意志。人的生理需要从大脑边缘系统产生，在额叶综合后反映到主观意识上才产生意志。

（二）意志的作用

意志在实践活动中有着重要的作用，表现在以下几个方面：

1. 坚强的意志能使人的认识活动具有明确的目的性和方向性

意志可以帮助人排除认识过程的困难，把认识引向深入，从而把握客观事物的内在规律和本质特点。

2. 意志是实践活动成功的保证

事业的成功总是和克服困难联系着的，意志坚强的人能克服一切困难，积极去实现符合社会需要的目的，保证各项计划的完成。

3. 意志可以提高自我修养克服各种缺点，造就坚强的性格和完美的个性

优良的意志品质在改造主观世界、完善品德修养方面有极其重要的作用。在不断战胜失败、痛苦和挫折的过程中才能逐渐形成坚强的性格，树立坚强的信念和崇高的理想。

二、意志的特征

意志具有三个特征：

（一）目的性

人的活动是有明确的目的和计划，并在意志参与下进行的。人的意志是经过深思熟虑，对行动的目的性有了深刻的认识后所采取的行动。人不是消极、被动地适应周围的环境，而是自觉、主动地去认识和改造客观世界。意志的自觉的目的性有两个根本的特点：一是确定的行为目的要符合客观事物的发展规律；二是行动的目的要符合于社会公认的社会准则。个体不论参与何种社会实践活动，都要履行社会义务和责任。因此一个人的世界观和价值观是决定其意志行动目的性的根本依据。

（二）调节性

意志是人确定活动目标，拟定计划，选择方案，调解行动，达到预期目的的心理过程，意志不能离开人的行动而独立存在。意志对行为具有两种调节功能，即激励功能和抑制功能。激励功能是推动人去从事达到目的活动所必需的行为，抑制功能是制止不符合预定目的的行为。这两种功能在实际活动中是统一的。意志不仅组织、调节人的外部活动，还可以组织、调解人的内部心理状态。

（三）排难性

人在实现目标的活动中总是会遇到各种各样的困难，人的意志会调动人的积极性去克服种种困难，最终实现目标。人们常遇到的困难一般分为内部困难和外部困难。内部困难通常有经验不足、能力较低、思想矛盾、情绪干扰等，而外部困难一般包括目标太高、设备不足、环境恶劣等。意志就是在克服这些困难中体现的。愈是较高价值的意志活动，所遇到的困难就愈多，付出的代价也愈高。

三、意志的品质

意志的品质是在人的意志活动中形成的，反映一个人的意志优劣、强弱和发展水平。意志品质包括：

（一）意志的自觉性

是指行动者对自己的行动所达到的目的有深刻的理解，随时控制自己的行动，是指符合正确目的的心理品质。这种品质是在对客观规律有充分认识、有坚定的立场信念的基础上产生和培养起来的。

与意志的自觉性相反是易受暗示性和独断性。易受暗示性指容易接受外界的影响，不假思索地听从别人的意见和暗示，轻易改变行动的目的，缺乏原则性。独断性则是指既未掌握客观规律，又不听别人的忠告，一意孤行，刚愎自用。

（二）意志的果断性

是指行动过程中能迅速坚决地采取决定的心理品质。一个具有果断意志品质的人能在复杂的环境中迅速而果断地采取决定，并能及时地投入行动。果断性是许多职业都必须具备的心理品质。果断性可以帮助人们抓住擦肩而过的机会，并在工作中迅速分析问题，当机立断，采取行动。一个人个性是否坚强，事业成败，往往与这一重要的意志品质有关。

（三）意志的坚韧性

是指在意志行动中坚持决定，百折不挠地克服困难，实现既定目的的心理品质。坚韧性集中表现为善于克服困难，善于从失败中吸取教训，不屈不挠，不达目的决不罢休；善于抵制不符合目的的种种主客观诱因的干扰。坚韧性与顽固性有本质区别。顽固性是既不懂得客观规律，又不能正确评价自己和他人一意孤行，我行我素。

（四）意志的自制性

是指善于控制和协调自己的心理品质。具有自制力的人能根据正确的原则指挥自己，控制自己。特别是在困难和不顺利的情况下能控制自己的消极情绪，不骄不躁的完成任务。自制性表现为发动性和抑制性两个相互联系的方面。发动性是维持自己的某种行为，做自己应该做的事；抑制性是抑制自己的某些冲动和行为，不做自己不应该做的事。

意志力薄弱的人就是意志的自制力差。他们管不住自己，明知能坚持下去，就是坚持不下去；明知不应该去做，偏偏去做。很多人生的失败和遗憾都是这样造成的。

（五）意志的独立性

是指个体倾向于自主地采取决定和行动，既不受外界环境的偶然影响，也不会被周围人说三道四所左右。意志的独立性不完全等同于独断性。独断性是听不进去别人的意见，即使有道理也不听。独断性容易给工作造成损失。

四、意志与临床

（一）意志与健康

意志通过影响人的生理功能从而影响人的健康。意志活动是第二信号系统，它可以通过条件反射形成反馈机制调节和影响人体各种机能，对健康发挥作用。坚强的意志是心理健康的标志。意志坚强的人都有远大理想，积极的生活目标，并通过顽强的毅力克服种种困难去实现自己的理想。意志坚强的人也是心胸开阔，积极向上的人。

护理工作是繁琐而单调的，缺少良好的意志品质就不能很好地完成护理工作。作为一个护理工作者不仅要培养自己具有良好的意志品质，而且应该鼓励患者，树立战胜疾病的信心，早日恢复健康。

（二）意志障碍

意志障碍多从行动障碍中反映出来。缺乏自信是指缺乏理想、无目标、对日常生活懒于照料，一切行为都失去动力；抑制自主性障碍是指自己丧失了自主性，被一种外来的力量控制，以至于使得思维、情绪、动作都不能自主；抑制障碍性行为指冲动性行为，性行为变态，异常癖好等。护理工作者应该具备一定的心理学知识，应能判断病人意志的正常与异常。

（三）护士意志品质的培养

人的各种意志品质是有机的结合在一起的并相互影响、相互制约。意志的自觉性强，坚韧性和自制性也强；相反，一个自制力缺乏的人也不可能具备意志的坚韧性。因此我们应该把意志品质的培养作为一个整体去培养。

1. 从世界观上去培养

意志是人的意识的能动性，是主观见之于客观的心理过程，受个人理想、信念、世界观的影响。一般来讲，只有具有科学世界观的人，才能树立起远大理想，有远大理想的人才有坚定的信念。这种坚定的信念正是意志自觉性、坚韧性、自制性等优良意志品质的基础。

2. 在实践活动中培养

人在实践活动中必然会遇到种种问题，努力解决问题的过程也就是锻炼意志的过程。特别是对那些单调乏味的工作，能够耐着性子把工作做好，正是对良好意志品质的锻炼。在实践活动中应当不怕困难，乐于克服困难。人的意志品质在克服困难中体现，也在克服困难中发展。

3. 针对个人弱点培养

一个人对自己的意志特点应心中有数，特别是自己的意志的弱点。应从小事做起，努力控制自己，不达目的誓不罢休。

4. 加强自我修养

一个人良好的意志品质，不仅是在社会实践中，在周围人的影响下形成和发展，而且也是在自我修养中形成。意志是自己最能明显意识到的自我调节和自我控制能力。因此在工作中应加强自我修养，经常地进行自我检查、自我监督、自我调整、自我激励，从而克服不良的意志品质，形成良好的意志品质。

第四节 人 格

一、概述

(一) 人格的概念

人格（personality）是指个体心理活动中稳定的、具有个人特色的心理特征与心理倾向组合成的有层次的动力整体结构。

人格含义的界定包含三层含义：第一，人格通常是指一个人外在的、习惯化了的行为模式。第二，人格更是指一个人内在的动力组织，包括稳定的动机；习惯性的情感体验方式和思维方式；稳定的态度、信念和价值观等。第三，人格是一种蕴蓄于内、形诸于外的统一体。这种统一体往往由一些特质所构成，如内外向、独立性、自信心等。

(二) 人格的一般特征

1. 独特性

"人心不同，各如其面"，这为人格的独特性作了最好的诠释。一个人的人格是在遗传、成熟、环境、教育等先天后天因素的交互作用下形成的。不同的遗传环境、生存及教育环境，形成了各自独特的心理特点。

2. 稳定性

"江山易改，本性难移"，说得就是人格的稳定性。也就是说：一个人的某种人格特点一旦形成，就相对稳定下来了，要想改变它，非常困难。这种稳定性表现在，人格特征在不同情况下会表现出相同或近似的特点。

3. 整体性

人格是由多种成分构成的一个有机整体，具有内在的一致性，受自我意识的调控。当一个人的人格结构的各方面彼此和谐一致时，就会呈现出健康人格特征；否则，就会使人发生心理冲突，产生各种生活适应困难，甚至出现人格障碍。

3. 复杂性

一个人的人格结构的组合千变万化，其人格表现更是千姿百态。每个人的人格世界，并非是由各种特征简单堆积起来的，而是如同宇宙世界一样，依照一定的内容、秩序、规则有机结合起来的一个整体系统。

（三）人格的形成与发展

现代心理学认为人格是在遗传与环境交互作用下逐渐发展而形成的。

1. 生物遗传因素

由于人格具有较强的稳定性，因此人格研究者更会注重遗传因素对人格的影响。

双生子的研究被许多心理学家认为是研究人格遗传因素的最好方法，并提出了双生子的研究原则：同卵双生子具有相同的基因形态，他们之间的差异都可归于环境因素造成。异卵双生子的基因虽然不同，但在环境上有许多相似性，如出生顺序、父母年龄等，因此为环境控制提供了可能性。完整研究这两种双生子，就可以看出不同环境对相同基因的影响，或者是相同环境下不同基因的表现。

一项有关高中生的双生子研究，共有1700名学生施测了《加州心理调查表》（CPI），这一人格调查表包括18个分量表，其中有一些与社会相关较大的人格成分，如支配性、社会性、社交性、责任心等。结果是同卵双生子比异卵双生子的相关性高。20世纪80年代，明尼苏达大学对成年双生子的人格进行了比较研究（1984，1988），有些双生子是一起长大的，有些双生子则是分开抚养的，平均分开的时间是30年。结果是同卵双生子的相关比异卵双生子高很多，分开抚养的与未分开的同卵双生子具有同样高的相关。

遗传对人格具有一定的影响。但是遗传作用有多大，是一个复杂的问题。根据目前研究结果，心理学家认为遗传是人格不可缺少的影响因素，遗传因素对人格的作用程度因人格特征的不同而异，通常在智力、气质这些与生物因素相关较大的特质上，遗传因素较为重要；而在价值观、信念、性格等与社会因素关系紧密的特征上，后天环境因素更重要。

2. 社会文化因素

社会文化具有对人格的塑造功能，反映在不同文化的民族有其固有的民族性格，还表现在同一社会的人在人格上具有一定程度的相似性。

社会文化对人格的影响力因文化而异，社会对文化的要求越严格，其影响力就越大。影响力的强弱也要视其行为的社会意义的大小，对于不太具有社会意义的行为，社会容许较大的变异。但对在社会功能上十分重要的行为，就不容许太大的变异，社会文化的制约作用也更大。但是，若个人极端偏离其社会文化所要求的人格基本特征，不能融入社会文化环境之中，可能就会被视为行为偏差或心理疾病。

3. 家庭环境因素

家庭是社会的细胞，既具有生物的遗传因素，也有着社会的"遗传"因素。这种社会遗传因素主要表现为家庭对子女的教育作用，"有其父必有其子"的话不无道理。父母们按照自己的意愿和方式教育着孩子，使他们逐渐形成了某些人格特征。

强调人格的家庭成因，重点在于探讨家庭间的差异对人格发展的影响，探讨不同的教养方式对人格差异所构成的影响。1949年西蒙斯著《亲子关系动力论》一书，详细论述了父母对孩子的各种反应（如拒绝、溺爱、过度保护、过度严格）及对人格所产生的后果。他最后得出的结论是：儿童人格的发展和他与父母之间的关系相关密切。这是一个非常重要的结论。

一般研究者把家庭教养方式分成三类，这三类方式造就了具有不同人格特征的孩子：第一类是权威型教养方式，这类父母在对子女的教育中表现为过分支配，孩子的一切均由父母来控制。成长在这种家庭环境下的孩子容易形成消极、被动、依赖、服从、懦弱，做事缺乏主动性，甚至会形成不诚实的人格特征。第二类是放纵型教养方式，这类父母对孩子过于溺爱，让孩子随心所欲，父母对孩子的教育甚至达到失控状态。这种家庭里的孩子多表现为任性、幼稚、自私、野蛮、无礼、独立性差、惟我独尊、蛮横胡闹等特点。第三类是民主型教养方式，父母与孩子在家庭中处于一个平等和谐的氛围中，父母尊重孩子，给孩子一定的自主权，并给孩子以积极正确的指导。父母的这种教育方式多能使使孩子形成一些积极的人格品质，如活泼、快乐、直爽、自立、彬彬有礼、善于交往、容易合作、思想活跃等。

另外，家庭中家长的价值观、人生观等人格特征，甚至是工作、学习和生活的态度，都会对子女产生潜移默化的影响。

家庭是社会文化的媒介，它对人格具有强大的塑造力。父母的教养方式在很大程度上决定了孩子的人格特征，父母在养育孩子过程中，表现出的人格，会有意无意地影响和塑造着孩子的人格，形成家庭中的"社会遗传性"。

4. 早期童年经验

人生早期所发生的事情对人格的影响，历来为人格心理学家重视。人格心理学家们之所以如此看重早期经验对人格的影响，是因为西方一些国家的调查发现，"母爱丧失"的儿童（包括受父母虐待的儿童），在婴儿早期往往会出现神经性呕吐、厌食、慢性腹泻、阵发性绞痛、不明原因的消瘦和反复感染。这些儿童还表现出胆小、呆板、迟钝、不愿与人交往、敌对情绪、攻击和破坏行为等人格特点，这些人格特点会影响他们一生的发展，或者出现情绪障碍、社会适应不良等问题。

我们发现，人格发展的确受到童年经验的影响，幸福的童年有利于儿童向健康人格发展，不幸的童年也会引发儿童不良人格的形成，但二者之间不存在一一对应的关系。早期经验不是单独对人格起决定作用，它是与其他因素共同来决定人格的，早期儿童经验是否对人格造成永久性影响也因人而异。对于正常人来说，随年龄的增长、心理的成熟，童年的影响会逐渐缩小、减弱。

5. 自然地理因素

生态环境、气候条件、空间拥挤程度等物理因素都会影响人格。巴里（1966）关于阿拉斯加州的爱斯基摩人和非洲的特姆尼人的比较研究，说明了生态环境对人格的影响作用。

爱斯基摩人以渔猎为生，夏天在水上打鱼，冬天在冰上打猎。主食肉，没有蔬菜。过着流浪生活，以帐篷遮风雨避严寒。这种生活环境使孩子逐渐形成了坚定、独立、冒险的人格特征。而特姆尼人生活在杂草灌木丛生地带，以农业为主，种田为生，居住环境固定。这种生活环境使孩子形成了依赖、服从、保守的人格特点。由此可见，不同的生存环境影响了人格的形成。

关于自然地理环境对人格的影响作用，心理学家认为自然环境对人格不起决定性影响作用，更多地表现为一时性影响；自然地理环境对特定行为具有一定的解释作用。在不同的地理环境中，人可以表现出不同的行为特点。

综上所述，我们可以这样理解：人格是先天后天的"合金"，是遗传与环境交互作用的结果，遗传决定了人格发展的可能性，环境决定了人格发展的现实性。

二、人格心理特征

（一）气质

气质（temperament）是表现在心理活动的强度、速度和灵活性方面的典型的、稳定的心理特征。与我们平常所说的"脾气"相似。

在现实生活中我们观察到，有的人脾气暴躁，易动感情，当他们的自尊心受到伤害时，更容易发火；另一些人则冷静沉着，情绪发生缓慢，不动声色，即使遭受非难，也可以保持冷静的态度。这些都是气质特征的表现。

气质，不是指偶然表现在心理活动和行动方面的特点，而是一种典型的、稳定的心理特点。气质在很大程度上是由遗传素质决定的。俗话说"江山易改，本性难移"，这个"本性"通常指的就是气质。在人的各种活动中都染上气质的色彩。例如，一个冲动的人，在任何场合都难于控制自己的情绪；相反，一个沉静稳重的人，则能心平气和、沉着从事。气质是人脑的机能，与高级神经活动类型关系密切。气质虽受个体生物因素制约，具有稳定性，但也不是固定不变的。如个体遭受长期或巨大的刺激时，其气质特征也会发生不同程度的变化。

1. 气质的相关学说

气质的学说及分类，各专家学者观点不一，比较认可的是体液学说和高级神经类型学说。

（1）体液学说 体液学说是由古希腊医师希波克拉底首次提出。他认为人体内有四种体液：血液、黏液、黄胆汁和黑胆汁，其比例的多少决定了个体的气质类型。并认为黏液生于脑，黄胆汁生于肝，黑胆汁生于胃，血液生于心脏。正是这四种体液"形成了人体的气质"。

体液说虽然缺乏科学依据，但它所描述的四种气质类型，在日常生活中确能观察到。正因为这样，多血质、黏液质、胆汁质、抑郁质这四个名词一直延用到今天。

（2）高级神经活动类型学说 巴甫洛夫通过动物实验研究发现，不同动物在形成条件反射时有差异，动物高级神经活动的兴奋和抑制有独特的、稳定的结合，构成了动物的神经系统类型，或叫做动物高级神经活动类型。动物神经系统有三种特性：兴奋和抑制的强度，即神经细胞接受强烈刺激的能力或持久工作的能力和耐受力；兴奋和抑制的平衡性，即兴奋和抑制两种过程的相对关系；兴奋和抑制的灵活性，即对刺激的反应速度和兴奋与抑制相互转化的速度。这三种特性与整个神经系统一样，执行着保持机体与周围环境平衡的生物学功能。

巴甫洛夫根据这三种特性的不同结合，把动物高级神经系统活动划分成四种类型（表2-1）。①强而不平衡型：兴奋比抑制占优势，以易激动、不易控制为特点，称为"不可遏制型"胆汁质。②强、平衡、灵活型：兴奋和抑制都比较强，两种过程易转化，以反应灵活、外表活泼、迅速适应环境为特点，称为"活泼型"多血质。③强、平衡、不灵活型：兴奋和抑制都较强，两种过程不易转化，以坚毅、迟缓为特征，称为"安静型"黏液质。④弱型：兴奋和抑制都很弱，而且弱的抑制过程比弱的兴奋过程占优势。以胆小、经不起冲击、消极防御为特征，称之为"抑制型"抑郁质。

表 2 - 1　　　　　高级神经活动类型与气质类型对照表

高级神经活动类型			气质类型
强型	不平衡（不可遏制型）		胆汁质
	平衡	灵活性高（活泼型）	多血质
		灵活性低（安静型）	黏液质
弱型	抑制型		抑郁质

巴甫洛夫认为，从动物身上所确定的四种神经类型与人类的神经活动类型相吻合，这种一般类型的外部表现恰恰相当于古希腊学者对气质的分类。因此，巴甫洛夫认为，高级神经活动类型是气质类型的生理基础。同时他还指出，属于这四种类型气质的人在人群中并不占多数，多数属于两种或三种类型结合的中间型。他预言，除了这四种类型外，还应存在其它未知的神经系统特性和气质类型。

巴甫洛夫关于神经系统基本特性和基本类型学说，仅仅为气质的生理机制勾画出一个轮廓。他的研究不断被后来的研究者证实。

2. 气质类型特点

在心理学史上，曾有一个时期，人们把气质的表现仅归于情绪发生的速度、强度和外部表现等方面。古罗马医生、解剖学家盖伦把气质分为十三类。后来被在医学界逐渐简化为四类，即多血质、胆汁质、黏液质和抑郁质。这四种气质类型的心理特征大致如下：

胆汁质：直率热情，精力旺盛，脾气急躁，易于冲动；反应迅速，但准确性差；情绪明显表露于外，但持续时间不长。其显著特点是带有明显的倾向性。

多血质：活泼好动、敏感、反应迅速；不甘寂寞，善于交际；智慧敏捷，注意易于转移；接受新事物容易，但印象不很深刻；情绪和情感易于产生也易于改变，体验不强，但明显的表露于外等等。其显著特点是有很高的灵活性，容易适应变化的生活条件。

黏液质：安静稳重，交际适度；反应缓慢，沉默寡言；善于克制自己，情绪不易外露，注意稳定但又难于转移；善于忍耐，沉着坚定，不喜空谈，埋头苦干，等等。其显著特点是安静均衡。

抑郁质：行为孤僻，反应迟缓，多愁善感，体验深刻，但情绪不易外露；具有很高的感受性，善于觉察到别人不易发觉的细小事物。

3. 气质的意义

（1）任何一种气质类型都有积极和消极的作用　每一种气质类型都有其积极的一面，又有消极的一面。如多血质的人反应灵活，容易适应新的环境，但注意力容易分散，兴趣容易转移；胆汁质的人精力充沛，直率热情，但缺点是缺乏自制力，容易冲动。医务人员应了解自己的气质类型，扬长避短，努力培养热情、开朗、耐心、自制等良好的心理品质。

（2）气质影响个体的工作效率　一个人获得成功，受多方面因素的影响，在任何一个领域内，都可能有不同气质类型的人成为杰出人物。但不同气质类型的人，对某些工作的适应能力不同，效率也有差别。相对而言，胆汁质的人适应于应急性强、冒险性较大的工作，如抢险、救护等；多血质的人适应于社交性、多变性的工作，如销售、采购、后勤、公关、谈判等；黏液质的人适应于原则性强的工作，如人事、调查、保管等；而抑郁质的人则适应于平静的、刻板的、按部就班的工作，如医生、护士、会计、统计等等。

另外，气质理论在医疗实践中也具有一定的意义。不同气质类的人在临床上会有不同的表现，对不同气质类型的病人，如何实施心理治疗和护理是值得探讨的课题。

（二）能力

能力（ability）是个体在活动中表现出来的直接影响活动效率，使活动得以顺利进行的个性心理特征。

能力总是和人的某种活动联系在一起，并只有在人所从事的活动中才能表现出其能力水平的高低。

人的人格心理特征如气质、性格等对人所从事的活动也有影响，但是能力却是直接影响活动效率的一种个性心理特征。在一般情况下，能力强的人活动效率高，能力弱的人活动效率低。与其他心理特征相比，能力是直接影响活动效率的一种心理特征。

通常人们进行某种活动需要多种能力的配合、协调才能完成。多种能力的有机结合称才能。某一方面的杰出能力称为天才。

1. 能力的分类

根据不同的标准可以对能力进行不同的分类。

（1）按能力适应范围分类　可以把能力分为一般能力和特殊能力。①一般能力（general ability）：是指从事任何活动都不可缺少的能力，如观察能力、记忆能力、思维能力、动手能力、演讲能力、社交能力和管理能力等。这些在认识活动中表现出来的一般能力通常也叫智力。②特殊能力（special ability）：是指从事某项专业活动所必需的能力。例如，曲调感、节奏感是从事音乐活动所不可缺少的能力，属于特殊能力。

一般能力与特殊能力在某一具体活动中总是联系在一起、不可分割的。特殊能力的发展能促进一般能力的发展，一般能力发展了也有助于特殊能力的进一步提高。从事某一专业活动既需要一般能力，也需要该专业所要求的特殊能力。

（2）按能力的功能分类　可以把能力分为认知能力、操作能力和社交能力。①认知能力（Cognitive ability）：是指人脑加工、储存和提取信息的能力，如观察力、记忆力、思维力等。人们认识客观世界，获得各种知识主要依赖于认知能力。②操作能力（Operation ability）：是指人们操纵自己的身体完成各种活动的能力，如体育活动能力、实验操作能力等。操作能力与认知能力既有区别，又有联系。通过认知能力积累的知识、经验，为操作能力的形成和发展提供了条件；反过来，操作能力的发展也会促进认知能力的提高。③社交能力（Social ability）：是人们在社会交往活动中表现出来的能力，如组织管理能力、处理人际关系能力、解决纠纷的能力等。这是人们参加集体生活，与周围人保持和谐人际关系所不可缺少的能力。

2. 能力与知识、技能、智力

人们完成某种活动既需要一定的能力，又需要相关的知识、技能，但是能力又不同于知识、技能。它们之间的区别有二：①能力是直接影响活动效率的个性心理特征，它直接影响着知识、技能掌握的速度、难度和广度；而知识则是人类经验的概括和总结，技能是经过反复训练而形成的自动化了的操作方式。②能力的发展与知识的增加、技能的掌握并不是同步的。也就是说，知识、技能的增加并不必然地会发展能力，知识多的人并不意味着能力一定高。一般来说，能力在青年期以前发展较快，以后逐渐减慢，到了老年某些能力还可能减退，但人的知识在一生中却可以随着年龄增长而不断积累增加。

能力和知识、技能在实践活动中又是密切联系的。首先，能力是在掌握知识、技能的过程中发展起来的，无知必然无能。没有知识、技能，能力就失去了发展的基础。其次，掌握知识、技能又是以一定的能力为前提的，能力是掌握知识、技能的内在条件和可能性。在同样条件下，能力高的人掌握知识、技能的速度就要快，并且容易掌握难度深的知识。因此，能力越强，学习知识、技能的效率就越高。

智力是能力的重要构成部分。一般而言，智力主要是指个体处理抽象概念，处理新情境和进行学习以适应新环境的心理能力。它受先天遗传因素的影响比较大，与能力的关系是非线性对应关系：即智力和能力在中等范围内的相关较为密切。低智力者，能力必定低，而到达一定限度后，智力高者，能力未必高，反之亦然。由二者关系可以看出，智力仅是能力的一个必要条件，但不是充分条件。

从结构组成的观点看，一般认为能力由知识、技能和智力构成。

3. 能力的个体差异

个体间能力的差异表现在质和量两个方面。能力质的差异是指个体能力在构成上的差异，能力量的差异则指个体能力的发展水平及表现早晚的差异。

（1）能力发展水平上的差异　能力水平高低在人群中的分布表现为两头小、中间大，即为常态分布。

在全人口中，智力高度发展，IQ 超过 130 以上的人所占百分比极少，我们称这些人为智力超常。智力发展缓慢，智商低于正常人很多（IQ 在 70 以下），这样的人所占百分比也极少，这些人我们称之为智力落后。绝大多数人的智力发展处于中等水平（智商介于 130 到 70 之间）。①智力超常：智力的高度发展（智商在 130 以上）称为"智力超常"。智力超常者常常在童年期就表现出过人的才能。智力超常既与人的先天素质有关，也离不开后天的家庭、学校教育以及本人的主观努力等。因此，在童年期没有表现出超常才能的人，并不意味着一生无所成就。大家熟悉的发明家爱迪生、物理学家爱因斯坦，他们在童年时代都没有表现出超常的才能，但经过艰苦努力，他们成年后都成为著名的科学家。②智力落后：指智力发展远远落后于同龄人的正常水平（智商在 70 以下）。造成智力落后的原因是多方面的，临床上常见到的有遗传的染色体畸变、中枢神经系统受到感染、产程中缺氧或脑外伤、代谢疾病以及后天环境不良等。

智力落后根据程度不同又可分为三级：轻度、中度和重度。

轻度，又称可教育的智力落后者，智商一般在 70～50 之间。他们生活能够自理，能从事简单劳动，能上小学低年级，对抽象知识的学习很困难，经过教育，能够独立生活并从事体力劳动。

中度，又称可训练的智力落后，智商一般在 49～25 之间。这种儿童不能随正常儿童入学，社会适应能力很差，有的说话不清，经过专门训练，可以达到生活上自理，躲避危险，能够适应熟悉一定范围内的社会生活，可以帮助做家务，可以在监护人的照管下做些简单的工作。

重度，俗称白痴，智商在 25 以下。婴儿期就表现出精神呆滞，对各种刺激反应迟钝，不知躲避危险，不能进行意识活动，说话不成句，不能独立生活，需要终身看护。

（2）能力表现早晚的差异　人才早熟又称才能的早期表现，是指在人生早期就表现出卓越的才华。但是，才能的早期表现，并不意味着他们在今后的发展过程中必然会做出杰出的成就，还要经过一定的教育和训练以及自身的努力；否则，他们早期表现的才能就可能被埋没或退化。

中年成才。毕竟人才早熟的现象是少数，大部分的科学家、发明家都是在中青年时代获得成功。中年人年富力强，精力充沛，有扎实的基础知识和丰富的实践经验，创造想像力强，善于独立思考与分析批判，因而是出成果的最佳时期。

大器晚成指有些人才能表现较晚。这些人在年轻时并未显示出出众的才华，到了中年以后才崭露头角，表现出超人的才智。这种现象说明，人的能力通过勤奋学习和艰苦劳动是可以获得高度发展的。

4. 能力的形成与培养

能力是在素质的基础上，在社会生活条件和教育的影响下，通过人的实践活动而逐渐形成和发展的。

（1）**遗传素质** 遗传主要是指那些与生俱来的解剖生理特征，如机体的构造、大脑的结构、神经系统的特征等等，这是能力发展的生物前提和物质条件。先天的遗传素质不同必定会对能力的发展产生不同的影响。关于遗传在能力发展中的作用，心理学家曾从多个方面进行过研究，如对同卵双生子进行的研究。结果表明，同卵双生子智力水平的相关高于异卵双生子，说明了血缘关系亲近的人在智力发展水平上确实有接近的趋势。在对同卵双生子的追踪研究中发现，在不同环境下（分开抚养）长大的同卵双生子，智力的相关仍然很高。对养子、养女与亲生父母和养父母能力发展关系的研究结果表明，亲生父母与子女的智力相关高于养父母与养子、养女的智力相关。说明遗传因素与人的智力呈正相关。

（2）**家庭环境和教育** 婴儿出生前生活在母体内的环境与出生后的家庭早期教育对人的能力发展有重要影响。现代科学研究证明，产前环境对能力发展有重要影响。产前环境，如营养因素、母亲服药、母亲怀孕年龄等都可能对其将来的能力发展产生重大影响。

（3）**学校教育** 学校教育是指学校对学生有目的、有计划、有组织的影响。通过教育，不仅要使学生掌握系统的知识和技能，更重要的是发展了他们的能力及其他心理品质。

（4）**社会实践** 人的能力最终是在社会实践活动中形成起来的。随着生产力的发展，科学技术的进步和社会活动领域的扩大，人也不断地产生新的需要，必然会形成和发展起多种多样的能力。在学校里，学生所形成的能力还不一定能完全适应社会的要求。社会上各行各业的特殊能力在学校里常常接触不到，需要参加相应的实践活动才能形成。如果不亲自参加社会实践活动，就不可能具备某领域实践活动所要求的那种具体能力。

（5）**个人的主观努力** 能力的发展与个人的主观努力程度是分不开的。常言说：勤奋长才干，实践出真知。一个人如果积极上进，勤奋肯干，有强烈的求知欲，其能力必定会得到积极的发展。相反，一个人如果终日无所事事，生活无目标，其能力必定不会得到很好的发展。

（三）性格

性格（character）是一个人表现在对现实的态度和行为方式上的比较稳定的心理特征。

1. 性格的特征

性格是由许多个别特征所组成的复杂的心理结构。由于每个人性格特征组合的情况及表现形式不同，因而形成了千差万别的性格。从总体上看，根据一个人对现实的态度以及在心理过程上表现的特点，性格的特征可从以下四方面来分析：

（1）性格的态度特征　现实对象的多样性，决定了个体性格的态度特征也是多种多样的。表现在：①对别人、团队和社会的态度的特征：主要有对社会有责任感，团队意识强，富于同情心、诚实、正直、公而忘私、见义勇为等。与此相反的是，对社会不负责任，对团队利益和荣誉漠不关心，对人冷酷无情、自私、虚伪、欺诈、唯利是图等等。②对劳动和工作态度的特征：主要有勤劳或懒惰、有责任心或粗心大意、认真或马虎、有创新精神或墨守成规、节俭或浪费等。③对自己的态度的特征：主要有谦逊或自负、自信或自卑、开朗大方或狭隘羞怯以及自我批判精神等等。

（2）性格的意志特征　表现在：①对行为目标明确程度的特征：主要有独立性或易受暗示性，有目的性或盲目性，组织性、纪律性或放纵无羁、散漫性等。②对行为自觉控制水平的特征：主要有主动性或被动性、自制力或冲动性等。③在紧急或困难情况下表现的意志特征：主要有镇定、果断、勇敢和顽强以及献身精神等；相反的则是惊慌、犹豫不定、软弱怯懦以及贪生怕死等。④对已作出决定贯彻执行方面的特征：主要有严肃认真、有恒心、坚韧性等；与此相反的是轻率马虎、虎头蛇尾、畏难、动摇性等。

（3）性格的情绪特征　情绪状态经常影响人的活动，当人对情绪的控制具有经常的、比较稳定的表现时，这些特点就构成一个人的性格情绪特征。表现在：①情绪强度方面的性格特征：主要指情绪对人的行为活动的感染程度和支配程度，以及情绪受意志控制的程度的特征。例如，有的人情绪高涨、鲜明，富于热情，精力旺盛，有的人情绪安宁、冷漠等。②情绪稳定性、持久性方面的性格特征：主要指情绪的持久性、稳定性或起伏波动的程度。例如，有的人忽冷忽热只有几分钟的热情，有的人始终保持高涨的情绪。③主导心境方面的性格特征：情绪对人的身心稳定而持久的影响所形成的主导心境状态，显示着情绪的性格特征。例如，一个人可能经常处在精神饱满、欢乐愉快的情绪之中，是个乐观主义者；有的人可能是抑郁消沉，多愁善感者。

（4）性格的理智特征　表现在感觉、知觉、记忆、思维、想像等认知方面的性格特点，称为性格的理智特征。①表现在感知方面的特征：主要是被动感知和主动观察方面。前者易受暗示，易被环境干扰；后者不易受环境干扰，能按照自己的目的、任务进行观察，具有主动性、独立性、计划性和思考周密的性格特征。②表现在知觉的详细分析和综合概括方面的特征：前者特别注意事物的细节；后者多注意事物的整体和轮廓。还表现在感知的快速性和精确性方面。前者反应迅速，但"粗枝大叶"，观察不深入，不持久；后者观察深入精细，表露出敏锐的判断力。③表现在记忆方面的特征：有主动记忆型和被动记忆型，信心记忆型和无信心记忆型等。④表现在想像方面的特征。有主动想像型和被动想像型、大胆想像型和想像阻抑型、广阔想像型和狭窄想像型等区别。⑤表现在思维方面的特征：有独创型或守旧型、深思型或粗浅型、灵活型或呆板型等区别。

2. 性格与气质、能力的关系

（1）性格与气质的关系　从古希腊开始就有学者把性格的研究与气质分类相联系，他们以所观察到的身体外部表现的各种气质特征来判断人的性格。在日常生活中人们也常常有把性格和气质两种心理特征视为相同的心理现象。现在有的心理学著作中，也把气质归入性格结构的组成部分，称之为性格的动力特征。事实上，性格与气质是个性中既有区别又有联系的两个概念。

性格与气质的区别表现在：第一，气质主要受先天因素影响，更多地受人的生理特点（主要是神经过程）的制约。而性格主要是后天的，更多地受社会环境（包括教育）的制约。第二，气质无好坏之分，而性格则有好坏之分，具有较高的社会属性。第三，气质表现的范围狭窄，仅局限于心理活动的强度、速度、灵活性等方面；而性格表现的范围广泛，它几乎囊括了人的心理的社会方面的所有特点。第四，气质的可塑性小，变化较慢；而性格的可塑性较大，变化较快。

性格与气质互相渗透、彼此制约。气质对性格的影响表现为：第一，一般来说，某种气质可以有利于促进某些性格特征的发展。例如，胆汁质和多血质比黏液质更容易形成果断性和勇敢性等性格特征。第二，在性格表现上，常常会有各自的气质特色。例如，同样乐于助人的性格，不同气质的人助人表现是不同的：胆汁质的人带有满腔热情的特点；抑郁质的人则带有怜悯的特点。

性格对气质的影响表现为：第一，人的气质的动力特征，如热情或冷静等，被认为是优良品质，这种气质特征受性格的意志特征制约，甚至变成与性格难以区分的品质。第二，性格还可以在一定程度上掩盖和改造着气质。例如，从事精细操作的外科医生一旦形成了沉着的性格，就有可能改造胆汁质的冲动和不可遏制的气质特点。

（2）性格与能力的关系　性格与能力的关系表现在三个方面：①二者是在相互制约中发展的：一方面，能力制约性格的发展，如学生精细观察力的发展可以影响性格的理智特征。另一方面，性格也制约能力的发展。如学生的责任心强、学习努力，学习能力就可能得到迅速发展。②某些性格特征往往可以补偿能力的不足：俗话说"勤能补拙"就是这个道理。③良好的性格与能力的结合，是获得事业成功的必要条件：在能力相等的情况下，一个勤奋自信、有创新精神、有坚强毅力的人，往往会获得较大的进步和成功；而一个懒惰、自卑、墨守成规的人，失败的可能性更高。能力平常但性格水平高的人，可能有较大成功；而能力强但性格水平低的人，成功的可能性却较小。

三、人格心理倾向性

（一）需要

需要（need）是个体对自身内部和外部环境的一定对象的需求在头脑中的反映，是个体心理活动与行为的基本动力。

需要通常被人体验为一种"欠缺感"（Short of the sense），其表现形式是意向、愿望。需要既反映个人需求，又反映社会需求。需要是否满足，会导致各种各样情绪、情感的产生。

1. 需要的种类

从两个角度，可以把需要加以分类。

（1）生理需要和社会需要　从需要的起源这一角度，可把它分为生理需要和社会需要。①生理需要（physiological need）：是有机体为维持生存和繁衍后代而产生的各种需要，如饮食、休息、排泄、性等方面的需要。这种需要周期性强，是人最基本的需要。②社会需要（Society need）：是人在社会历史发展过程中，在自然性需要基础上通过后天习得获得的人类特有的需要，如对交往、劳动、文化、科学、艺术等的需要，它是高级的需要。

（2）物质需要和精神需要　从需要的对象这一角度，可把需要分为物质需要和精神需要。①物质需要（The material needing）：物质需要既包括自然性的物质需要，如饮食、排泄；又包括社会性的物质需要，如劳动工具、居住环境等。②精神需要（Spirit needing）：精神需要主要反映人在认识、情感、意志方面的需求。如观察、思考、回忆、幻想等认识活动；对美的欣赏、道德的追求；用志向目标激励自己，等等。

2. 马斯洛需要层次理论

人的需要是多种多样的，许多心理学家对此进行了研究。在众多的研究中，美国人本主义心理学家马斯洛（Abraham H. Maslow，1908～1970）的需要层次论可谓独树一帜，是最富影响力的需要理论。他将人类多种多样的需要归纳为五个基本的层次（图2－12）。

（1）**生理需要**（physiological need）　生理需要是指个体为维持生存及延续种族的需要。如对食物、水分、氧气、性欲、排泄和睡眠的需要等。这是人类保存个体生命和群体生命的基本需要，是所有需要中最基本、最原始，也是最强有力的需要，是其他一切需要产生的基础。如果没有这种需要，人类的生命都无法存在，更无法去谈其他需要。

（2）**安全需要**（safety need）　安全需要是指希望受到保护与免遭威胁从而获得安全感的需要。安全需要主要包括：①生命安全：每个人都希望自己的生命不受到威胁，或者说希望在一个安全的环境中生长、发育、成熟、发展。即使那些探险的人或铤而走险的人也都试图尽最大的努力脱险。②财产安全：每个人都希望自己的财产受到合理的保护。③职业安全：人们都希望自己所从事的职业有安全感，不固定的职业会使人焦虑、紧张不安。

（3）**归属与爱的需要**（belongingness and love need）　归属与爱的需要是指每个人都有被他人或群体接纳、爱护、关注、鼓励及支持的需要。人是具有社会性的动物，具有团体归属感，都希望能够找到自己所属的社会群体，如家庭、学校、工作单位等。不仅如此，人们还希望在自己所生活的群体中得到接纳、爱护、关注、鼓励、支持，建立和谐关系等。

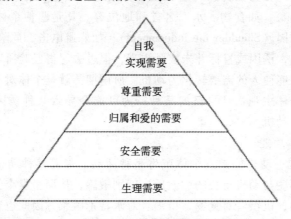

图2－12　马斯洛需要层次图

（4）**尊重的需要**（esteem need）　尊重的需要是在生理、安全、归属和爱的需要得到基本满足后产生的对自己社会价值追求的需要。尊重的需要包括自尊与他尊两个方面。自尊是指个人渴求力量、成就、自强、自信和自主等。自尊需要的满足会使人相信自己的力量与价值，使人在生活中变得更有能力，更富有创造性。他尊是指个人希望得到别人的尊重，希望自己的工作和才能得到别人的承认、赏识和高度评价，也即希望获得威信、实力和地位等。他尊需要的满足会使人相信自己的潜能与价值，从而进一步产生自我实现的需要。

（5）自我实现的需要（self-actualization need）　当上述几种需要获得基本的满足之后，就会产生最高层次的需要，即自我实现的需要。所谓自我实现的需要即指个人渴望自己的潜能能够得到充分的发挥，希望自己越来越成为所希望的人物，完成与自己能力相称的一切活动。

（二）动机

动机（motivation）一词，来源于拉丁文 Movere，意思是移动、推动或引起活动。现代心理学将动机定义为：动机是引起、维持个体活动并促使该活动朝向某一目标进行的内在动因或动力。

动机是在需要的基础上产生的。需要是一切行为动力的源泉，但并不等于说需要就是人现实的行为动力，需要成为人行为的动力必须要转化为动机。心理学家的研究表明：需要本身是主体意识到的匮乏状态，但这种匮乏状态在没有诱因出现时，只是一种静止的、潜在的动机，表现为一种愿望、意向。只有当诱因出现时，需要才能被激活，而成为内驱力驱使个体去趋向或接近目标，这时需要才能转化为动机。所谓诱因（Inducement）是指所有能引起个体动机的刺激或情境。诱因按其性质可分为两种：凡能驱使个体去趋向接近目标者，称为正诱因（Straight inducement），如食物、水、名誉和地位等。凡是驱使个体逃离或回避目标者，称为负诱因（Shoulder the inducement），如躲避电击、危险和灾难等。

在有些情况下，诱因或目标并未实际出现，但过去习得经验所产生的诱因期待或目标期待，也能使人的需要转化为动机。所谓期待就是个体对所要达到目标的主观估计。当个体主观估计自己的某种行为可能会导致某种诱因或目标出现时，也能产生行为动机。

1. 动机的基本功能

（1）激活功能　动机能激发个体产生某种活动。带着某种动机的个体对某些刺激，特别对那些与动机有关的刺激反应特别敏感，从而激发个体去从事某种反应或活动。例如，饥饿者对食物、口渴者对水特别敏感，因此也容易激起寻觅活动。

（2）引导功能　动机与需要有根本区别，需要是有机体因匮乏而产生的主观状态，这种主观状态是一种无目标状态。而动机是针对一定目标（或诱因）的，是受目标引导的。也就是说需要一旦受到目标引导就变成了动机。由于动机种类不同，人们行为活动的方向和它所追求的目标也不同。

（3）维持和调整功能　当个体的某种活动产生后，动机就维持着这种活动，针对一定目标，调节着活动的强度和持续时间。如果达到了目标，动机就会促使个体终止这种活动；如果尚未达到目标，动机将驱使个体维持或加强这种活动，以达到目标。

2. 动机分类

人的动机是复杂的，多样的，可以从不同的角度，用不同的标准对动机进行分类。

（1）生理动机　生理动机（Physiological motive）又称原发性动机、原始性动机或生物性动机，它是以生物性需要为基础的动机，如饥饿、渴、睡眠、空气、性、躲避危险等动机。

（2）社会性动机　社会动机（Social motive）又叫继发性动机、习得性动机或心理性动机，是以社会需要为基础的动机。社会性动机的内容十分丰富，兴趣、成就动机、权力动机和交往动机均属于社会性动机。

3. 动机理论

（1）强化动机理论　强化动机理论是由联结主义理论家提出。联结主义认为人类一切行为都是由刺激（S）-反应（R）构成的，也就是说在刺激和反应之间不存在任何中间过程或中介变量。既然如此，就不可能到中间过程或中介变量中去寻找行为的动力，只能到行为的外部去寻找。因此，他们把人类行为的动力归结到了强化（Strengthen），认为凡是能增加反应概率的刺激或刺激情境均可称为强化。所以联结主义试图用强化来说明行为的引起与增强。在他们看来，人的某种行为倾向之所以发生，完全取决于先前的这种行为与刺激因强化而建立起来的稳固联系。当某种行为发生后给予强化，就可以增加该行为再次出现的可能性。在活动中，采用各种外部手段如奖赏、赞扬、评分、等级、竞赛等，是激发动机不可缺少的手段。强化既可以是外部强化，也可以是内部强化。前者是由外部或他人作用给行为者的强化，后者是自我强化，即行为者在活动中获得了成功而增强成功感与自信心，从而增加了行为动机。

（2）成就动机理论　成就动机最初由默瑞（H. A . Murray，1938）于20世纪30年代提出的"成就需要"的基础上发展而来。默瑞认为，人格的中心由一系列需要构成，其中之一即成就需要，这一需要表现为：追求较高的目标，完成困难的任务，竞争并超过别人。20世纪40～50年代，麦克兰德（D. C. McClelland）和阿特金森（J. W . Atkinson）接受默瑞的思想，并将其发展成为成就动机理论。

麦克兰德等人发现，成就动机高的人，喜欢选择难度较大，有一定风险的开创性工作，喜欢对问题承担自己的责任，能从完成任务中获得满足感；成就动机低的人，倾向于选择风险较小，独立决策少的任务或职业。

阿特金森于 1963 年将麦克兰德的理论作了进一步深化，提出了具有广泛影响的成就动机模型。他认为成就动机的强度是由动机水平、期望和诱因的乘积决定的。其关系可用下述公式表示：

$$动机强度 = F（动机水平 \times 期望 \times 诱因）$$

动机水平是一个人稳定的追求成就的个体倾向；期望是某人对某一课题是否成功的主观概率；诱因是成功时得到的满足感。

在此基础上，阿特金森又进一步将个体的成就动机分为两类：一类是力求成功的动机；另一类是避免失败的动机。根据这两类动机在个体动机系统中所占的强度和比例，可以将个体分为力求成功者和避免失败者。力求成功者将目标定位于获取成就，选择成功概率在 50% 的任务，因为这种任务对他们的能力最富挑战性。而那些根本不可能成功或稳操胜券的任务反而会降低他们的动机水平。对于力求避免失败者则相反，因为他们将心态定位在如何避免失败，所以他们往往倾向于选择大量非常容易或非常困难的任务，如果成功概率大约是 50% 时，他们会回避这项任务。因为选择容易的任务可以确保成功，避免失败，而选择非常困难的任务即使失败了也可以归因于任务的难度，得到他人的理解和原谅，从而减少失败感。

（三）兴趣

兴趣（interest）是指人力求认识和趋向某种事物并与肯定情绪相联系的个性倾向。

人的兴趣是在需要的基础上，在活动中发生发展起来的。需要的对象也就是兴趣的对象。正是由于人们对某些事物产生了需要，才会对这些事物发生兴趣。由生理需要所引起的兴趣是暂时的兴趣，这种需要一旦满足，兴趣即消失，它不属于个性倾向性的范畴。稳定的兴趣是后天形成的。在社会实践中，人们对客观世界的反映不同，需要也不同，从而形成和发展了具有个性倾向性的兴趣。

1. 兴趣的分类

（1）根据兴趣的内容分类 根据兴趣的内容不同可分为物质兴趣和精神兴趣。①物质兴趣（Material interest）：是由物质的需要所引起的兴趣，如人对住房、汽车、劳动工具和家具的兴趣。②精神兴趣（Spiritual interest）：是由精神需要所引起的兴趣，如人们对科学技术、文化娱乐、体育、社会交际等的兴趣。精神兴趣越广阔，人的精神生活就越丰富。

（2）根据兴趣的倾向性分类 可分为直接兴趣和间接兴趣。①直接兴趣（Direct interest）：是由引人入胜的活动或客体本身所引起的兴趣，如人们对电影、电视、小说的兴趣。②间接兴趣（Indirect interest）：是由活动的结果，即由事物的意义所引起的兴趣，如对现代化建设意义的认识所产生的学习科学技术的兴趣。任何兴趣和劳动都不可能总是那么引人入胜的，激发不起愉快情绪的学习、劳动是大量存在着的，因此间接兴趣在坚持学习、劳动中具有重要的作用。直接兴趣和间接兴趣是可以转化的。直接兴趣具有暂时性的特点，而间接兴趣则比较持久。

2. 兴趣的品质

兴趣的品质包括兴趣的指向性、兴趣的广度和兴趣的持久性。

（1）兴趣的指向性 是指兴趣所指向的客观事物的具体内容和对象。生活观察证明，个体之间兴趣指向的内容是有很大区别的。有些人对文学有浓厚的兴趣，有些人对物理、化学有很大的兴趣，有些人对体育运动有兴趣，有些人对美术、音乐有兴趣。根据这种不同的指向（即倾向性），可以对兴趣进行分类，即对文学的兴趣，对物理、化学的兴趣，对体育运动的兴趣，对美术、音乐的兴趣等等。这种对兴趣的指向性，直接关系到人们兴趣的性质。在我们的生活中，兴趣可划分为高尚的兴趣和低级的兴趣。凡指向于工作和学习的兴趣，指向于满足人们精神和文化需要的兴趣都是高尚的兴趣。而把全部的意识倾向都指向于低级生活的需要，所产生的兴趣叫作低级兴趣。

（2）兴趣的广度 兴趣的广度是指兴趣指向客观事物范围的大小。在兴趣的广度上，人与人之间的差别是很大的。有些人的兴趣范围十分广阔，几乎对什么事情都感兴趣；而有些人兴趣则十分狭窄，什么事物似乎都引不起他的兴趣。兴趣的广度会刺激人们的求知欲，成为追求渊博知识的动力。但是，广阔的兴趣必须与中心兴趣紧密结合，才能成为真正优良的品质。所谓中心兴趣是指在多方面兴趣中，要有一个兴趣为中心，这种兴趣的广度才是良好的品质。

（3）兴趣的持久性 兴趣的持久性是指兴趣持续的时间长短。有些人具有广阔的兴趣，但是他们的兴趣是很不稳定的，经常变动，不能持久。虽然他们有时也可能为某个兴趣所吸引，产生了强烈的认识倾向，但他们的兴趣却是暂时的，不持久的。持久的兴趣对于完成复杂而又艰巨的任务十分必要。

（四）世界观

世界观（world outlook）是一个人对世界总的看法和态度，属于信念体系。

个人世界观受阶级世界观制约，并表现出阶级性的特点。世界观决定着人格发展的趋向与稳定性，影响认识的正确性与深度，制约情绪的性质与情绪的变化，调节人的行为习惯。

在世界观中，心理学对价值观、人生观研究得较多。价值观（values）是指一个人对客观事物的需求所表现出来的评价标准，是一个人思想意识的核心，包括对人的生存和生活意义的看法。由于社会生活的多样性，形成了人的价值观念的差异性。价值观影响人对事物的价值判断，进而影响人的态度和行为。认知能力的发展，环境、教育的影响，是决定价值观形成与发展的主要因素。研究表明，学前儿童的价值判断多以感触为标准，学龄初期儿童则倾向于同伴关系的协调和维护群体的规则，青少年价值观迅速发展，逐渐由具体变为抽象，由重视外在价值转向重视内在价值。

人生观是对个体对人生的根本看法和基本观点。研究表明，个体在不同年龄阶段，其人生观也发生不同变化。小学阶段的儿童对人生意义开始发生兴趣；少年期人生观开始萌芽；青年初期人生观初步形成；青年期人生观基本定型。应该说明的是，由于个体先天的不同和后天环境的差异，人生观变化的轨迹相差很大。

四、人格与临床

(一) 人格与健康

首先，健康的人必须是适应性强的人，而人格正是制约一个人的社会适应性的关键要素。人是作为人格的整体来表现自己的。人格完整的人具有健全的理性、丰富的情感，以及适宜的气质、能力与性格。因此，他能够在人际环境中展示良好的风度，获得多维的社会支持；能够了解环境的特点，对于变化着的环境随时都有着较强适应性和控制感。这使得他们能够始终保持良好的精神状态，与周围环境有着良好的和谐协调。反之，一个人格有缺陷的人，其精神状态和社会适应方面都会存在各种各样的问题。

其次，人格对躯体健康也会有不同程度的影响。人的一切心理行为都是人格与环境相互作用的产物，人格是外界压力与躯体健康的中介变量，是心理行为的基础。由于人格特征的稳定性，人总是会以自己独特的方式对外界紧张事件的刺激进行认识和评价，体验紧张刺激，控制着情绪的反应状况，影响反应及反应的强度、方向、效果，还影响到一个人得病的概率、患病的性质、病程的长短、预后效果等。所以，在同样的压力条件下有的人安然无恙，有的人却积忧成疾。

人格与心身疾病的研究表明，许多心身疾病都有相应的人格特征。如过分依赖、暗示性高者易患哮喘；自我克制、情绪压抑者易患癌症；具有明显行为模式，如攻击性，过度竞争，情绪反应强烈的 A 型人格类型者，易患心血管疾病、失眠、偏头痛、影响消化系统的功能，是高血压、冠心病的重要病因。美国中央卫生研究院宣布，A 型人格特征与过去公认的高胆固醇、吸烟和高血压并列为心脏病四个危险因子。

某些疾病也可以改变一个人的人格。如脑部感染性疾病、脑外伤、脑肿瘤、脑萎缩均可引起明显的人格改变。

（二）人格障碍

人格障碍是指人格特征明显偏离正常，而表现出固定的异常行为模式。

1. 偏执型人格障碍　以猜疑和偏执为特点。

2. 分裂型人格障碍　以观念、行为、外貌装饰的奇特、情感冷漠、人际关系明显缺陷为特点。

3. 反社会型人格障碍　以行为不符合社会规范，具有经常违法乱纪，对人冷酷无情为特点。

4. 冲动型人格障碍　以阵发性情感爆发，伴明显冲动性行为为特征。又称攻击性人格障碍。

5. 表演型人格障碍　以过分感情用事或夸张言行以吸引他人注意为特点。又称癔症性人格障碍。

6. 强迫型人格障碍　以过分要求严格与完美无缺为特征。

7. 依赖型人格障碍　以过分顺从、严重缺乏独立性、怕被人遗弃，常感到自己无助、无能和缺乏精力为特征。

8. 回避型人格障碍　以行为退缩、心理自卑为特征。

9. 自恋型人格障碍　以幻想和行为上的自大、缺乏同情心、对他人评价的敏感为特点。

（三）人格与护理

在临床工作中我们发现，不同气质类型的人对待疾病、治疗，尤其是对待痛苦的态度是不一样的。如对待病痛，胆汁质的人可能表现为无所谓，多血质的人则有丰富的痛苦表情，黏液质的人能忍耐，而抑郁质的人则可能叫苦不迭、焦虑不安。在具体工作中，医护人员应注意观察了解病人的气质特点，以便因势利导，因人而异，因人施护。例如，对多血质的病人，应用热情、关切、劝导的语言容易奏效；对胆汁质和抑郁质的病人，言语要谨慎、耐心，以免增加疑虑，造成医源性疾病；对黏液质的病人，在言谈中更应耐心，切忌言语单调或态度生硬，以免造成医患纠纷。

病人的性格、能力与价值倾向也有很大的差异，对此也应给予平等的呵护和尊重。

对于人格障碍病人，应有足够的耐心、理解和宽容，并应针对不同情况给予不同的训练。对冲动型的人格障碍病人，既要克制，又要培养其自省精神和承受能力；对表演型的人格障碍病人，要提升其自我认知和评价能力，并适时提供发挥能量的机会，以调动其积极性。

思考与实践

1. 运用知觉理论检验你们寝室的内环境设计。
2. 做一件你认为有创意的事情。
3. 尝试安慰一个情绪欠佳的人。
4. 分析你的家人及同学的气质类型。
5. 举出你认为有风度的人，并说明风度的构成要素。

第三章
心理健康与心理应激

第一节　心理健康

一、概述

（一）心理健康的概念

　　医学模式作为对人类健康和疾病的特点和本质的概括，作为观察和处理医学问题的思想构架和方法，随着人类对健康、疾病、医学的认识的不断进步而发展和演变，推动着医学的进步和发展。

　　生物医学模式以人的生物性为基础，因而它过分强调人的身体健康，认为没有疾病就是健康。在生物医学模式下，医护人员习惯于依赖各种生物学测量标准作为判断健康和疾病的最终指标。这种健康的概念显然忽视了心理、社会因素对健康的影响。

　　作为生活于社会环境中的人来说，更重要的特性是他的社会性。人的健康、疾病与人的社会性是分不开的，心理、社会因素在疾病的发生发展中起着重要的作用。人们的不良生活方式、行为、心理、社会和环境因素成为影响健康的不可忽视的因素。因此，世界卫生组织（WHO）1990年确定健康的定义为"生理、心理、社会适应和品德都达到良好的状态"。生物－心理－社会医学模式替代传统的生物医学模式已经为大多数人所接受，全世界的医务工作者在医治人的躯体疾病的同时，注意从社会、心理等多方面去干预，从而使人类的健康得到了真正的维护。

　　关于心理健康定义的表述比较多，但至今没有一个公认的表述方式。大多数人都强调个体内部协调与外部适应，把心理健康视为个体内部协调与外部适应相统一的良好状态。

链接：心理健康定义

1946年第二届国际卫生大会认为，"所谓心理健康是指在身体、智能及情感上与他人的心理健康不相矛盾的范围内，将个人心境发展成最佳状态。"

《简明不列颠百科全书》对心理健康的定义："心理健康是个体心理在本身及环境条件许可范围内所能达到的最佳功能状态，但不是指十全十美的绝对状态。"

日本学者松田岩男认为："所谓心理健康，是指人对内部环境具有安定感，对外部环境能以社会认可的形式适应这样一种心理状态。"

我国心理健康教育专家刘华山教授认为："心理健康指的是一种持续的心理状态。在这种状态下，个人具有生命的活力、积极的内心体验、良好的社会适应，能够有效地发挥个人的身心潜力与积极的社会功能。"

（二）心理健康的标准

心理健康迄今为止仍然没有绝对统一的标准，国内外学者从各自的角度各有不同的表述。其中影响较大的是马斯洛（Maslow）与米特尔曼（Mittleman）提出的十条标准，包括：有充分的适应力；充分了解自己，并对自己的能力作恰当的估计；生活目标能切合实际；与现实环境保持接触；能保持人格的完整与和谐；具有从经验中学习的能力；能保持良好的人际关系；适度的情绪发泄与控制；在不违背集体意志的前提下，能作有限度的个性发挥；在不违背社会规范的情况下，个人的基本需求能恰当满足。

我国的一些学者对心理健康的标准提出以下几个重要方面：

1. 智力正常

包括分布在智力正态分布曲线之内者，以及能对日常生活作出正常反应的智力超常者。

2. 情绪良好

包括能够经常保持愉快、开朗、自信的心情，善于从生活中寻求乐趣，对生活充满希望。能够并善于调整出现的负性情绪，具有情绪的稳定性。

3. 人际和谐

包括乐于与人交往，既有稳定而广泛的人际关系，又有知己的朋友。在交往中保持独立而完整的人格，有自知之明，不卑不亢；能客观评价别人，取人之长补己之短，宽以待人，乐于助人等。

4. 适应环境

包括有积极的处世态度，与社会广泛接触，对社会现状有较清晰正确的认识，其心理行为能顺应社会改革变化的进步趋势，勇于改造现实环境，达到自我实现与社会奉献的协调统一。

5. 人格完整

心理健康的最终目标是培养健全的人格和保持人格的完整，包括人格的各个结构要素不存在明显的缺陷与偏差；具有清醒的自我意识，不产生自我同一性混乱；以积极进取的人生观作为人格的核心，有相对完整的心理特征等。

对于心理健康的标准，我们要从动态的、发展的角度进行分析。在现实生活中，切忌根据某项标准的轻微不符断定心理不健康，从而导致负面影响。

二、不同年龄段个体的心理健康

（一）新生儿、婴儿期的心理健康

1. 新生儿、婴儿期的心身发展特征

新生儿期是指从出生后剪断脐带至 1 个月的时间内。婴儿期是指自出生后 1 个月 ~3 岁的时间之内。

新生儿时期是人类生命从母亲内环境，转入复杂多变的外环境的过渡时期，具有重大转折意义。在这一时期中，新生儿由寄居生活变为独立生活，不仅要适应母体外变化多端的环境，而且还要逐渐适应复杂的社会生活，这对新生儿来说无疑是一场严峻的考验。许多研究表明，新生儿对环境刺激的反应有着很大的潜力。一方面，新生儿已具有多种感觉，另一方面，新生儿已能进行学习，并有一定的记忆能力。新生儿自出生后 2~3 天就能形成对声音的条件反射，在 2 周左右就形成了哺乳姿势的条件反射。

1 岁之前的婴儿期身心发展都处于较低水平。但也是身心发展最快的时期，婴儿在 2 个月左右就显露出情绪反应，5~6 个月时已经有了稳定的注意。1 岁之后的婴儿心理发展有了重大的变化，出现了最初的游戏活动，言语水平和活动能力有了明显提高，在认知方面的独立性增强。高级的社会情感以及意志、个性都开始处在萌发阶段。

2. 新生儿、婴儿期的心理健康要点

对于新生儿来说，尽管其具有巨大的发展潜力，但是对环境的适应能力和发展水平还是极其有限的，他的生理需要和心理需要都要依靠抚育者的帮助才能得到满足。所以在新生儿期，双亲与孩子的和谐、良好的关系至关重要。另外，新生儿要保证有充足的睡眠和营养。这里主要谈婴儿期心理健康方面需要关注的

问题。

(1) **丰富的营养** 应意识到母乳喂养的重要性。母乳喂养营养充足、适合消化吸收，含有抗体和胱氨酸，可增加乳儿的免疫力和智力发展；而且可增加母亲与孩子在视、听、触摸、语言和情感的沟通，使孩子获得心理上的满足，有助于神经系统的发育和健康情感的发展。缺乏母乳的应及时选用营养丰富的代乳品。6个月之后的婴儿应添加辅助食品。

(2) **温暖的爱抚** 婴儿不仅有生存需要，而且对爱有着强烈的需求。为满足其爱的需要，要让婴儿一出生就与父母接触，体会到自己与父母直接的爱的联系，体会到这种稳定而持久的联系是完全可以信赖的。这对于他们认识自我，认识自我价值，获得安全感，个性的健康发展都是非常必要的。婴儿爱的需要满足与否，在很大程度上决定着信任与不信任态度的建立。若能满足，就能对环境产生信任，其心理的社会化发展就有了基础。因此，对婴儿来说，父母之爱极为重要。母亲哺乳时应适当爱抚以满足婴儿的需要。安静、舒适、愉快的环境，和谐的气氛，动听的音乐等均可稳定、培养婴儿的良好情绪。而高声、强光等可引起婴儿的惊恐反应。婴儿需要得不到满足时，可引起婴儿长时间啼哭，使肾上腺素分泌过多，影响婴儿大脑发育，造成婴儿情绪不稳定等。

(3) **适宜的刺激** 应有意识地为孩子提供适量视、听、触觉刺激，如让其看到五颜六色的气球及花草树木，玩弄各种形状的简单玩具，听到父母亲温和的声音以及小鸟等各种动物的叫声；婴儿期语言中枢已发育成熟，1~3岁是婴儿语言迅速发展的时期，应利用各种环境条件注意加强婴儿的言语训练，如经常与其进行语言的沟通，让其在活动中与外界对话，以此促进儿童感觉器官的发展和智慧的增进。婴儿的动作训练也有益于脑的发育和动作的协调。

婴儿期要注意培养睡眠、饮食以及大小便等诸多方面的良性习惯，并以科学的态度帮助其克服类似吮指、无理取闹等不良习惯，千万不能过分指责。

(二) 幼儿期的心理健康

1. 幼儿期的心身发展特征

3~6岁称幼儿期。3岁幼儿脑重已达成人的3/4，7岁时已接近成人。神经纤维髓鞘已基本形成，神经兴奋性逐渐增高，睡眠时间相对减少，条件反射比较稳定，语言进一步发展，掌握词汇量增多，大脑的控制、调节机能逐渐发展。

2~7岁儿童的认知发展称为运算前期（皮亚杰）。此时期的认知特点为：①以自我中心观点来推测周围事物，无法站在别人的立场角度从事思考。②相信自然界的事物都和他一样，是有生命，有意识，有目标的。③以某物、某字或某种心理表象来代表未在眼前出现的另一种东西，也称表象功能。

幼儿的语言发展经过了单字时期、称呼时期、构句期和好问期。幼儿的智力因素及环境因素影响幼儿语言的发展。对幼儿提供语言发展的辅导有助于幼儿语言的发展。让幼儿多看、多听、多讲都是促进幼儿语言发展的良好方法。

幼儿期的思维活动与婴儿期相比已开始摆脱动作的束缚，学会在动作之前就能在头脑中依靠表象进行思考，其认知模式具有直觉形象特点。对事物的概括也往往是具体而形象的概括，缺乏非本质概括。

幼儿期的情绪体验已相当丰富，情绪的表现形式有许多不同。其情绪表现完全是外显的，控制性差，有时会莫名其妙地发脾气或出现恐惧、害怕等情绪反应。幼儿开始出现一些高级的情感反应，如可根据成人的态度或教育而约束自己的行为，并对自己的行为产生积极或消极的情感体验。

幼儿的自我意识进一步发展，周围人对孩子积极肯定的评价往往会使他们产生一种自豪、满足和自信的体验。而经常受到否定、消极评价的儿童易产生自卑、孤独、怀疑、犹豫不决等体验。

2. 幼儿期的心理健康要点

幼儿期在认知活动、情感活动、意志行为及个性心理特征等方面都有了一定的发展。对该期的孩子应满足其好奇心，同时要注意以正面引导和激励教育为主，在各种场合采取各种方式给予其积极肯定的评价。

（1）在游戏中成长　游戏对婴幼儿来说是一件重要的事情，是他们了解宇宙的开始。游戏的目的在于使他们运用感官来认知世界。游戏对婴幼儿有如下功能：①促进婴幼儿心身的健康与发育。游戏时要兼用各种感官，可以训练他们的知觉能力，增进婴幼儿的手脑并用，使肢体灵活，感官敏锐。②游戏可以增进婴幼儿的知识。从玩积木中，认识形状，空间及大小的关系；儿歌中了解事物及词汇并感受到愉快。③游戏可培养婴幼儿的注意力及自信心。因为婴幼儿对有兴趣的东西能保持长久的注意，从而增进记忆，游戏中的成功感可增强对事物及环境的探索，增强自信心。④游戏可消除紧张和忧虑。游戏可释放内心的冲突和负性情绪。

（2）情感与人格教育　幼儿期的生活经历及挫折对孩子日后的成人生活，会产生极大的影响，因此应特别重视幼儿期的情感教育和培养。另外，幼儿期是心理上的第一个反抗期，要尊重幼儿的自尊心、给其提供适宜的发展空间、满足其独立的愿望；还要通过以身作则、适当的训练等良好的方式对幼儿进行人格方面的教育和培养。

（三）学龄期的心理健康

1. 学龄期的心身发展特征

学龄期是指6、7岁~12岁的年龄阶段。该期儿童的心理特点为对事物富于热情，情绪直接、容易外露、波动大，好奇心强，辨别力差等。它主要有以下几个方面：

（1）言语的发展　口语迅速发展，对语言的理解能力进一步增强。入学后开始学习和使用书面语言，如阅读、造句、书写等。

（2）认知活动的发展　颜色、方位、空间的识别能力得到发展。随意及不随意活动进一步发展，注意集中的时间为7~10岁约20分钟，10~12岁为25分钟，12岁后可达到30分钟。小学生记忆的发展有以下特点：从机械识记占主导逐渐向理解记忆发展，从无意识记占主导向有意识记发展，从具体形象识记占主导向词的抽象识记发展。其思维活动正处于具体形象思维向抽象逻辑思维发展的过渡阶段。

（3）个性的发展　小学生动作行为进一步发展，社会交往进一步扩大，与同学、小伙伴、教师有关的社会性情感逐渐占重要地位，如理智感、荣誉感、友谊感、责任感及审美感等都有了一定的发展。自我意识进一步发展，个性品质及道德观念逐步形成，勇敢、果断、仔细认真、有组织性、有同情心及坚忍不拔的个性心理逐渐形成和发展。

2. 学龄期的心理健康要点

学龄期的心理健康主要应关注以下几个方面：

（1）小学生入学的适应　这个阶段学习已成为儿童主导活动。老师和家长对新入学儿童应多给具体的指导帮助，要重视新生各项常规训练，如课堂学习常规、品德行为常规等；要注意教学的直观性、趣味性；注意使用肯定和表扬鼓励方法以激起他们的学习欲和信心；要引导建立温暖快乐的学校生活。

（2）培养正确的学习动机和学习习惯　要对儿童增强正确的学习动机、学习态度和学习习惯方面的教育和训练，如培养专心听课、积极思考、踊跃提问、计划学习和休息等习惯。

（3）注意开拓创造性思维　创新精神、创造性思维应该从小培养。儿童的教育不但要强调传授文化知识，还应注意儿童思维的灵活性、多向性和想像力的培养。

（4）注意"情商"的培养　"情商"即非智力因素，也就是良好的心理品质。教育学家大量调查表明，"情商"高的人更易成功。因此，必须注重儿童良好的心理品质的培养，尤其是在以下几个方面：①良好的道德情操：有积极、乐观、豁达的品性。②良好的意志品质：有在困难面前不低头的勇气，持之以恒的韧性。③同情与关心他人的品质：善于与人相处，善于调节控制自己的情感，并给人以好的感染。

（三）少年期的心理健康

1. 少年期的心身发展特征

少年期是指 12～18 岁，是从儿童过渡到成年的阶段。这个阶段的少年生理、心理发生巨大变化。

（1）**生理变化巨大**　其中在内分泌激素的作用下，男女少年第二性征相继出现，男性出现遗精，女性出现月经来潮。这时脑和神经系统发育基本完成，第二信号系统作用显著提高。

（2）**心理矛盾突出**　少年期的认知活动具有一定精确性和概括性，意义识记增强，抽象逻辑思维开始占主导，思维的独立性、批判性有所发展，逐渐学会了独立思考问题。但青少年期也是一个过渡时期，心理发展走向成熟而又尚未成熟，常表现为自我意识的矛盾。一方面青少年逐渐意识到自己已长大成人，要求把他们当"成人"看待，希望独立，不喜欢老师、家长过多的管束，常表现出不听话，不接受成人的意见，好与同龄人集群。另一方面他们阅历还浅，涉世不深，在许多方面还不成熟，生活上、学习上都还有较大的依赖性。少年期性意识开始觉醒，产生对异性的好奇、关注和接近倾向。

2. 少年期的心理健康要点

少年期的心理健康应注意以下几个方面：

（1）**发展良好的自我意识**　学校应及时开展青春期的自我意识教育，使青少年能够认识自身的发展变化规律，学会客观地认识自己和评价别人，学会面对现实，从自己的实际出发，确立当前的奋斗目标。

（2）**引导性意识健康发展**　应及时地对青少年进行性教育，包括性的生理健康、性心理健康、性道德和法制教育。通过教育消除青少年对性器官及第二性征的神秘、好奇、不安、恐惧；培养高尚的道德情操，提高法制观念，自觉抵制黄色影视书刊的不良影响；学会讲究性器官的卫生，预防性病。

（3）**消除心理代沟**　代沟是指父母与子女间心理上的差异和距离，以及由此引起的隔阂、猜疑、苦闷，甚至离家出走等，是中学生常见的心理问题。代沟具有两重心理意义，一方面它意味着中学生自我意识的发展，心理已趋向成熟，具有积极的社会化倾向；另一方面它使家庭关系紧张，对父母的良苦用心长期反感、抵触，会影响两代人的心身健康，导致个别子女离家出走甚至更严重的后果。因此，应该设法通过心理咨询、心理指导等方式促进双方及早进行心理调适。

（4）**提高社会的适应能力**　引导青少年正视现实，正确地认识自己，客观地评价自我，帮助青少年树立适当的奋斗目标，避免心理挫折和挫折感的产生；

为他们提供相互来往的机会，使他们学会正确处理各种人际关系，和周围环境和谐相处。

（5）培养情绪调控能力 青少年的情绪波动大，常从一个极端走向另一个极端，如取得成绩时，兴高采烈，感觉生活充满希望；遭遇失败时，又垂头丧气、一蹶不振。因此，青少年要自觉磨炼自己，学会控制情绪，克服消极情绪，加强自我心理保健。

（6）提高挫折承受能力 要对青少年适当进行挫折教育，鼓励青少年勇敢面对挫折，以积极的态度对待挫折，树立战胜挫折的信心和勇气，提高挫折承受能力。

（四）青年期的心理健康

1. 青年期的心身发展特征

青年期是指 15～16 岁至 29～30 岁这个年龄阶段。其心身发展有如下特点：

（1）生理发育成熟 青年在 22 岁左右，生理发育完全成熟。此时骨骼已全部骨化，身高达最大值，第二性征在 19～20 岁彻底完成，男女体态区分明显。各项生理功能日渐成熟。脉搏随年龄增长而逐渐减慢；血压随年龄增长而增加且趋于稳定；肺活量也随年龄增长而增加，且趋于稳定。

身体素质包括机体在活动中表现出来的力量、耐力、速度、灵敏性和柔韧性等，它们的发展都在青年期进入高峰。脑的形态与功能已趋成熟。

（2）心理能力逐步发展 ①认知语言能力成熟。稳定性和概括化是观察力向成熟发展的重要标志。青年的抽象逻辑思维能力和注意的稳定性日益发达，他们可借此组织、调节和指导观察活动，因此观察的概括性和稳定性提高。认知旺盛，富于幻想是这个时期的特点。青年人的词汇已很丰富，口语表达趋于完善，书面语言表达基本成熟。②情绪情感丰富强烈但不稳定。青年的情感体验进入最丰富的时期，许多文学艺术反映出青年人丰富多彩的社会与两性情感。同时其情感的内容也越发深刻且带有明显的倾向性。青年人伴随着不断接受新鲜事物，情绪出现强烈但不稳定的特征，有时出现明显的两极性。随着年龄的增长，其自我控制能力在提高。③意志发展迅速。表现在自觉性与主动性的增强，遇事常常愿意主动钻研，而不希望依靠外力。随着知识与经验的增加，行为的果断性也有所增强，动机斗争过程逐渐内隐、快捷。由于神经系统功能尤其是内抑制的发达，动机的深刻性和目的水平的提高，自制力与坚持精神都有所增强。④人格逐渐成熟。青年期是人格形成与成熟的重要时期，虽然其个性还会受到内外因素的影响而发生变化，但已相对稳定。首先表现为自我意识趋于成熟，懂得自尊也懂得尊重他人。其次表现为青年人生观、道德观已初步形成，对自然、社会、人生和恋爱等都有了比较稳定而系统的看法。再次表现为能力提高，兴趣、性格趋于稳定。青年人的观察力、记忆力、思维力、注意力等均先后达到高峰。

2. 青年期心理健康要点

青年期遇到的心理冲突非常之多，也决定了这一时期的心理健康维护有极特殊的意义。

（1）**社会适应问题**　青年期的自我意识迅猛增长，成人感和独立感、自尊心与自信越来越强烈，期望个人的见解能得到社会与他人的尊重。与此对照，他们的社会成熟则显得相对迟缓，社会生活中常常会遇到各种挫折与人际关系的矛盾。由于种种原因，有些青年不能很好地进行社会交往，甚至形成社交障碍，为此而感到苦闷、自卑，以致影响了身心健康。

对此，应注意以下各个方面的对策：①使青年正确地认识自己，了解自己的长处与不足。②帮助青年树立适当的奋斗目标，从而避免不必要的心理挫折和失败感的产生。③使青年了解相互交往的重要性。

（2）**情绪情感问题**　青年人富有理想、向往真理、积极向上。但往往由于认识上的局限性和尚处于走向成熟阶段，易产生某些误区。青年人容易在客观现实与想像不符时遭受挫折打击，以致消极颓废甚至萎靡不振，强烈的自尊也会转化为自卑、自弃。

对此，应注意以下各方面的对策：①对自己和对他人的期望值适当。②增加愉快生活的体验。③使情绪得到适当表现和宣泄。④用新的工作、新的行动去转移不良情绪的干扰，克服某些长期不良情绪。

（3）**性的困惑问题**　青年时期是发生性及相关心理卫生问题的高峰期。这与青年时期性生理成熟提前与性心理成熟相对延缓的矛盾有关，与性的生物性需求与性社会要求的冲突有关，也与整个社会的性心理氛围是否健康有关。青年性心理卫生问题较多，主要有：①对性的好奇与敏感：一方面，青年人对性的自然属性了解不多，常常发生对性的神秘感、可耻感与禁忌感；另一方面，青年人对性的社会属性知之甚少，因而常发生对性的随便、越轨与不负责任。②性欲冲动的困扰：性冲动是男女青年生理心理的正常反应。在一部分青年中发生的性幻想、性梦与手淫，均属于青年人的性自慰活动，适当的发生对其缓解性的紧张与冲动是有益的。但是许多人对此还难以接受。调查发现，有性压抑的青年占55%，其中男性为62%，女性有34%，两者之间有高度显著性差异。③异性交往的问题：对异性的好感与爱慕是青年人随性机能成熟而产生的正常性心理现象。男女正常交往是非常必要的，不仅仅对于性心理卫生，乃至对人的全面发展都有直接的作用。缺乏或不善于与两性交往也是青年烦恼的主要原因。

针对青年性心理诸多问题，主要应有以下一些对策：①对性有科学的认识：

对性有一定的知识与正确的态度，性既不神秘、肮脏，也不能自由、放纵。②正确理解性意识与性冲动：对性冲动的认识，首先要接受其自然性与合理性。越是不能接受、越压抑、越矛盾，性冲动有时会表现得越强烈甚至变成病态。③增进男女正常的交往：缺乏异性交往，是性适应不良的原因之一。两性正常、友好交往后，往往会使青年男女更稳妥、更认真地择偶，会在交往中加深了解，逐步发展，会减少因空虚无聊而恋爱的比例，美满婚姻的成功率也会更高。

（五）中年期的心理健康

1. 中年期的身心特点

中年期的年龄一般指 30～35 岁至 55～60 岁这一年龄阶段。中年人心理素质较为稳定，知识和经验丰富、意识坚定、自我意识明确，是人生中最易获得成功的时期。

（1）生理功能逐步衰弱　进人中年期以后，人体的各个系统、器官和组织的生理功能退步从成熟走向衰退。

（2）心理能力继续发展　孔子曾描述过人的变化："三十而立，四十而不惑，五十而知天命，六十而耳顺"，形象地说明了人的心理能力。进入中年期后许多方面仍在发展：①智力发展到最佳状态。②情绪趋于稳定。③意志坚定。④个性固定，特点突出。

2. 中年期心理健康要点

（1）心理压力超负荷　中年人具有多重社会角色。中年人对事业成就的期望高，劳心劳力，尽职尽责，但由于主客观的种种因素，事业上经常会遇到困难、挫折与失败，长期承受的高强度的精神紧张与心理压力，严重威胁到中年人的心身健康，中年知识分子的情况更为严重。

应对心理压力超负荷的对策：①量力而行：中年人要权衡自己的精力和时间，停止超负荷运转，对不合健康的过重任务，要学会说"不"。②淡泊名利：中年人的成就欲与时间紧迫感常引导自己不由自主地与别人比较。真正的成功者具有远大的目标，平和的心态，不为眼前利益而牺牲健康。③学会放松：在工作与精神压力过大时，学会用放松技术来调节。对照法、直接法、生物反馈、气功、太极拳等均是很好的放松方法。

（2）人际关系错综复杂　中年期是人际关系最为复杂的时期。在各种社会关系中，可能会因自身社会地位的变化，疏远或失去过去的朋友。对已进人老年的长辈投入时间、精力与经济照顾的"反哺现象"，也时常让中年人不得不牺牲休息甚至工作。既要作"孝子"又要作"忠臣"，搞得中年人心力交瘁，甚至"英年早逝"。

应付中年人这一复杂矛盾的对策：①调整认知结构：对人际关系有一种积极、全面、善意的认识是良好的交往基础。克服视人际关系为尔虞我诈、演戏冷漠等心理定势，以诚相交，常常会广交朋友，建立良好的社会支持系统。②改善个性品质：个性缺陷常常是导致人际交往心理障碍的背景因素，甚至是关键因素。因此应养成一种热情、开朗、宽宏、富有责任心，抛弃妒忌心等一系列良好的个性品质。③学会交往技能：处理人际关系是一种能力，也是一种技术，可以通过训练来培养。

（3）家庭与婚姻矛盾 中年人要在事业上有所作为，需要一个安定、和睦的家庭做后盾。家庭是一个人身心调养的小岛，是避开社会风浪的港湾。但是近年来，随着文化意识的多元化，离婚率上升，成为影响中年人心理健康的一个重要因素。父母与子女的关系也是中年人常常遇到的困惑之一。望子成龙的期望与子女现实的差距给中年人的心理带来极大的负面影响。

营造良好家庭氛围的策略：①增进夫妻间的"沟通交流"。②培养良好的子女养育方式。

（六）老年期的心理健康

老年期一般指60岁以上的年龄阶段。我国是世界上老年人口最多的国家，已经超过1.2亿，是世界老年人口最多的一个国家。老年人生理功能衰退，心理也发生巨大变化，如记忆力下降、情绪易变等，常出现孤僻、抑郁、恐惧等心理问题。

1. 老年期的心身发展特点

（1）生理功能衰退 人体衰老是涉及全身性各种细胞、组织和器官的退行性改变，既有形态上的改变，又有功能上的下降；既有随年龄逐步出现生理性衰老的特点，又可能有因老年病影响而出现病理性衰老的表现。

（2）老年人的心理变化 老年期因大脑中枢和周围神经系统发生变化，脑细胞减少，脑组织萎缩，容积缩小，脑血流量比青壮年减少五分之一，脑功能下降，可以发生一系列心理上的改变。①记忆能力下降：老年人近期记忆保持效果差，近事易遗忘；但远期记忆保持效果好，对往事的回忆准确而生动。机械记忆能力下降，速记、强记困难，但有意记忆是主导，理解性、逻辑性记忆常不逊色。②智力改变：老年人的固体智力易保持，而流体智力却下降。老年人解决问题的能力随年龄而下降。③情绪改变：老年人情绪趋向不稳定，常表现为易兴奋、易激惹、喜唠叨、常与人争论、情绪激动后的恢复需要较长的时间。④性格改变：由于抽象概括能力差，思维散漫，说话抓不住重点，学习新鲜事物的机会减少，故多办事固执、刻板。有些老年人由于自我中心，常常影响人际关系，乃至夫妻感情。

2. 老年期心理健康要点

老年人的心理健康维护问题，已经得到了社会的广泛关注。

（1）孤独心理 老年人从工作岗位上退下来以后，生活、学习一下子从紧张有序转向自由松散状态，子女离家（或称"空巢现象"），亲友来往减少，门庭冷落，信息不灵，出现与世隔绝的感觉，感到孤独无助，甚至很伤感。

克服老年孤独心理状态的对策：①认识孤独带来的危害：老年人的孤独与封闭是造成心身健康损害的大敌，常常会加快老化的过程。认识孤独会给老年人带来伤害是克服孤独的第一步。②加强人际交往：老年人离退休后，应尽可能保持与社会的联系，量力而行，继续发挥余热。只有走出家门，加强人际交往，才能找到生的意义，生的乐趣。

（2）权威心理 离退休的实质是一个人功能的转变，这种功能的转变意味着社会角色的转变。许多老人难以适应这种转变，因而产生"离退休综合征"。

对此，应注意以下各个方面的对策：①善于急流勇退：老人要经常看到年轻人的长处，大力扶持年轻人，要让年轻人在自己的实践中不断成长。②找回自己的兴趣与爱好：离退休后，应培养自己的享乐能力，找回自己的兴趣爱好，好好去体验人生的丰富多彩。③坚持用脑：老年人应遵循"用进废退"的原则，坚持学习、坚持科学用脑，不但有利于减慢心理的衰老进程，而且能不断学习新事物，继续为社会做贡献。

（3）恐惧心理 人生的终结是死亡。老年期最大的恐惧是面对死亡。老年人常常患有一种或多种慢性疾病，给晚年生活带来痛苦和不便，因为体弱多病，自然常会想到与"死"有关的问题，并不得不做出随时迎接死亡的准备。

对此，应注意以下各方面的对策：①确立生存的意义：有意识地迎接死亡的来临是对老年人的巨大挑战。只有对死亡有思想准备，不回避、不幻想，必要时对死亡做出决断，才能让老年人从容不迫，义无反顾地给自己划上一个圆满的句号。②家庭与婚姻的和睦：生活有子女的体贴照料，有病能及时诊治，经济上有保障，父慈子孝，能使老人感到温暖，家庭成员和睦。特别是与老伴的关系，友爱互助，能使老人备享天伦之乐。

三、家庭和学校的心理健康

（一）家庭心理健康

人们生存的基础群体是家庭，家庭的存在有重要的社会意义。我国家庭有核心化、小型化、简单化等特点，这些特点影响到人的身体和心理特点。家庭对子女的成长有重要意义，是他们成长的物质条件，影响到他们以后的情感和个性的发展。健康的家庭对子女的心理健康有重要意义，这样的家庭会满足成员的多种需要，形成向心力等。

要营造健康的家庭气氛，给成员以求知意识和继续学习的机会，平等地给每个成员以自由发展的空间，加强成员之间的沟通与交流，使用有效的家庭教育方式，通过丰富多样的活动形成家庭共鸣等。家庭问题的调整与解决是非常重要的，不仅要完成良好的家庭应激，如对应激源的分析等，同时也要使用有效的应对策略，如家庭成员的自我调整、家庭资源的合理使用等。健康的家庭还应有良好的居住环境和生活方式，要能保持与社区之间的密切联系，有和睦互助的邻里关系。针对主干家庭、核心家庭等不同种类的家庭特点，要采用不同的对待方式。

链接：良好夫妻关系的十条建议

美国心理学家卢瑟·伍德沃德，在研究了幸福婚姻的特点后，提出了建立良好夫妻关系的十条建议，内容如下：

1. 幸福的家庭生活并非从天而降，而是家庭成员间相互体贴和合作的产物。

2. 性是自然界赋予人类的一种天性。它像视觉、听觉等一样，是极其有价值的。人们必须明智地、巧妙地利用它来丰富自己的生活。

3. 在婚姻中，各种因素都是相互关联的。共同的信仰和兴趣、和谐一致的谈话、融洽的性生活对婚姻的美满都有举足轻重的影响，其间同时又相互影响。

4. 真诚友好地相爱，但不要把爱变成一条绳索，因为虽然爱是婚姻和家庭的基础，但是一个人不可能时时刻刻表现出对别人的爱，要百分之百地时时刻刻地表示爱是一种幻想。

5. 作为配偶，夫妻之间应该有许多共同的志趣和爱好，但是两个人的志趣和爱好不可能完全一致。所以应该允许对方有自己独特的志趣和爱好，夫妻双方应该学会尊重对方的个性。因为，世界上没有两个人的个性是完全一致的。

6. 知足常乐，愉快地生活，生活不如意，偶尔发脾气是难免的，但切不可经常闷闷不乐，愁眉苦脸。

7. 尽管对方有这样那样的缺点，也不要嫌弃对方，今天他或她有这个缺点，明天就可能自然而然地改掉。切记不要有意去设法"改造"对方，这样的努力十有八九会失败。通过婚后生活在一起的潜移默化过程，人的个性自然而然会发生变化。

8. 多谈论自己爱人的优点和长处，讲给他（她）自己听或者熟人听，因为人们生来都喜欢听关于自己的好话，而不爱别人批评或指责自己，有时越是被指责，越是会顽固地抱住自己的缺点不放。

9. 家庭生活中夫妻之间有时难免会发生这样那样的争吵。明智的方法是吵过、争过就算了，不要耿耿于怀，有时一方发脾气，另一方要采取忍耐的态度，如果以牙还牙，只能使矛盾扩大和激化。

10. 自己有什么感受应该告诉自己的爱人，快乐两人一起享受，忧愁两人一起分担。真正的爱情能够经受各种形式的考验，而真正的爱情必须是真诚的，毫无保留的。

（二）学校心理健康

学校环境是指学校内部一切客观物质存在和以人际关系为中心并由此而产生的文化意识现象的总称，它包括物质环境、文化环境和人际环境。学校环境具有凝聚功能、规范功能、激励功能和调适功能。

1. 师生关系

师生关系是指教师和学生在教育教学过程中，通过相互影响和作用而形成和建立起来的一种特殊的人际关系，是学校情境中最重要、最基本的人际关系。它具有教师主导性、角色规范性、需求互补性和面向集体性四个特征，可分为友好型、对立型和一般型三种。

师生关系对师生的心理健康意义重大，主要体现在三个方面：满足心理需要，发展积极的情感体验；促进人格发展，形成健康的自我概念；缓解心理压力，提供重要的社会支持。

促进师生关系的心理策略包括：形成正确的角色认知，培养良好的个性品质，增进师生的人际吸引，采取民主的领导方式，建立积极的教师期待。

2. 同学关系

同学关系是指同学之间在交往过程中建立和发展起来的一种人际关系，具有平等性，可以分为友好型、冲突型和疏远型。随着年龄的增长，同学关系对于学生的成长越来越重要。同学关系对心理健康的意义主要体现在以下方面：促进社会化，提高社会能力；获得安全感和社会支持；获得积极的情感体验；促进自我概念和人格的发展。

同学交往中常见的心理障碍有：自卑心理，封闭心理，嫉妒心理，猜疑心理和自我中心。从学生自身的角度来说，当发现自己在交往中有心理障碍时要及时调适；而从学校和教师的角度而言，要通过积极的教育引导，促进学生关系的健康发展。

第二节 心理应激

一、概述

当一个充满气体的气球遇到外力或高压时发生爆炸，这种外力在物理学上我们称为压力或应力（stress）。如果一个人遇到车祸发生外伤或残疾，同时在心理上产生紧张、恐惧等问题时，一般情况下我们称为心理负担或压力，专业术语则称为应激（stress）。

通俗地讲，"应激"就是人的身体对各种紧张刺激产生的适应性反应，特别是面临着挑战、威胁时，反应尤为剧烈，也称"防御反射"。应激，可以引起心率加速，血压升高，血脂、血糖升高，血细胞凝集加快等一系列交感－肾上腺素系统兴奋表现。现代生活中存在的威胁对于个体来说，感受到更多的是心理方面的挑战，因此，上述的反应已经失去了原有的自我保护性生理意义，而成了使机体产生疲劳和损害的源泉。如慢性频繁的应激反应，使精神长期处于紧张状态，容易诱发高血压、糖尿病、神经性头痛、胃溃疡等慢性疾病。

《灵枢经》强调指出："故智者之养生也，必须四时而适寒暑，和喜怒而安居处，节阴阳而调刚柔，如是则僻邪不至，长生久视。"说明古人养生特别强调控制应激。

应激的研究最早始于20世纪的30～40年代的医学领域，其创始人是加拿大著名生理学家塞里（Selye）。Selye 在其早期著作中把这种现象称为一般适应综合征（General Adaptation Syndsome 简称 GAS）。大约10年后，他才在他的著作中提出应激这一概念。他最初认为，应激是指人或动物有机体对环境刺激的一种生物学反应现象，可由加在机体上的许多不同需求而引起，并且是非特异性的。

现代应激理论认为，应激是个体面临或察觉（认知、评价）到环境变化（应激源）对机体有威胁或挑战时做出的适应和应对的过程。根据上述各种定义，我们知道，应激的产生应包括应激源、中介变量和心理－生理反应三部分。应激源主要是人们在生活的社会与自然环境中所经历的各种生活事件、突然的创伤性体验、慢性紧张等，它可以是躯体的、生理的和社会文化因素的。任何来自于环境、社会、工作、生活的躯体、精神、心理刺激物等均能使个体处于躯体或心理上的应激。但是这些刺激物不能直接引起应激，在刺激和应激之间还有很多的中介变量。中介变量有很多，主要包括个体的认知评价、应对方式、社会支持、自控性、个性特征以及个体的健康状况等。心理－生理反应主要是指各种情绪反应及生理指标的变化，如个体产生焦虑、情绪低落等心理指标，高血压、头痛、失眠、溃疡等生理指标。

二、应激过程

（一）应激源

在对人类的研究中，不良性应激大致分为三类：①急性应激源，如突发的自然灾害、突患重病、事故、外伤、自尊心受挫等。②生活事件应激源，如丧偶、退休、离婚、监禁、人际关系紧张、移民、经济状况恶化等。③长期慢性或一过性应激源，如角色过多而紧张、工作超负荷、家庭关系不和睦，以及社会隔离等。

从应激源的来源来分，可分为生理性、心理性、社会性、文化性等。在众多的应激源中，与人最密切相关的应激源是应激性生活事件。心理社会应激源的分类一般包括下列 6 个方面的生活事件：①全球性事件，如世界大战、人质劫持、海湾战争。②国家性事件，如总统被刺杀、国际性冲突、全民公决。③地区性事件，如地震、洪水、饥荒。④大团体事件，如罢工、工厂关闭、种族矛盾。⑤小团体事件，如代表队丧失参赛资格。⑥个人事件，如失恋、离婚、与父母争吵。

1. 职业应激（occupational stress）

在美国，政府每年约花费 960 亿美元（占国民生产总值的 10%）用于治疗因各种原因而造成的心理、生理疾病，以及弥补因此而造成的工作损失。工作职业产生应激的主要原因为时间压力和角色冲突，即在有限的时间内必须完成工作，或兼任过多的职务而难以胜任。

2. 分离和丧失（isolation and loss）应激

研究发现，离婚和分居的人比结婚的人更多见焦虑、无助和自卑，并且患躯体疾病的概率增高，去精神病院就诊或心理咨询的人增多；另外发生自杀企图的情况也相当常见。亲人死亡对活着的人来说是非常不幸的，它是一种丧失或失落。这里的丧失不仅仅指亲人的死亡，而且还包括由于亲人死亡所带来的一系列丧失，如心理失落，权力、地位的丧失，经济的丧失，等等。丧失最常见的应激反应是悲伤，部分人的悲伤甚至会持续数月、数年，乃至终生。

3. 生活事件（life events）应激

对生活事件，Holmes 和 Rehe（1967）开创了定量研究方法。他们把生活过程中对人们情绪产生不同影响的事情称为生活事件，并按影响人们情绪的程度划分等级，用生活变化单位（life change unit, LCU）进行计量评定，编制了"社会再适应评定量表"（social readjustment rating scale, SRRS）。在此量表中共有生活事件 43 项，如丧偶（100 LCU），排位最高。Holmes 等人对 5000 人进行了调查，发现 LCU 与疾病发生有密切相关。若一年内经历的各种事件评分不足 150 LCU，提示来年基本健康；若评分为 150～300 LCU，来年有 50% 的可能性患病；若在 300 LCU 以上，来年有 70% 的可能性患病。与生活事件明显相关的疾病有心肌梗死、猝死、卒中（中风）、运动损伤、结核病、工伤事故、白血病、糖尿病、多发性硬化等。1976 年社会再适应评定量表（SRRS）发表后，Holmes 强调对此表使用要注意事件发生与起病相距时间，以及事件对人影响的性质。SRRS 中既包含有良性的、期待的事件，如结婚、休假等，但也有不期望的事件，如死亡、监禁等。Holmes 认为，不管是否是期望的事件或是否是不幸的事件都与疾病的发生有关。评定时重点并不在事件的期望或不期望的区别上，而是要看生活事件本身对当事人情绪变化的影响。SRRS 在 1976 年发表后，已被广泛引用，并在日本、美国、法国、比利时、瑞士及北欧等国家进行跨文化研究，相关系数为 0.65～0.98。国内有关学者也编制了适合中国国情的生活事件量表（表 3－1）。

表 3－1　　　　　　　　　　正常中国人生活事件心理应激量表

等级	生活事件	LCU	等级	生活事件	LCU
1	丧偶	110	34	性生活障碍	37
2	子女死亡	102	35	家属行政处分	36
3	父母死亡	100	36	名誉受损	36
4	离婚	65	37	中额借贷	36
5	父母离婚	62	38	财产损失	36
6	夫妻感情破裂	60	39	退学	35
7	子女出生	58	40	好友去世	34
8	开除	57	41	法律纠纷	34
9	刑事处罚	57	42	收入显著增减	34
10	家属亡故	53	43	遗失贵重物品	32
11	家属重病	52	44	留级	32
12	政治性冲击	51	45	夫妻严重争执	32
13	子女行为不端	50	46	搬家	31
14	结婚	50	47	领养子女	31
15	家属刑事处罚	50	48	好友决裂	30
16	失恋	48	49	工作显著增加	30
17	婚外的两性关系	48	50	小量借贷	27
18	大量借贷	48	51	退休	26
19	突出成就荣誉	47	52	工作变动	26
20	恢复政治名誉	45	53	学习困难	25

续表

等级	生活事件	LCU	等级	生活事件	LCU
21	重病外伤	43	54	流产	25
22	严重差错事故	42	55	家庭成员纠纷	25
23	开始恋爱	41	56	和下级冲突	24
24	行政纪律处分	40	57	入学或就业	24
25	复婚	40	58	参军复员	23
26	子女学习困难	40	59	受惊	20
27	子女就业	40	60	业余培训	20
28	怀孕	39	61	家庭成员外迁	19
29	升学就业受挫	39	62	邻居纠纷	18
30	和上级冲突	39	63	同事纠纷	18
31	入党入团	39	64	睡眠重大改变	17
32	子女结婚	38	65	暂去外地	16
33	免去职务	37			

（二）应激反应

1. 应激的生理反应

大量试验与观察已证实，机体处于应激状态时，可以通过一系列神经系统、神经生化、神经内分泌及免疫系统等变化，影响机体的内环境平衡，出现器官功能障碍，进而产生结构上的改变。目前有关应激对健康影响的生理机制包括以下几个方面：

（1）神经系统的直接作用　已知情绪状态和行为与大脑的边缘系统（情绪脑）关系密切，额叶是与情绪有关的新皮质。当应激状态时，产生的情绪变化反过来通过神经系统影响机体各系统各器官的功能状态。紧张的情绪可导致神经功能失调，交感神经系统功能亢进，致使心率加快、血压升高、肝糖原转换为葡萄糖而使血糖升高、胃肠功能紊乱，有的出现头痛、腰背痛、唾液分泌减少、呼吸加快、尿频等现象。视丘下部和垂体在应激时功能状态的变化直接影响到神经内分泌、中枢神经介质及免疫系统的功能变化。

（2）神经内分泌系统　内分泌系统包括人体内分泌腺及某些脏器中内分泌组织所形成的一个体液调节系统，在不同外界条件下，维持个体内环境的相对稳定。目前比较肯定的下丘脑－垂体－靶腺轴调节系统有3类：即下丘脑－垂体－肾上腺轴、下丘脑－垂体－甲状腺轴、下丘脑－垂体－性腺轴。它们相互影响、相互调节，而且通过腺体分泌与中枢神经系统的正反馈和负反馈的机制，调节释放激素及促激素的抑制或兴奋作用。靶腺激素不仅能抑制相应的促激素分泌，还可抑制垂体的其他激素，以维持体内平衡。当处于应激状态时，丘脑下部促肾上腺皮质激素释放因子（CRF）的分泌增加，随之腺垂体的促肾上腺皮质激素（ACTH）分泌增多，进而造成肾上腺皮质醇分泌亢进，生长激素有时分泌也增加。但是这些内分泌活动的变化与应激源种类及强度有关。

急性应激可促使实验动物排卵，慢性应激可抑制月经。在寒冷刺激时，促甲状腺激素释放激素（TSH）的分泌增加；疼痛刺激时，血管升压素（ADH）急剧上升。人体在精神刺激下，可使促性腺激素异常、垂体的泌乳素分泌增加。

（3）中枢神经递质系统 神经生化的进展，提示了人类和动物的警觉、情绪和行为与某些中枢神经递质的功能有关。目前公认的中枢神经递质有：①胆碱类；②单胺类；③氨基酸类；④神经肽类。如去甲肾上腺素（NE）能和多巴胺（DA）能神经元与交感神经兴奋有关。这类神经元兴奋时，对保持全脑的兴奋性和警觉状态起主要作用，并能使机体活动增加，机体行为明显。5-羟色胺（5-HT）能神经元兴奋时，其功能与 NE 能神经元相拮抗，使机体呈现安静。在应激状态下，中枢神经递质即会产生变化而出现不平衡。

应激引起的中枢神经递质的改变，同样也与应激因素的种类和强度有关。在中等程度应激状态下，可见脑中 NE 开始升高，短时期后，降到比原来更低的水平。同样，NE 合成与分解都能加速。在严重应激状态下，则出现 NE 的耗竭。

（4）免疫系统 实验研究已证实应激对免疫功能确有影响。应激对免疫功能的影响是双相的，既可降低免疫功能，也可增强免疫功能。这种双相反应与刺激的性质、持续时间、强度及机体的生物学等特点有关。

考试可以列为紧张性生活事件，它对免疫功能亦可产生影响。在考试后检查考生的唾液，可见免疫球蛋白（IgA）下降及 NE 增高。医学生在期终考试结束当天，淋巴细胞转化下降值显著高于考试前 5 周的水平，且淋巴细胞转化下降值与生活事件总分量呈正相关；生活事件评分高者，淋转下降值比评分低者更明显。淋巴细胞转化下降值还与心理痛苦水平呈正相关，心理痛苦评分高者，淋巴细胞转化下降更明显。良好的应对方式可缓解应激的不良反应。医学生若采取积极的应对方式，可减轻淋巴细胞转化的下降程度，而消极的应对方式则加重下降。

2. 应激的情绪反应

（1）恐惧（fear） 恐惧是一种预期将要受到伤害的情绪反应，通常产生回避行为，即避免进入恐惧的情境或从威胁性环境中逃走。当人们觉得恐惧的时候，交感神经兴奋，全身动员准备逃避伤害性刺激。引起恐惧的原因通常是面临真实危险的事物，感到恐惧的人，常常意识到危险的存在，知道自己恐惧的原因，但对自己战胜危险的能力没有信心。适度的恐惧有助于增进人的防御能力。

例如，驾驶汽车的人，由于害怕发生意外，会更加注意行车的安全。大多数有恐惧情绪的病人在医务人员简单解释后，其恐惧就可消除，但有时病人虽有恐惧，却不大愿意讲出来，因为他们怕被别人嘲笑。

（2）焦虑（anxiety）　人们对环境中一些即将来临的、可能会造成危险和灾祸的事件或者要作出重大决定时，主观上引起紧张和一种不愉快的期待情绪，这是焦虑。与恐惧不同的是，恐惧在面临危险时发生，而焦虑发生在危险或不利情况来临之前。焦虑程度严重时，则变为惊恐（panic）。焦虑是一种普遍现象，如人们在考试前或接受医生检查前等，均可出现期待性焦虑反应。但焦虑过度、不适当或无明显原因时，就成了一个医学或心理学问题。焦虑的典型表现是紧张不安的期待情绪，甚至惊恐、面容绷紧、愁眉锁眼、无法安静、两手做无意义的小动作（如握紧双拳、拨弄手指或动作刻板重复）。焦虑的生理反应是交感神经系统的激活。由于焦虑的人对其焦虑原因缺乏内省力，常集中注意焦虑的生理性症状，如疲乏、失眠、腹泻、恶心、呕吐、厌食、多汗以及心悸、胸闷、"气透不过来"、"心脏像要跳出来"等。如果焦虑变得慢性而持续，则有必要进行心理治疗。焦虑的病人为了缓和内心紧张不安，常产生复杂的行为反应，如咬指甲、来回踱步、反复翻弄东西、以手指敲击桌子和沉默不语等。有的病人反复向医务人员询问某一问题，或对自身健康状况表示过分关切，也常常是焦虑的一种行为反应。

（3）过度依赖（over-dependency）和失助感（helplessness）　过度依赖是以超出正常程度的失助感为特征的情绪反应。失助感指不可避免地要发生不愉快体验的感觉。患病的人，依赖性和失助感增强，对他人过度依赖的病人甚至会出现恐惧。例如心肌梗死康复期的病人，害怕体力活动增加时会诱发另一次心脏病发作。另外一种过度依赖性病人可能是怀有愤怒，或因疾病或外伤使其成了伤残人，因此而指责健康人，对抗那些可帮助其发挥身体潜能的努力。过度依赖和失助感有时达到造成伤害的程度，因此需要注意观察病人，并研究这种现象产生的动机，帮助病人克服。

（4）抑郁（depression）　抑郁指情绪低落，其时心境悲观、愉快感丧失、自身感觉不良、对日常生活兴趣缺乏，常有自责、自我评价降低、睡眠与食欲障碍。研究表明，灾害性生活事件（如因亲人丧亡）而产生抑郁反应者较多，而抑郁反应的发生往往亦与个体素质有关。一般来说，中年以后抑郁反应发生的倾向增大、病程较为持续，尤其是一个勤奋的人，若到中年以后仍未取得其所期望的成就时，就很有可能会发生抑郁。抑郁病人常萌生消极自杀念头，故对有抑郁情绪的病人应当深入了解其有无消极厌世观念，严密观察与抑郁有关的心理症状，防止自杀意外。

（5）愤怒（anger）　愤怒是与挫折和威胁斗争有关的情绪反应。由于有目的的活动受到阻止，自尊心受到伤害，为了排除这种阻碍和或恢复自尊，常可激起愤怒。愤怒发生时，生理反应可出现心跳加快、血液重新分布、细支气管扩张、肝糖原分解、肾上腺分泌活动增强。愤怒时运动反应多具攻击性，以利于排除面临的阻碍。如经适当疏导，愤怒被成功表达出来之后，病人的情绪常会好转；同时，焦虑、不愉快的体验亦会相应减少。对于愤怒的病人，医务人员应当向其说明这种情绪是不正常的，然后和他一起寻找引起愤怒的原因并加以处理。

（6）敌意（hostility）　敌意是指不友好和憎恨的情绪，有时与攻击性的欲望有关。敌意常与愤怒及想伤害或想羞辱别人的欲望一同出现。敌意的强弱不能由外表行为作出可靠判断，而且由于存在把敌意转变为其他行为的倾向，所以认识敌意的原因也不容易。例如一个表面安静、不与人交往的病人，其内心即可能是极端敌对的。他之所以这样表现，是因为公开说明他的敌意可能使他觉得难堪、不适。因此他可能向医务人员表现出格外的安宁、"老实"。他的敌意也可能是针对其亲属的，认为他们在其生病后漠不关心，从而表现出讽刺和辱骂。另外，提出不合理或过分要求的病人，或具有攻击性、争论性的病人也常常显示有敌意存在。

（7）自怜（self–pity）　自怜是对自己感到惋惜、怜悯的情绪。病人往往感到悲哀，认为自己被人愚弄，缺乏安全感和自尊心，常独自哀叹，并有很多申诉。自怜包含对自身的焦虑和对自己愤怒的两种成分，持续时间长短不一。一般来说，独居、对外界环境缺乏兴趣的人常持续较长时间。单纯教育病人不要自怜是无效的，较好的做法是听取病人的申诉，并提供适当的支持。

（三）应激结果

应激的存在是生活中不可避免的。应激反应的本质是适应，是机体通过改变自身结构或调整其功能对应激源所产生的一种反应，应激的结果可能是重建平衡的良好适应状态，也可能适应不良造成病理性的心理、生理改变。

1. 适应良好

表现为身体健康，充满信心，能有效应对应激源，以维持个体的平衡。生理反应变化较小，对心理发展具有促进的作用。不同类型的应激源可引起不同的适应，既包括躯体的和心理的，也包括社会、文化的。适应良好通常表现为整个机体的适应。

2. 适应不良

适应不良可引起个体生理功能障碍，产生和应激源有关的疾病如心血管病，胃肠疾病等；在心理方面可导致个体认知功能障碍，人格发展异常，出现心理功能异常，如神经症等；在社会文化方面可影响个体对社会、生活甚至整个世界的看法，变成一个与现实社会格格不入的人。

3. 应激对健康的影响

应激对健康的影响是双向的，有积极的一面，也有消极的一面。

（1）应激对健康的积极影响　适度的应激对人的健康和功能活动有促进作用，这类应激被称为"良性应激"（eustress）。应激对健康的积极影响至少表现在两个方面：①适度的应激是人的成长和发展的必要条件：人的成长和发展涉及人的身、心和社会功能和发展，遗传和环境是影响成长和发展的两个重要方面，应激经历在这里可看作是一种环境因素。研究表明，幼年期的适度应激可以导致明显的发展变化；早年的应激经历可以提高个体在后来生活中的应对和适应能力，从而能更好地耐受各种紧张性刺激物和致病因子的侵袭。②适度的应激是维持人正常功能活动的必要条件。人离不开刺激，适当的刺激和应激有助于维持人的生理、心理和社会功能。关于感觉剥夺和单调状态的许多实验研究证实，缺乏适当的环境刺激会损害人的身心功能，包括造成脑电图的改变、错觉、幻觉和智力功能障碍。

（2）应激对健康的消极影响　应激对健康的消极影响，主要表现在下述3个方面：①应激引起的心理和生理反应可以以症状和体征的形式见之于临床，成为人们身体不适、虚弱和精神痛苦的根源和就医寻求帮助的原因。②应激可以加重已有的精神和躯体疾病，或使这些疾病复发。③应激可以造成对疾病的易感状态，并在其它因素的共同影响下导致新的精神和躯体疾病。

处于急性应激状态的人，常有较强烈的心理和生理反应（表3-2）。

急性应激反应的特点是症状往往呈一过性，一旦刺激消除，症状便随之消失，不会有器质性病变。慢性应激下的人也可出现上述的症状和体征，但一般不像急性应激那么强烈。慢性应激下的人常常感到疲劳、头痛、失眠、消瘦，可以产生各种各样的躯体症状和体征。

慢性心理应激的典型综合征是"神经血管性虚弱"。病人感到呼吸困难、易疲劳、心悸和胸痛。胸痛常局限于心尖区。也常出现焦虑的情绪反应和交感肾上腺髓质轴活动增强的征象，如心率加快、血压升高、脉压加宽和心脏收缩期杂音等心血管功能活动加强的体征。此外，慢性应激下的人也可出现紧张性头痛、背痛、腹泻、便秘、焦虑反应、强迫行为等。

慢性应激反应的特点是症状慢性化，此时患者的心理压力可能已经有所减轻，但他们的躯体症状却依然很明显，从而给患者带来新的心理压力。但是，慢性应激反应的躯体症状像急性应激反应一样很少有器质性病变，仍然是可逆的。

表 3 - 2　　　　　　　　急性心理应激的临床综合征

综合征	症状	体征
急性焦虑反应	烦躁不安、过敏、震颤、呼吸困难、心悸、出汗、厌食、恶心、腹部不适	皮肤湿冷、苍白、瞳孔扩大、心动过速、气促、深大呼吸、血压升高
血管迷走反应	虚弱、头昏与晕厥、精神错乱、出汗、恶心、腹部不适	面色苍白、出汗、皮肤湿冷、心动过缓、血压下降
过度换气综合征	头昏、虚弱、呼吸困难、窒息感、胸部压迫感、心悸、指端发麻	手足抽搐的体征：Chvostek 和 Trousseusu 征、手足痉挛
＊所有综合征中都包括焦虑和神经质的症状		

　　心理应激是心理社会因素损害人的健康的一条重要途径。应激引起内环境紊乱，引起过度的心理和生理反应，从而使人处于对各种疾病的脆弱易感状态。在这种情况下，如果有其它致病因素的侵袭或个体有不良遗传因素，就会在心理应激和其它因素的共同作用下引发新的疾病。但是，患哪种疾病，主要取决于其它致病因素的性质和遗传素质（即哪个身体器官脆弱易损），心理应激主要是作为一种非特异的致病因素而起作用。

三、心理防御机制

（一）概　述

1. 心理防御机制的概念

　　当一个人在心理上受到挫折或出现困难时，人们常常会使用一些心理上的措施或机制，把个体与现实的关系稍作修正，使个体较易接受心理挫折或应激，不至于引起情绪上的过分痛苦与不安的自我保护方法，我们将此称为心理防御机制。

　　心理防御机制属于一种心理适应性反应，这种反应典型地采用习惯性和潜在意识的方式，以消除或保持一个人的内心焦虑、罪恶感以及失去的自尊心。

　　一般来说，心理防御机制几乎每个人都在不知不觉地使用，是一种正常且健康的心理现象。例如，一个人近来常受人欺负，又因无法反抗而难过，遂自我解嘲说："虎落平原被犬欺"。但是假如把现实情况歪曲得太厉害，把自己当成皇帝，当成神，以弥补自己的自卑感，或将别人都视为敌人，形成妄想状态，与现实完全脱离，则就变成病态了。

2. 心理防御机制的作用

　　每一个人在其行为发展过程中，均会逐渐学会种种防御性反应，以便在自我受到侵袭时，随时采取自动的防御行为。心理防御机制具有以下功能：①减低情绪冲突。②从自身内在具有危险的冲动中保卫自己。③缓和伤感经验和情绪的感受。④减轻失望或失望的感受。⑤消除个人内在态度与外在现实之间的冲突。⑥协助个体保持其充实感和价值观。心理防御机制具有积极与消极两种作用。

（1）积极作用　对偏激或攻击性行为有缓解作用；能暂时消除内心的痛苦和不安；可能引导出解决问题的办法等等。例如，升华作用可以将不被社会所接受的动机或行为转变为可接受的动机或行为，使个体心理上获得满足。又如，补偿作用能使人变得更聪明、机敏，能取长补短，获得心理上的满足和减轻某些挫折感。

（2）消极作用　心理防御机制对现实存在的问题并不能真正解决，往往带有一种"自我欺骗"的性质。它常常只起到使人逃避现实的消极作用，有时还会使实际问题复杂化，提高心理冲突的程度。

总之，建立心理防御机制的目的在于处理自己与现实的关系，以消除心理的挫折，求得内心的安宁。是一种"自我"保护方法。

3. 心理防御机制的分类

心理防御的机制很多，按照个人心理发育程度的成熟性可分为四类：

（1）精神病性心理防卫机制　因精神病人常常极端地使用而得名。也称为自恋性心理防卫机制。包括否定、歪曲、外射诸法，它是一个人在婴儿早期使用的心理机制。

（2）不成熟的心理防御机制　包括内射、退行、幻想诸法。

（3）神经症性心理防御机制　是儿童的"自我"机能进一步成熟，在处理内心挣扎时所表现出来的心理机制，如"潜抑作用"、"隔离作用"或"反向作用"等等。

（4）成熟的心理防御机制　是指"自我"发展成熟之后才能表现的防御机制。其防御的方法不但比较有效，而且可以解除或处理现实的困难、满足自我的欲望与本能，也能为一般社会文化所接受。这种成熟的防御机制包括压抑、升华、利他、幽默诸种。

（二）常用的心理防御机制

1. 否定作用

所谓"否定作用"，就是把已经发生而令人不愉快或痛苦的事情完全否定或彻底"忘掉"，就当它根本没有发生，以躲避心理上的痛苦。这种防御术能使个体从难以忍受的思想中逃避，也同样可借此逃避个体难以忍受的愿望、行动、事故，以及由此引发的内心焦虑。年幼的孩子不小心打坏了花瓶、会因为闯了祸而害怕，马上用双手遮住眼睛，"眼不见心不烦"、"眼不见为净"等，都是否定作用的表现。

真正的否定作用是在潜意识情况之下进行的，个体不但否定了事实，而且真的相信没有发生，有时会达到妄想状态，便成为"精神病"症状了。一些接受手术的人有时会忽略事实，而产生其手足或器官仍然存在的错觉；患有歇斯底里性麻痹和其它歇斯底里反应的心理症患者，经常会防御性地否定事实而忽视实际存在的痛苦，甚至以一种欣悦的方式表现出来。有时否定的心理防御机制可以说是一种在心理压力中保卫自己的感受，或给人多一点时间作考虑与作决定。然而，不可忽略的是它足以妨碍人们对问题的适应，因为其机理是躲避问题以代替面对问题。

2. 歪曲作用

歪曲作用是把外界事实加以曲解变化，以符合内心的需要，属于精神病性的心理防御机制，与否定作用有异曲同工的性质。因歪曲作用而呈现的精神现象，以妄想或幻觉最为常见。妄想是将事实曲解，并且坚信不疑。如相信有人危害他、配偶对他不贞、夸大性地相信自己是神或皇帝等等。幻觉乃是外界并无刺激，而由脑子里凭空感觉到的声音、影像或触觉等反应，它与现实脱节，严重歪曲了现实。

3. 外射作用

外射作用又叫投射作用，就是以自己的想法去推想外界的事实。例如，"我见青山多妩媚，青山见我亦多情"、"以小人之心，度君子之腹"，便是属于这种情况的例子。

作为心理防御机制的外射作用，是把自己不能接受的欲望、感觉或想法外射到别人身上，以避免意识到那些自己不能接受的欲望、感觉或想法。比如，一个打架的儿童反责与他争吵的小朋友，说是小朋友先动手，他才还击的；青年人与女友有了矛盾或难题时，会有把握地说是她所引诱或惹起的；一个心怀偏见的人会否定自己的感受而说他不会愤恨别人只是别人恨他。

某些外射行为可认为是人们自然而不可避免的失误，是一种人人极其常用的心理防御术，借此对于错误的行为予以饶恕与解脱。但是责怪他人成为一种习惯，总是将自己的过错归咎于他人，就会妨碍我们与他人之间良好的人际关系。这不仅干扰了我们看到真实的自己，而且容易对他人形成敌对的、难以容忍的，以及怀疑心重的态度，从而把过错外射到外界及怀疑他人而引起诸多麻烦。

4. 内射作用

内射作用是与"外射"相反的心理现象，即把外界的东西，吸收到自己的内心里，变成自己人格的一部分，称之为"内射"。"近朱者赤，近墨者黑"就是内射作用的结果。

事实上，人们的思维、情感及行为，往往是受到外界环境的影响而表现出的心理活动，特别是在早期的人格发展过程中。内射作用通常是毫无选择性地、广泛地吸收外界的东西。但有时却是通过特别的心理动机，有选择性地吸收、模仿某些特殊的人或物，我们将其称为仿同作用。仿同的心理防御使用过甚或仿同了错误的模式，其行为反而会变得不正常。充满矛盾的仿同，有时易导致多重性格。上述这些仿同现象，基本上源于"内射"作用。因内射作用主要是婴儿早期心理机制的特点，是人格未成熟时所表现出的心理活动，故内射作用被认为是不成熟的心理防御机制之一。

5. 退行作用

当人们遇到挫折时，有时会放弃已经学到的比较成熟的适应技巧或方式，而恢复使用原先比较幼稚的方式去应付困难，或满足自己的欲望，这种现象称之为"退行作用"。

随着年龄的增长，一个人的人格以循序渐进的方式逐步走向成熟。应付事情的方式会有很大改变。不过，有时人们在遇到挫折后，在遭受外部压力和内心冲突不能处理时，也会借此退回到幼稚行为以使自己感到舒服、获得安慰。这种现象各年龄阶段均可看到。

人一生中，难免有想重回到未成熟时代的表现以重温旧梦获取满足的时候，只要无伤大雅，均可用退行作用来进行心理调节。比如，夫妻恩爱，像小孩子般互相撒撒娇，寻求彼此安慰；父亲与孩子捉迷藏，像个小孩子似的趴在地上玩。这种短时间、暂时性的退行现象，不但是正常的，而且是极其需要的。可是假如一个人遇到困难时，常常退行，使用较原始而幼稚的方法应付困难，或利用自己的退行来获得他人的同情和照顾，以避免面对的现实问题或痛苦，就成了心理问题了。因为退行作用毕竟是一种逃避行为而不是面对困难解决问题，况且不成熟的行为几乎无法避免地把困难加重得愈发不可收拾。

6. 潜抑作用

潜抑作用是把不能被意识所接受的念头、感情和冲动，在不知不觉中抑制到潜意识中去的作用。换句话说就是把不愉快的心情，在不知不觉当中，"有目的地忘却"，以免心情不愉快的一种心理防御术。它是各种心理防御机制中最基本的方法。

一般而言，人们都具有将一些所不能忍受或能引起内心挣扎的念头、感情或冲动，在尚未为人觉察之前，便抑制、存储在潜意识中的倾向，以使自己不至于知道，保持心境的安宁。这些存储在潜意识中的念头、感情和冲动，虽不为人知，却可能不知不觉影响到人们的日常行为，往往做出些莫名其妙的事情来。它与通常所谓的"自然遗忘"，即因记忆痕迹的消灭而自然忘掉的情形性质不同。与压制作用也不一样，压制作用是指有意识地抑制自己认为不该有的冲动与欲望的现象。

同其他心理防御术一样，潜抑作用也具有二重性。就其积极方面而言，它能帮助人们控制足以引发罪恶感受的冲动或与道德伦理相违背的念头，以及它能通过一种暂时的"遗忘"来保护受创伤的心灵。但潜抑作用也是一种消极的逃避行为，并不能从根本上解决问题。

7. 隔离作用

隔离作用就是把部分的事实从意识境界中加以隔离不让自己意识到，以免引起精神的不愉快。最常被隔离的，是与事实相关的感觉部分。例如，女学生常把上厕所说成上"一号"，把来月经说成"倒霉了"。这种把观念和感觉分离，只留下人们可理解的观念，而把可能引起不快感觉隔离起来的现象，心理学上称之为"隔离作用"。

在心理治疗过程中，施治者要注意观察求治者使用隔离作用的现象，以发现问题的根源。因为病人用隔离作用来处理的问题，多寓有许多不适的感觉，而难为求治者所接受。

8. 转移作用

转移作用是指把对某一方的情绪反应转移到另一方的心理防御术。这是人们常有的倾向，即把自己对某一对象的情感，诸如喜爱、憎恶、愤怒等，因某种原因无法向其对象直接发泄，而转移到其他较安全或较为大家所接受的对象身上。例如，做丈夫的受到上级的责备，一肚子的气不敢发作，只好忍气吞声，回到家中可能会对妻子粗声粗气，将气转移到妻子身上。

转移作用在心理治疗过程中经常出现。求治者常常在不知不觉中把小时候对其重要人物（通常是自己的父亲）所表现的关系，转移到施治者身上，形成了病人与医生的普通医患关系之外的另一种关系，即为"移情关系"，这种关系也是转移作用的一种。

9. 反向作用

反向作用又称"矫枉过正"现象，是处理一些不能被接受的欲望与冲动而采取一种与原意相反的态度或行为的心理防御术法。所谓"此地无银三百两，隔壁阿二不曾偷"就是反向作用。

人有许多原始冲动和欲望，由于是自己及社会所不容忍和不许可的，故常被压抑而潜伏到所谓的潜意识之中，不为自我所觉察。这些欲望及冲动虽然被抑制下去，但并未被改变或消除，仍然具有极大的驱动力，随时在伺机爆发。所以为防止这些冲动爆发出来，不得不加强防御。

反向作用若使用得当，不仅无害，而且可能有助于人们的社会适应能力。然而遗憾的是反向作用往往被人过分使用，不仅不能使他们做应做之事，而且耗费了许多精力，做出违背意愿的行为。

10. 补偿作用

当一个人因生理或心理上有缺陷而感到不适时，就试图用种种方法来弥补这种缺陷，以减轻其不适的感觉，称为补偿作用。这种引起心理不适的缺陷，可能是事实也可能仅仅是想像的。比如有的学生自觉其貌不扬、缺乏关注，就拼命用功，在考场上逞威；有的人功课不好，就在社交场所出风头。所谓"失之东隅，收之桑榆"，就是补偿作用。

补偿作用使用得当，对维护自身形象及心理健康极为有利；运用不当或过度，则会产生负效应。

补偿作用可形成一种强有力的成就动机和有效能的力量，以适应人们改正自己的缺陷。补偿作用还可以增进安全感、提高自尊心以及维护心理健康水平。但是过分的补偿则害多益少，不利心理健康。

11. 合理化作用

合理化作用又叫文饰作用，指个人遭受挫折或无法达到所要追求的目标，以及行为表现不符合社会规范时，用有利于自己的理由来为自己辩解，将面临的窘迫处境加以文饰，以隐瞒自己的真实动机或愿望，从而为自己进行解脱的一种心理防御术。

合理化作用是人们运用得最多的一种心理防御机制，其实质是以似是而非的理由证明行动的正确性，掩饰个人的错误或失败，以保持内心的安宁。

合理化作用的表现之一是企图以冠冕堂皇的大道理来解释自身的行为动机，以冲淡其潜意识中因自私冲动而引起的不安。这种在一系列的动机当中，选择一小部分最动听、最崇高，而且最适合"理性"的动机加以强调，企图掩盖其内心所不能接受的原因，仿佛只有这一种原因而无其他，以使自己感觉到心安理得的心理防御机制，就是合理化作用。

合理化的另外一种表现是，在追求某一种东西而得不到时，为了冲淡自己内心的不安，就得为自己找一个言之成理的"理由"，于是常常将对方贬低，认为并非我追求不力、条件不够，而是"不值得"太卖力，借以安慰自己。这种认为自己得不到或没有的东西就是不好的东西的现象，即称为"酸葡萄"心理。容貌平平的女人，特别相信"红颜薄命"，也是这个道理。

另一种与此恰恰相反的合理化作用，称之为"甜柠檬"心理。具有"甜柠檬"心理的人，百般强调凡是自己所有的东西都是好的，以减少内心的失望和痛苦。例如，有的孩子，天资稍差，智力平平，便安慰自己说"憨人有憨福"；有人被偷了，就说"失财免灾"。这种知足常乐的心理防御机制，不失为一种帮助人们接受现实的好方法。

总之，合理化作用运用得当，可以消除心理紧张、缓和心理气氛、减少攻击性冲动和攻击行为产生的可能性；若运用过度，则会妨碍人们去追求真正需要的东西。

12. 压抑作用

压抑作用是指当一个人的欲望、冲动或本能无法达到满足或表现时，有意识地去压抑、控制、想办法延期以满足其需要的一种心理防御术。它是最基本的成熟的心理防御机制，是"自我"机能发展到一定程度之后，才能执行的心理机能。例如，一位男子在路上看到一位漂亮姑娘，顿时产生了想入非非的念头，可是马上意识到这样不好，也对不起自己的妻子，于是打消了不应有的邪念，这就是压抑作用的表现。越是成熟、有修养的人，就越能自如地使用压抑作用。

在心理治疗过程中，常常看到一些病人因过分使用压抑作用，把自己本来无可非议、正常的欲望或本能都拼命地去压抑，以致无法自由行动，形成一种病态反应。一般说来，过分谨慎、严肃、呆板的强迫性性格异常者，就属于这种例子。所以，如何适当地应用压抑作用来调节原始的欲望，使自己能恰如其分地应付现实环境，并符合社会价值规范，是人格完善与成熟的基本内容。

13. 升华作用

有的时候，人原有的某种冲动或欲望如果直接表现出来，可能会受到处罚或产生不良反应，因而必须改头换面以不同方式表现，这样采取社会比较可以接受的形式，同样可以发泄自己原来的情感，却不会引起内心的挣扎，而使其原有的冲动或欲望导向比较崇高的方向，具有了创造性、建设性，有利于社会及本人，这就是升华作用。比如，同样是拿刀破坏东西的冲动，若是去杀人，变成为罪犯；若是杀猪，则是一种合法的职业；若是当了外科医生则不但合法，还可以帮助别人对社会有所贡献。

升华作用能使原来的动机冲突得到宣泄，消除焦虑情绪，保持心理上的安宁与平衡，还能满足个人创作与成就的需要。

14. 幽默作用

当一个人处境困难或尴尬时，可以使用幽默来化险为夷，渡过困难，或者通过幽默间接表达其潜意识意图，在无伤大雅的情况下表达意思、处理问题，我们将这种心理防御术称之为幽默作用。比如春秋时代，齐国有个聪明的外交家晏子，被派往楚国办理外交事务。晏子身材矮小，楚王有意要弄他，在宫门旁开了小洞，让他由洞口进来。晏子虽很生气，但身为外交家不能有差错，于是他开玩笑说："大国通常开大门，只有小国才有小门，难道楚国只是个小国吗?"楚王听了，自觉没趣儿，只好叫守卫开了大门。晏子就是利用幽默作用使自己免受了侮辱。与此相同，西方有个关于苏格拉底的故事，苏格拉底的妻子脾气非常暴躁。有一天，当苏格拉底正在跟一位客人谈话时，夫人忽然跑进来大骂苏格拉底，接着拿桶水往苏格拉底头上一倒，将全身都淋湿了。这时，苏格拉底一笑，对着客人说："我早就知道，打雷之后，一定会下雨的。"本来很难为情的场面，经苏格拉底这么一幽默，就把大事化小了。

由此可见，幽默也是一种高尚成熟的心理防御机制。人格发展较成熟的人，常懂得在适当的场合，使用合适的幽默，可以将一些原来较为困难的情况转变一下，大事化小，小事化了，渡过难关，免除尴尬。它是一种成功的适应方法。

第三节　心理社会因素与健康

一、概述

心理社会因素是指在特定的社会环境中，导致人们在行为乃至身体器官功能状态方面产生变化的因素。人的心理现象较为复杂，既包括认识、情感和意志等共性的特征，也包括能力、气质、性格及兴趣爱好等个性特征，这些特征都可能成为影响人们健康的因素。

心理因素着重于个体内在情绪、对周围环境和事物的态度和观念，强调个体心理状态如何去适应外在环境的改变，使个体和变动着的社会环境形成协调统一的整体。社会心理因素较为复杂，它既包括个人的家庭传统、道德观念、文化教育、社会背景，也包括受这些因素影响的个人认识和思维、情感和意志、人格和信念等等。

二、心理因素

1. 认知

由于每个人对事物的不同认知，可对健康产生不同的结果。如果这种认知是歪曲的，轻则引起心理问题，重则可能引起抑郁症、焦虑症等。客观、科学地认识自己、认识他人、认识周围的环境并做出评价对心身健康是非常重要的。

2. 情绪

情绪与心理健康的关系非常密切。俗话说："笑一笑，十年少"，"愁一愁，白了头"，便说明心胸开阔、豁达、乐观等积极情绪对心身健康有益；而忧愁、烦恼等不良情绪则易导致心身疾病。

3. 个性

由于个性心理的存在，不同个体在相同的环境中表现出各自不同的稳定而持久的行为模式。例如，面对同一刺激，有的人觉得无所畏惧、随遇而安；有的人则觉得大难临头，甚至精神崩溃。因此，良好的个性能保持心身健康，还可以促进疾病的康复。不良的个性则会损害心身健康，易患某些疾病。

三、社会因素

1. 社会环境的变迁

包括地理环境的变迁和社会文化的变迁。现代社会人口迁移是十分常见的现象，由此影响人的心理健康的因素也就接踵而至。而现代化、都市化等社会文化变迁与心理健康的关系也极为密切，影响到社会生活的各个成员。

2. 生活方式的演变

个人在一生中会按照家庭、学校、社会的要求不断调整着自己的生活方式。家庭的温暖与约束、求学的艰辛与快乐、事业的成就与失败；人情冷暖、生离死别；下岗失业、晋升获奖；家人间的纠纷、人际交往的困惑等等，无一不对个体的心理健康产生影响。

3. 文化背景的差异

不同的民族文化背景差异导致生活态度迥异，并且影响到某些心理行为障碍及临床症状的表现。调查研究发现：发展中国家的人常伴有情绪障碍躯体化趋势；某些宗教文化易助长自罪心理；有的地域的精神病患者多把病态向外界投射攻击他人。

4. 人工生态环境

人工生态环境与心理健康的关系极为密切，主要包括以下几个方面：

（1）人口密度 随着人口增长，社会的不断城市化，导致人口密度剧增，个人生存和生活的空间越来越拥挤，在心理上产生"超负荷"状态，使得人们以消极的方式来反抗环境，如攻击性增强、人际关系冷漠等。

（2）环境污染 随着科技经济的发展，城市工厂林立，高科技产品在生活中的渗透，诸如噪音污染、水质污染、空气污染、光波污染、电磁波辐射等环境污染都可直接或间接地损害人的身心健康。

（3）天气状况 由于环境污染、人为破坏导致的全球气候变暖、沙尘暴等恶劣天气，已使人们越来越深刻地感受到大自然的"报复"与"惩罚"，并不可避免地损害人的身心健康。

四、心理社会因素与健康

早在 2000 多年前，《黄帝内经》中就记载，"心"为五脏六腑的主宰，"心藏神"。心理社会因素可以影响内脏的正常生理功能，《灵枢·口问》篇中认为："悲哀忧愁则心动，心动则五脏六腑皆摇"。《内经》也指出："喜伤心，忧伤肺，怒伤肝，思伤脾，恐伤肾"。几乎在同一时期，西方医学的鼻祖希波克拉底也强调了心理社会因素在健康和疾病中的作用。

社会心理因素对人体健康影响的研究始于 20 世纪 20 年代前后的"心身医学"。随着社会的发展，人类在控制自然环境方面取得了明显成绩，传染性疾病明显减少。但是，由于现代科学技术的高度发展所造成的紧张的社会环境却给人类带来了前所未有的心理压力。随之是与这种心理压力有关的疾病的发病率迅速升高，如高血压、消化性溃疡、癌症等疾病。这引起了医学界、心理学界和社会学界的高度重视，他们从不同角度去探讨研究发病因素，现已越来越清楚地认识到，人不但是一个生物有机体，而且还是一个有思想、有情感的社会成员。疾病则是人体在与自然环境和社会环境相互作用中不能应付刺激或者不能适应生活环境的结果。情感和意志都是行为活动的内动力，没有意志、不带感情色彩的认识和实践都是不存在的，而这些又经常深刻地影响着人群的身心健康。

（一）社会生活事件与健康

社会生活事件是指人类在社会生活中所遇到的各种生活变故，比如结婚、离婚、升学、退休等等。由于人们所处的社会环境不同，每个人所经历的生活事件在质和量上也就存在着一定的差异。

在现实社会生活中，人们会遇到各种各样生活事件的刺激，引起心理紧张，但并非所有的心理紧张都会导致疾病。只有当心理紧张十分强烈，超过了人体自我调节系统的功能时才会发生疾病。因此，长期以来，许多学者试图以定性与定量的方法来评定心理因素对人体健康的影响，其中以美国的精神病学专家霍尔姆斯等 1973 年所编制的生活事件应激评定表较有代表性。

我们在考虑生活事件对每个人的健康发生影响时，应结合不同个体的特性进行综合分析。由于性别、年龄、文化水平、健康状况、心理素质等的不同，同样的刺激对不同个体产生的影响可能不一样，个体做出的反应也是不同的。有些人可能对某种刺激反应很强烈，而有些人反应一般。同一种刺激对不同个体的健康可能发生不同的影响。因此，在研究社会生活事件对人的健康所带来的影响时，应结合个体特征进行综合评估。

（二）心理素质与健康

1. 性格对健康的影响

性格是个性心理特征的核心，是人与人之间个别差异的重要特征。通常情况下，积极的性格会促进人的健康，而消极的性格会影响人的健康。临床心理学研究表明，很多疾病的患者都有共同的性格特征。如患消化性溃疡的病人性格特征大多是被动、好依赖、比较顺从、缺乏创造性、不爱与人交往、情绪不稳定；过敏性皮炎患者表现为被动、过分焦虑、压抑愤怒、缺乏与困难作斗争的能力。

2. 情绪对健康的影响

情绪与人的健康和疾病有着密切的关系。《黄帝内经》就有"怒伤肝"、"喜伤心"、"思伤脾"、"忧伤肺"、"恐伤肾"的论述，中医"内伤七情"学说把情绪因素列为疾病的内因。现代医学心理学研究，以大量证据证明情绪因素的致病作用，从而把情绪与疾病的关系建立在科学研究的基础上。情绪状态与自主神经系统联系密切，在情绪变动状态下会出现许多生理反应，尤其在呼吸系统、循环系统、消化系统、内分泌系统变化更明显。例如，人在紧张时，呼吸会加快而短促；人在愤怒时，血管收缩，心跳加快，血压升高；人在愉快时，胃肠蠕动和消化液分泌会加快，消化系统活动会提高。

从情绪因素引起的一系列生理变化来看，情绪活动在相当大程度上决定着人体的新陈代谢过程和全身各器官系统的功能状态，因此情绪因素不可避免地成为维持人体身心健康的一个关键性要素。持久强烈的精神紧张刺激，可破坏人的正常情绪和使人产生应激反应。不良情绪还可以使人注意力涣散、精力不集中、反应敏捷度降低，因而使车祸、工伤等事故增加，造成许多意外伤害。改变不良情绪，使人们生活在一个轻松愉快的社会环境中，是保证身心健康的重要条件。

（三）人际关系与健康

人际关系指人们在各种社会实践中，通过各种交往、各种联系所形成的相互关系。这些交往与联系经常受到双方各自心理特征的制约，并伴随一定的心理体验和心理反应，如满意或不满意、主动还是被动。

凡是具有良好人际关系的人，心情比较舒畅，精神比较振奋，身体也比较健康；相反，人际关系紧张必然引起心理状态的改变，严重者会失去心理平衡，导致心身疾病。人际关系的失调往往是人类心身疾病的主要原因。

人际关系的好坏会对人的生理健康产生重大影响。一个成年人，在一个和谐的集体中工作生活，能促进健康；生活和工作处在一个人际关系紧张、互相勾心斗角、经常感到紧张或压抑的情境之中，人的健康就会受到损害，主要表现为失眠、饮食不佳、血压升高等症状。

（四）社会角色与健康

社会角色是指个人在特定的社会或团体中占有的特定地位，并按照这个地位规定的行为活动。角色是一套行为模式，要求和其地位、身份相一致。

人类社会是以各种人际关系为基础形成的一种特定的社会关系系统，每个人都存在多方面的关系，并处于不同的地位，因此他可能承担几种角色，如一个人可以集经理、丈夫、父亲于一身，这就称为角色集。

一个人对自身角色的认知和期待与社会对这种角色的要求往往不一致，于是便产生角色内部冲突。例如，社会对学生的角色期待是努力学习，为进入社会打好基础，而某位学生认为挣钱是最重要的，这种相矛盾的要求便会导致角色内部冲突。

每个成年人都是一个角色集，每个角色都有自己的一套权利义务和行为规范，都要求角色的承担者去执行，一个人由于担任角色过多，时间、精力上不够分配，便会造成角色间的冲突。另外，一个人同时担任的角色，会从不同的角度出发，对他提出相反的要求，也会造成角色间的冲突。

社会是一个大舞台，由于社会分工不同，人们担任的角色也不同，履行的责任和义务也不同，因此不同角色所承受的心理压力也就有很大差异，给人体健康带来不同影响。

第四节　心身疾病

一、概述

（一）心身疾病的概念

心身疾病有广义和狭义两种。广义的心身疾病是指发病、发展与心理社会因素有关的疾病。狭义的心身疾病是指具有一组躯体症状，心理社会因素疾病的发生、发展、治疗、预后中起重要作用的疾病。

近50年来，心身疾病已成为严重危害人类健康和导致人类死亡的重要原因，许多久治不愈、长期影响人们心身健康的疾病都属于心身疾病，人类的主要死亡原因如心脑血管疾病和恶性肿瘤也大部归入心身疾病的范畴。根据国内外各种调查统计，心身疾病目前占综合性医院门诊病人的1/3左右。

（二）心身疾病的发病机制

虽然许多研究已经证实心理社会因素与心身疾病的发病学有十分密切的联系，但其发病学机制仍是目前医学心理学领域研究课题之一，目前大致有下面几种理论：

1. 心理动力理论

这一理论始终重视潜意识心理冲突在各种心身疾病发生中的作用。早期，亚历山大认为根据一个人心理冲突性质，可以预言他将会患何种心身疾病。心理动力理论夸大了潜意识的作用。

2. 心理生物学理论

心理生物学研究重点是有哪些社会心理因素通过何种生物学机制导致各种心身疾病的发生。根据心理生物学研究，心理神经中介途径、心理神经内分泌途径和心理神经免疫学途径是心理社会因素造成心身疾病的三项中介机制。这一理论还重视心理社会因素在不同遗传素质个体上的致病性差异。例如，有证据证明，高胃蛋白酶原血症的个体在心理因素作用下更可能产生消化性溃疡，从而确认个体素质上的易感性在心身疾病发生中的重要作用。心理生物学理论对于阐明心身疾病的发病机制具有越来越重要的意义。

3. 学习理论

行为学习理论同样可用于解释某些心身疾病的发生机理。这种对心身疾病发生原理的解释，虽然缺乏更多的微观研究的证据，但对于指导心身疾病的治疗工作已显得越来越有意义。

二、心身疾病的分类

心身疾病的分类方法有两种：一种是按系统分类，另一种是按科分类。现介绍后一种分类方法。

1. 内科心身疾病 原发性高血压、冠状动脉粥样硬化性心脏病、心率失常、雷诺氏病（Raynaud disease）、胃溃疡、十二指肠溃疡、神经性呕吐、神经性厌食症、溃疡性结肠炎、过敏性结肠炎、贲门痉挛、幽门痉挛、习惯性便秘、直肠刺激综合征、支气管哮喘、过度换气综合征、心因性呼吸困难、神经性咳嗽、偏头痛、肌紧张性头痛、自主神经失调症、心因性知觉异常、慢性疲劳、甲状腺功能亢进、艾迪生病、甲状旁腺功能亢进、甲状旁腺功能低下、垂体功能低下、糖尿病、低血糖等。

2. 外科心身疾病 全身性肌肉痛、书写痉挛、外伤性神经症、阳痿、过敏性膀胱炎、类风湿性关节炎等。

3. 妇科心身疾病　痛经、月经不调、经前期紧张症、功能性子宫出血、功能性不孕症、性欲减退、更年期综合征、心因性闭经等。

4. 儿科心身疾病　心因性发热、站立性调节障碍、继发性脐绞痛、异食癖、神经性呕吐、夜间遗尿症、日间尿频、夜惊等。

5. 眼科心身疾病　原发性青光眼、中心性视网膜炎、眼肌疲劳、眼肌痉挛等。

6. 口腔科心身疾病　复发性慢性口腔溃疡、特发性舌痛症、口臭、唾液分泌异常、咀嚼肌痉挛等。

7. 耳鼻咽喉科心身疾病　梅尼埃病、咽喉部异物感、耳鸣、晕车、口吃等。

8. 皮肤科心身疾病　神经性皮炎、皮肤瘙痒症、圆形脱发、多汗症、慢性荨麻疹、牛皮癣、湿疹、白癜风等。

9. 其它与心理因素有关的疾病　癌症、肥胖症等。

三、常见心身疾病

（一）冠状动脉粥样硬化性心脏病

冠心病作为一种严重危害人类健康的疾病，其病因至今未明。流行病学、心理学和生物学的大量研究提示，冠心病的发生发展与许多生物、行为和社会因素有关。

1. 心理社会因素

（1）应激性生活事件　社会生活中的应激性生活事件（应激原），常被认为是冠心病的重要原因之一。20世纪60年代，美国学者霍尔姆斯的生活事件量表被广泛应用于许多流行病学研究，发现急性应激与冠心病显著相关的有力证据是，在配偶死亡后的头2年中，本病的死亡率显著增加。有人报告家庭纠纷和焦虑可预见心绞痛的5年发病率。我国学者邹之光（1983年）通过对40例急性心肌梗死与40例健康人的对照研究发现，发病前6个月内生活事件频度，对心肌梗死组有重要影响，其主要为政治上受冲击、工作劳累、紧张和生气、争吵。吴爱勤（1990年）和何耀（1992年）等采用生活事件量表对冠心病患者进行了对照相关研究，他们均发现冠心病患者发病前生活事件频度和生活事件紧张值高于健康对照组，差异有显著性。

（2）负性情绪　冠心病患者受病前受各种生活事件影响，极易产生焦虑、抑郁、恐惧、孤独等负性情绪。Wassertheil等人对一组年龄超过60岁的健康人群进行随访调查，发现随着抑郁症状的加重，其引发的猝死、心肌梗死和中风等心血管疾病逐渐增加。流行病学调查用抑郁症量表记分，每升高5个单位，死亡的危险性就上升25%，而对有冠心病病史的病人来说，是否伴有抑郁对其预后的影响更具非常重要的作用。Barefoot的长期随访研究发现，抑郁可诱发心肌梗死，伴发抑郁的冠心病患者死亡率增加84%。

焦虑也是一种常见的负性情绪。Johoson等报道情绪剧变如紧张、焦虑、恐惧及严重的心理应激，使交感神经的活动骤增，可作为急性心肌梗死的一个前驱症状，诱发致命性心律失常和心源性猝死。

愤怒、敌意是给冠心病患者带来严重损害的负性情绪。一项针对冠心病患者负性刺激事件回忆研究表明，愤怒回忆对心功能的损害最大。

（3）A型行为类型　1950年美国的弗里德曼（Frideman）和罗森曼（Rosenman）发现在冠心病患者中有一种特征性的行为模式，他们称为"A型行为类型"。并于1960年，提出"A型行为的人易患冠心病"的假说。A型行为以过度好胜、无端的敌意、时间紧迫感，以及许多心理运动体征为特征。1978年，美国心肺和血液研究所确认A型行为是一种独立的冠心病危险因素。

我国学者的研究证实，在冠心病患者中，A型行为类型为79.73%，明显高于B型行为类型。

但是，对A型行为特征与冠心病之间的关系也存在争议。

（4）缺乏社会支持　社会支持被认为是可供利用的社会资源，可缓冲应激事件的负面影响。它可以是一个人受到他人信任时的评价，或个体觉察到他人对自己表示的关怀。社会支持作为应激与健康或疾病之间的心理中介因素，调节着应激反应的强弱。研究表明，缺乏社会支持，患冠心病的危险性增加。Tyroler报告了随访9年后的冠心病患者，发现社会交往少、人际关系差的冠心病患者的死亡率是对照组的两倍。Read等认为办公室工作的妇女，缺乏上级支持是冠心病发病的一个明显的独立因素，冠心病死亡率和心绞痛、心肌梗死发病率高。Blumenthal的研究表明，A型行为者的社会支持水平与冠心病严重程度成反比。也有报告心肌梗死后的存活和康复，与配偶的支持有关。Brown及Harris提出缺乏信心，可预期抑郁的发生；而缺乏社会支持，与缺乏信心有关。

如今人们深入研究后提出，社会支持应"适时、适量、适质"。所谓适时，是要"雪中送炭"，帮人之所需；适量，则是不一定要去"锦上添花"；适质，是社会支持要个性化，因为有人不欢迎甚至不接受直接有形的社会支持，因为他们会感到丧失自主的机会。另外，人情的压力也可能成为负担。

2. 心理生理机制

有些作者认为，A型行为模式者的神经介质是去甲肾上腺素（NA），B型行为者则是5-HT，后者的生物合成受NA调节。现已确定A型行为者交感神经张力过高。A型行为，在从事竞争与烦恼任务时，体内NA浓度明显增加，而在休息时 A 型行为和 B 型行为者体内 NA 浓度相似。充分发展的 A 型行为对情绪应激反应过度，其血和尿中 NA 浓度增加显著，反映交感张力过高。如过量的 NA 分泌持久，这个异常信息作用于细胞膜上的受体，在体内引起了正反馈作用，增加心肌耗氧量，增加血黏度以及血小板的黏附性和聚集性；由于血栓素 A_2 与依前列醇的平衡失调，可加速血栓形成或引起冠状动脉痉挛，这不但可出现心绞痛，甚至会发生急性心肌梗死，猝死。也有研究认为，在紧张和压力下，造成的血脂蛋白的成分改变，血清胆固醇和三酰甘油平均浓度的增加在两种行为类型之间的差异也是导致冠心病发生的机制。

3. 心理诊断

通过会谈及量表监测对个性特征和心理状态做出诊断。

（1）个性特征　冠心病患者多数表现为 A 型行为特征。A 型行为问卷测查表明，有75%以上的冠心病人显示 A 型和 A⁻型行为类型。

（2）心理状态　病人常有焦虑、抑郁、急躁、恐惧等情绪。EPQ 显示，多数冠心病患者 N 分增高，提示冠心病人易发生情绪不稳定。SAS、SDS 多显示焦虑或抑郁情绪。

4. 临床症状特点

患冠心病后容易出现各种心理反应，一方面加重病情，另一方面阻碍疾病的康复。入住监护病房的急性心肌梗死患者出现心理反应，一般分为 4 期：

（1）焦虑期　发生在最初 1～2 天，主要因死亡恐惧而产生焦虑，甚可惊恐，常伴不安、出汗、失眠和心脏、呼吸功能改变。这些对病情不利。

（2）否认期　入住后第 2 天，特别是第 3、4 天，约有半数病人可出现心理否认反应。这种反应一般可持续 2～3 天，亦可能会重复出现数次。因此时急性症状已略有控制，或认为虽仍有病但不需要住监护病房，坚决要求换房或出院。

（3）抑郁期　约30%的病人在入住后出现这种情绪。与病人因病失去工作、生活自理、社交等能力，经济受损且失去发展前途有关。

（4）再焦虑期　发生于病人离开监护室时。多因病人对离开监护病房缺乏足够心理准备或对监护病房产生心理依赖。

有针对性地对病人展开心理咨询治疗与心理护理，可助其消除不良情绪，有利于疾病的康复。

5. 心理干预

改善 A 型行为模式，减少机体对外界刺激的过度反应，降低交感神经张力，降低血黏度，恢复良性的负反馈调节，可使冠心病向好的方向发展。A 型行为的矫正主要在于矫正其不利于健康的 AIAI 反应，即恼火、激动、发怒和急躁，而保留其高效率和快节奏以及有竞争性等现代社会需要的个性特征。罗森曼制定了

A 型行为者矫治 AIAI 反应的自我训练措施。矫正 AIAI 反应以后，对冠心病预后有良好促进作用。

对冠心病出现的多种情绪问题，可应用支持性心理治疗、认知矫正等多种方法。简单易行、有效的放松训练，如做渐进性肌肉放松操、呼吸操、放松功、听轻音乐等，可减轻病人的焦虑情绪反应，对心率、呼吸、血压均有良性调节作用。对抑郁情绪反应除采取心理疏泄、解释支持外，应注意从认知方面纠正，消除不良认知态度。还必须注意脱离来自环境方面的影响因素。

（二）原发性高血压

临床上收缩压或舒张压增高，按 1978 年 WHO 血压判断标准（我国从 1979 年起采纳此标准），高血压表现为收缩压 ≥ 21.33 kPa（130mmHg）及舒张压 ≥ 12.66 kPa（90mmHg）。凡以高血压作为主要临床表现而病因不明者称原发性高血压或高血压病。

1. 心理社会因素

（1）社会文化因素　早期的跨文化研究表明，高血压病多见于应激、冲突明显的社会环境。流行病学调查表明，高血压发病率的总趋势是发达国家高于发展中国家，城市高于农村，老年组高于其他年龄组，知识阶层高于非知识阶层。精神紧张的、责任重大的职业群体有较高的发病率倾向。我国因经济的快速发展、竞争日趋激烈及生活方式的明显改变，高血压的总体发病趋势已与发达国家相似。

（2）负性情绪　20 世纪以来，在对原发性高血压的相关性研究中发现，焦虑、紧张、愤怒以及压抑情绪常为高血压的诱发因素。情感因素和生活紧张对某些病例的心血管功能不全的影响很明显，许多病人在疲劳和焦虑时，血压急剧升高，而在心情相对平静时，血压相对较低。Markorit 等对 123 例血压正常的人随访了 18～20 年后，发现在中年男性中，焦虑、愤怒情绪以及发怒后抑制情绪的发泄可以明显增加高血压的危险度，是高血压发病的一个预示因素。动物实验显示，大鼠长期生活在恐惧紧张的环境之中，可以持续的血压升高。

（3）人格特征　高血压的发生与人格特征和行为类型有关。Harris 和 Singer（1967 年）的研究表明，原发性高血压患者普遍具有敌意、好斗特点。中国医学科学院曾对 16 名高血压病人进行了研究，发现急躁易怒，好奇任性，要求过高、过急的病人有 10 位，而孤独敏感，易生闷气，多疑的病人有 6 例。

关于是否存在"高血压人格"的问题一直存在争议，大多数研究所指的是一种受到限制的攻击性冲动，又有人称"受压抑的敌意"，但这也是冠心病患者的人格因素。

2. 心理生理机制

Folkow（1977 年）发现，所有能引起血压升高的刺激都能触发高血压病人的强反应。以后的研究表明，边缘性及轻度高血压病人在心理应激下可增加心血管反应性。体力紧张性血压升高是由于心排血量（CO）增加。心理紧张下除 CO 增加外，总外周阻力（TPR）同时变化。临界高血压（BDH）时心脏神经控制中交感功能增加而副交感功能减弱，这种病人的特殊人格特质为敌意、受抑的愤怒等，与特种情况下的心血管反应性增加有关。Julius 等（1983 年）设想，这种人格及行为特质引起持久的"高度警戒状态"，通过中枢整合，交感性影响强化使血压及 CO 都增高。负性情绪可提高肾上腺素释放，增加 CO 与外周阻力，是导致高血压发展的重要因素。

3. 心理诊断

通过会谈及量表监测对其心理状态和性格类型做出诊断。

（1）个性诊断 患者多数表现为 A 型行为特征。

（2）心理状态 病人常有焦虑、抑郁、疑病症、敌意状态等。情绪常不稳定。

4. 临床症状特点

高血压病发生后，病人常会出现心情烦躁、易怒、记忆力减退等心理症状，并常合并有头痛、头晕、耳鸣、眼花、心悸、倦怠等躯体不适。少数病人甚至可有意识障碍、兴奋、躁动、忧郁、被害妄想、幻觉等较严重的精神症状，而这些精神症状常与血压升降成平行关系，亦即精神症状最明显时，血压也最高。

5. 心理治疗

防治高血压病，应采用心理社会因素的综合干预，除现有药物治疗外，还应给予心理治疗和心理咨询，甚至可以使用小剂量抗抑郁和抗焦虑药物，以便取得更好的效果。

生物反馈治疗临床应用较多。通过皮肤温度反馈使病人的外周血管扩张具有降压效果，加上放松训练能使交感神经张力下降，使降压的效果更明显。国内近年来使用肌电反馈或皮温反馈结合放松训练治疗高血压也有一些成功报道。

松弛疗法可用于治疗高血压病，松弛训练可使高血压肾素－血管紧张素－醛固酮系统作用减弱，使病人的交感神经紧张减弱从而使血压下降。

负性情绪干预在高血压病治疗中也很重要，常用认知疗法。依据新医学模式的观点向患者解释什么是高血压，情绪、行为模式、紧张性生活事件与高血压的关系。寻找患者的非理性思维，通过认知矫正建立较为现实的认知理念，以消除多种不良心理障碍。

（三）消化性溃疡

消化性溃疡主要是指发生在胃和十二指肠的慢性溃疡，以慢性、反复发作性、节律性的胃脘部疼痛为典型表现。它是临床常见病、多发病，也是经典的心身疾病之一。其发病是多种因素共同作用的结果。多年研究证实，心理社会因素与该病的发生、发展、预后及转归密切相关。

1. 心理社会因素

（1）**负性生活事件** 生活事件是心理社会应激源，可以引起心理反应和情绪变化。负性生活事件所造成的心理应激是诱发溃疡病的主要心理因素。早期发现，初诊为消化性溃疡或复发的病人中，分别有84%和80%在症状发作前一周内有严重生活事件刺激；而健康人在相同时间内仅有20%经历过严重生活事件。ALP等曾把1980名消化性溃疡患者与正常成人配对研究，发现消化性溃疡病人组病人经历的负性生活事件（如家庭矛盾、经济压力、不良习惯等）明显高于对照组。提示心理社会因素在消化性溃疡发病中起重要作用。Shioka等对74名胃溃疡和30名十二指肠溃疡患者进行病前6个月的生活事件调查，发现溃疡患者的生活事件LCU明显高于正常人；活动期溃疡患者的LCU高于瘢痕期溃疡患者。另外，活动期胃溃疡患者的年龄与LCU有明显的负相关，而十二指肠溃疡患者则无，提示十二指肠溃疡更易受生活事件的影响。

近些年，随着生活节奏的加快以及社会竞争的日趋激烈，人们工作压力普遍加大，精神经常处于紧张状态，加之交通拥挤、环境污染和噪音的加剧等负性生活事件的增加，可能与本病的发病率增加有一定关系。

（2）**个性特征** 临床观察发现，并非所有经历过量生活事件刺激的人都会发生溃疡，生活事件刺激只有在一定的个性基础上才会起到致病作用，这种个性特征是溃疡形成的易感素质。他们对生活事件的刺激有着过度的反应，容易接受和积累刺激，并通过负性情绪反应使刺激损害定向到胃肠器官。

目前研究认为，消化性溃疡患者往往具有如下性格特征：①竞争性强，雄心勃勃：有的人在事业上虽取得了一些成就，但精神往往过于紧张，即使休息时也得不到放松。②独立和依赖之间的矛盾：生活中希望独立，但又不愿吃苦，行动上因循守旧、被动顺从，缺乏创造性，依赖心强，因而引起心理冲突。③情绪不稳定：遇到刺激，情感反应强烈，易产生挫折感。④惯于自我克制：情绪易波动，但往往喜怒不形于色。情绪反应被压抑，未能外显，反而导致更强烈的自主神经功能紊乱，导致疾病的发生。⑤过分关注自己，不好交往：就性格特征而言，这些人并非外倾、热情、喜好社交，但由于其有一定的自我控制能力，故能维持较好的人际关系。

（3）负性情绪　研究表明，消化性溃疡患者常存在情绪障碍。不良情绪反应与溃疡发病或复发有着因果关系，这是先"心"后"身"的心身疾病特征。唐艳萍等的调查发现，本病患者 SCL-90 的总分及各因子分均高于正常对照组，特别是躯体化、人际关系敏感、抑郁、焦虑等尤为突出（P < 0.01）。SAS 及 SDS 测定表明患者存在明显的负性情绪。临床观察也发现，消化性溃疡伴随抑郁症状者较多见。金雁报道，十二指肠溃疡的溃疡面积、病程、严重程度与抑郁情绪呈正相关。Reies 等曾用多虑平、丙咪嗪等抗抑郁药治疗消化性溃疡，胃镜检查提示 4 周有效率可达 46% ~ 86%，其药理作用可能与平息负性情绪有关。提示改善不良的情绪反应有助于溃疡的愈合。

2. 心理生理机制

消化性溃疡形成的机制不外两种：损害因素的增强与保护因素的减弱。损害因素主要包括胃酸和胃蛋白酶分泌过多对自身组织的消化作用；保护因素主要是胃黏膜-黏液屏障。心理社会因素对二者均有影响，故有人认为心理上的挫折是溃疡病起病的"扳机"。

生活事件应激对机体的致病作用是以情绪反应为中介实现的。丧偶、离婚、事业失败、人际关系不适应等负性生活事件引起的过度情绪反应可以造成自主神经功能紊乱。首先，通过前下丘脑-迷走神经核-迷走神经，过度刺激胃壁 G 细胞，使胃酸分泌增加。其次，通过兴奋交感神经系统使黏膜血管收缩、缺血和坏死，黏膜的防御机能减弱。另外，又通过兴奋下丘脑-垂体-肾上腺轴，使肾上腺皮质激素分泌增加，后者兴奋胃酸、胃蛋白酶原分泌和抑制胃黏液分泌的作用，最终促使溃疡形成。

同样的精神刺激只使某些人患溃疡病，原因在于患者病前的生理特点，即生理始基与其他人不同。研究表明，高胃蛋白酶原血症是溃疡病发生的生物学基础，对溃疡病具有易感性。但并不是所有高胃蛋白酶原血症者都得病，提示只有在心理社会因素作用下溃疡病才能发生。还有人指出，血清胃蛋白酶原的浓度，是由遗传决定的，这种遗传性会影响儿童早期的母子关系和个性发展，进而在今后的发病过程中起作用。亚历山大总结溃疡病发生的易感三因素为遗传易感倾向、长期的人际冲突和社会应激的激活作用。

综上所述，消化性溃疡的发病是心、身因素综合作用的结果。心理社会因素的刺激是在某些生物学因素（生理始基）和个性特征（易感素质）基础上，进一步通过个体的心理-生理反应成为消化性溃疡的致病因素。在消化性溃疡的发病过程中，心理社会因素起着重要作用。同时，也有资料显示它与溃疡的愈合和复发关系密切。

3. 心理诊断

（1）个性特征 病人有下述个性特征（所谓"溃疡性格"）：①敏感，不善交往，过分关注自己，对应激事件的认知和评价不良。②不善于表露自己的情感和行为，惯于自我克制，常有压抑感。③依赖性强，缺乏创造性，被动，服从，没有主见，易产生心理矛盾。④情绪不稳定，对应激事件情感反应强烈。

（2）心理状态 多数病人 SCL-90 常显示总分及各因子分均高，提示忧郁、焦虑、强迫和疑病等心态。

（3）生活事件心理应激评定分值明显增高 患者多在病前 1 年内有比较明确的心理社会应激史，并以丧偶、离婚、事业失败、人际关系不适应等负性生活事件刺激为主。

4. 临床症状特点

消化性溃疡以长期性、周期性、季节性和节律性的上腹部疼痛为典型临床表现。常伴有上腹胀满、食欲不振、恶心、呕吐、泛酸、嗳气等症状。上述症状的轻重与患者情绪的变化有密切关系。当病人因负性心理应激事件导致情绪压抑、心理冲突、精神焦虑时，临床症状加重；反之当病人情绪趋于平静、心情愉快时，症状就减轻或消失。临床观察发现，消化性溃疡急性期患者情绪多不稳定，注意力不集中，容易激动，并常表现出焦虑、烦躁、抑郁等不良情绪反应。

5. 心理治疗

消化性溃疡为慢性、反复发作性疾病。漫长的病程带来的精神损伤，尤其患者害怕溃疡癌变的心理压力，往往影响溃疡愈合，成为复发的重要因素。消化性溃疡是消化系统典型的心身疾病，单纯生物疗法对部分患者（典型的心身疾病患者）疗效不很理想且复发率高，病情易慢性化，心理-生理综合疗法往往可收到更好的疗效。有效的心理治疗对促进溃疡愈合、缩短病程、防止复发至关重要。日本川上登等研究发现如单用抗溃疡药物治疗溃疡病复发率为 29%，而合并心理治疗者其复发率降至 16%。

心理治疗通常采用启发诱导的方式，在医生取得病人完全信任的基础上，首先应耐心了解引起溃疡病的某些不良的精神因素及社会原因，指导病人解除心理负担，排解郁闷情绪，调整不良的生活方式和饮食习惯，避免心理社会因素的刺激，必要时可辅以精神药物治疗，以消除、抑制发病的精神因素。具体方法包括简易精神支持疗法、认知疗法、行为疗法、音乐疗法、静气功疗法等。

思考与实践

1. 举例说明你是如何理解健康的？

2. 心理健康标准的适应性如何理解？

3. 从你周围的事例说明人际关系与健康的关系。

4. 社会调查：社会性应激源对健康的影响如何？

5. 你经常出现和使用的心理防御机制是哪些？

第四章
心理护理的基本技能

第一节　心理评估技术

　　心理评估（psychological assessment）是以心理学的理论与方法为依据，对个体的心理状态、行为等心理现象作出综合性描述、评价、鉴定等。它可以是指评估的过程，也可以指评估的技术或手段。

　　一个全面而深入的心理评估需要搜集接受评估者的个人背景资料包括性别、年龄、身体状况及身处的社会环境，并且评定接受评估者的智力水平、情绪状态、行为及人际关系模式，然后综合分析这些不同的因素和结果，再作汇报和建议。心理评估的主要内容包括：①对环境的适应能力；②对精神刺激的抵抗力；③对精神刺激的忍受力；④对精神活动的自控力；⑤精神活动的协调性；⑥心理活动中的注意力；⑦社会交往能力；⑧康复能力；⑨暗示的感受性等。

　　心理评估在临床的应用称为临床评估（clinical assessment），或称为临床心理评估（clinical psychological assessment）。它是以临床患者为主要评估对象，评定、鉴别患者的心理状态，为临床诊治服务。在护理实践活动中实施临床心理评估，其目的是：①正确识别护理问题，明确护理诊断；②实施危机干预；③评定护理质量；④预测心理社会功能康复程度；⑤为护理研究提供重要手段。因此，有效的临床心理评估，既是心理护理的前提和基础，也是评价心理护理效果的方法。它不仅可以提高护理质量、促进患者康复，而且可以提高护士的职业心理素质，融洽护患关系。

　　在护理的临床实践中，常用的心理评估技术主要包括行为观察法、访谈法、心理测验法等，这些都是心理学研究中常用的一些简单易行的方法，有助于在护理的过程中对患者进行较为客观的心理评估。

一、行为观察法

链接：动作发展

"第一至第三天：主要是手碰到脸的动作。

……

第五天：他的手指把我的一只手指握得很紧；他的脚趾不能。

……

第九天：小孩睡觉时并不握着人放在他手内的手指。

……

第十七星期（第 117 天）：我第一次看到我的小孩认真要用手抓住东西。"

这是儿童心理学创始人德国的普莱尔观察自己的孩子（从出生第一天起）抓握动作发展的记录。

（一）概述

行为观察法是指护士对患者的个别、代表性的行为实施直接或间接观察，从而推断患者心理活动特点的方法。

行为观察法的优点在于：①简单易行：观察法不受任何时间、地点、条件的限制，护士随时、随地都可以从患者的言行举动中获得信息。②真实可靠：观察法多用于患者行为正在发生时，护士可以观察到患者自然的表情动作、行为方式，所得资料比较客观真实。③不干扰患者：运用观察法时，不需要患者作任何配合，尤其适用于婴幼儿和聋哑、智障等特殊人群。

但是，行为观察法的有效实施受到护士个人的临床经验及专业水平的制约。观察视野的大小、观察力的敏锐与否、综合分析的能力高低都会影响到行为观察的结果。此外，由于患者的某些心理行为具有随意性、偶然性，不能作精确的重复观察及定量分析，如果观察时间较短就容易造成主观臆断，影响临床心理评估的真实性。

（二）行为观察的设计及实施

有效的行为观察，需要在观察之初进行合理的设计，具体包括：

1. 明确观察的目标行为

对患者行为观察的内容可包括仪表、身体状况、言谈举止、气质、性格、对疾病的认知及态度、应对方式和应变能力等。在临床心理评估中，护士需要选择能表征患者心理状态的行为特征作为观察的目标行为，可以是对单个行为的观察，也可以是对某类被分解行为的观察。对于将被观察的目标行为，应给予明确的定义，以便准确地观察和记录。

2. 考虑观察的情境因素

观察法一般是在自然情境（或实验室模拟自然情境）中进行的，研究表明，同一个体在不同的情境中所表现出来的行为不一定相同。因此，在进行观察法时，需要考虑目标行为所处情境对行为的影响。护士对患者的观察通常是在医院中进行，医院的自然环境、诊疗氛围等情境因素都会影响到患者的行为表现。

3. 选择适宜的观察方式

在确定观察目标行为之后，还必须选择与观察目标、观察情境相对应的适宜的观察方式。例如，对少数患者或单个行为的细微观察宜采用连续性观察；对多个患者同类问题的综合观察宜采用轮换性观察；为防止患者知情后的抵触或迎合表现，宜采用隐蔽性观察等。

4. 设定明确的观察指标

根据观察目标行为、观察方法的不同，确定观察期、观察次数、间隔时间、总的持续时间等观察指标。若观察期的时间较长，则每天观察的时间、次数应保持一致；若需在 1 日内进行多次观察，则应分布在不同时段，以便较全面观察患者不同情境、不同时段的行为特点及其规律。每次观察的时间，可根据影响目标行为的时间因素确定，一般以 10 ~ 30 分钟为宜，如若需要延长时间连续观察，可借助于录像、录音等设备进行监测观察。

5. 做好观察资料的记录

通常采用叙述性记录，可用笔记、录音、录像等，或是联合使用这些方法。亦可按时间顺序编制成简易观察记录表，以便于对目标行为进行相关的推理判断。

（三）行为观察法的注意事项

在进行行为观察的过程中，除了要遵循设计的要求之外，还需要注意下列事项：

1. 如实记录

要尽快的、完整的记录事件发生的全过程；客观描述事件，避免使用解释性的语句；多使用日常语言，少用术语。

2. 关注目标行为的影响因素

护士要注意观察患者的行为是如何被周围环境、他人的言语、非言语因素所影响或改变；注意观察他人对患者行为的反应；不对与目标行为关系不大的特殊行为和突发事件表现兴趣。

3. 关注观察者自身

护士需要认知、评价自己在患者心目中的整体印象及其可能对观察结果产生的影响；关注自己的感觉和反应；从被观察者的角度理解其行为；合理探索和解释所观察行为的产生原因。

二、访谈法

访谈法，又称晤谈法，是护士通过与患者进行面对面的语言交流方式来收集对方心理特征和行为数据资料的一种研究方法，也包括书信、电话、网络交流等方式。它是一种有特定目的和一定规则的研究性交谈，与观察法相比，护士可以借助于访谈了解患者的所思所想和情绪反应，具有灵活性、即时性和意义解释的功能。访谈法是临床心理评估的最基本技术。同时也应用于心理咨询、心理治疗活动中。

（一）访谈的内容

在临床的医疗活动中，访谈主要分成两大类，即评估性访谈和治疗性访谈。前者是在采用一系列评估手段之前用来了解患者基本情况的手段，是制订治疗计划时不可缺少的步骤；后者则是让患者了解他自己，以使其情感和行为发生预期的变化。两者并不是彼此孤立的，而是互有联系的。

在以评估为目标的访谈中，护士可以先通过访谈了解患者的一般情况和可能存在的问题等，与其建立最初的人际交往关系，再决定是否需要采用心理量表的评估、选择哪一类型的心理量表。在评估性访谈中，根据访谈具体目标的不同，访谈内容各异。

1. 初次访谈（initial interview）

即在最初接触患者时所进行的访谈，主要内容包括患者的生活情境、各种关系、成功和失败、个性发展的情况以及别人对他的态度等。

通过最初的访谈，可以了解患者的兴趣、情感特点、个性倾向等。其作用如下：

（1）建立人际关系　护士和患者之间的合作、信任的关系有利于医疗活动的顺利开展，但这种关系不可能一次就建成，一个良好的开端对建立这种关系非常重要。

（2）获得患者以及有关他的问题的信息　如问题的首次发作、诱因、结果、强度、时间长度、频率及变化、既往的处理等。这些内容有助于护士了解患者是一个怎样的人，遇到了什么问题，其认知活动与行为之间的关系，也有助于了解患者今后对其他问题的态度与反应。

（3）向患者介绍相关知识　向患者介绍医院及有关就诊的知识，让其了解以后所要进行的一些检查、治疗步骤和手续。

（4）支持患者求医的信心　患者对解决自己的问题缺乏信心，或是缺乏解决问题的勇气，所以一开始就需要给予支持，增强他们的信心和决心。

2. 收集个案史的访谈

访谈的重点是要对患者的生活以及他和社会的关系做出全面的和尽可能详尽的估计，通常按编年史顺序收集。主要内容有本人体验、父母、同胞、教育、喜爱的活动、工作史、婚姻史等。要着重记述那些有意义的回忆和客观报告的事件。

需要注意的是，由于这种访谈的内容非常广泛，所以在记录时，要对其内容加以选择。在提及当前的问题时，可能唤起病人对未来的担忧和对以往痛苦的回忆。这些情绪反应都要格外注意。在书写报告时尽量客观而不要渲染和发挥。访谈要围绕主题进行，不可漫无目的的闲扯。有些事实需要家属以及其它有关人员证实，而不能偏信一方。

为了使访谈有效，通常参照已备的标准提纲进行（表4-1）。

表4-1　　　　　　　　　　　　　　访谈提纲

收集个案史的访谈提纲（以咨询为例）。

1. 一般资料：姓名、性别、职业、收入（个人的或家庭的）、婚姻、住址、出生地点和日期、文化程度；

2. 寻找帮助的理由；

3. 近期情境：住所、主要环境、每日活动、近几个月来生活改变的次数和性质；

4. 家庭情况：包括对父母、同胞以及其他有意义的人员的描述；

5. 早期回忆：能记忆清楚的最早发生的事件及其背景；

6. 出生和发展：开始走路和说话的年龄，与其他儿童相比较有何问题及其原因；

7. 健康情况：童年和以后的疾病和外伤，现在的情况、常用药物、吸烟或饮酒，自己的身体与他人比较觉得如何，饮食和锻炼的习惯等；

8. 教育和训练：特别喜爱的科目和成绩、课外活动、感到困难和引以自豪的项目；

9. 工作记录：改换职业的原因、对工作的态度；

10. 消遣、兴趣和娱乐：包括自愿的义务工作，阅读物等；

11. 性发展：最早的认识、婚后性生活有无困难、何种困难；

12. 婚姻和家庭：主要事件，带来了什么结果，现在的家庭与原来的比较；

13. 社会支持、沟通网络以及社会兴趣：常与之谈心的人、可给自己各种帮助的人、互相交往的频度与深度、为他人作贡献的愿望、对社会的兴趣；

收集个案史的访谈提纲（以咨询为例）。

14. 自我描述：长处、弱点、想像的能力、创造性、价值观和理想等；

15. 生活的选择和转折点，对一些重要抉择和改变的描述；

16. 个人目标和对未来的看法，希望未来 5 年、10 年以后要发生的是什么？为什么希望发生这些事及其实现的可能性；

17. 其它补充材料。

3. 诊断性访谈（diagnostic interview）

重点了解患者的症状，以提供有利于诊断的信息，这对精神病人的诊断非常重要。其内容包括：

（1）智力和思维过程　用外部言语所表达的思维的准确性、速度和复杂性；远近记忆的好坏；解决问题时的准确性和速度等。

（2）感知觉障碍　如幻觉、妄想以及其他感觉障碍。

（3）注意力和定向力　时间、空间和人物的定向；集中注意的能力。

（4）情绪表现　优势情感、情绪表现的恰当性和强度、控制情绪的能力等。

（5）自知力　自我了解的程度。

（6）行为和仪表　面部表情、运动表现、可见的生理反应、衣着等。

（二）访谈的技术和策略

在访谈的过程中，访问者（护士）对访谈的成功具有主导和决定性的作用，掌握访谈技巧是访谈顺利实施的关键。

1. 营造良好的谈话氛围

访谈的最终目标是从被访者（患者）处获得有利于心理评估的相关信息，护患之间的关系会直接影响到访谈目标的实现。因此，在访谈过程中首先需要创造一个温馨、安全的谈话氛围，使患者能对护士产生信任感、安全感，自然地接受提问、回答问题。要多从患者的立场出发，关注患者的语言与非语言信息，建立护患之间和谐的人际关系。

2. 注重倾听

在访谈过程中，有时听比说更为重要。耐心、专注地倾听患者的表述，不仅有利于建立良好的护患关系，而且容易从患者的表述中抓住问题的关键点，从而综合分析、判断被访者的基本要求。倾听的技巧在于，不但要在访谈中注意患者说了些"什么"，而且还能通过患者的声音、表情和姿势等来观察他是"如何"说的，从中觉察尚未说出的深层问题。

另一方面，护士倾听的过程中，还可以通过自己的行为动作表达出对患者的接受、肯定、关注、鼓励等情感，如适宜的角度和距离、身体微向前倾、适时点头、微笑与注视、简短的赞许性话语等，都可使患者感到自己被关注和关怀。

3. 观察非言语行为

患者在进行言语表达时，常常伴有相应的面部表情、眼部运动、身体姿势等，这些都是躯体语言。与言语行为相比，躯体语言未经过大脑的思考和选择检查，不易被控制，往往能传递一些无法用语言表达的信息。护士在对患者进行访谈评估时，要注意观察这些非言语行为，以此来补充或验证由言语获得的信息。

4. 多采用开放式的提问

访谈包括两种形式：一是自由式，即采用开放式的谈话，患者受到的限制较少，能自由地表达；一是结构式，根据特定目的预先设定谈话的结构、程序并限定谈话内容。在访谈中宜多采用开放式问题，引导患者使用开放式回答，如"您近来在哪些方面感到不如意？""您认为造成这种局面的原因是什么？"

5. 措辞与反馈

在访谈中，要使用适宜的称谓称呼患者，结束时表示感谢；用词通俗易懂，避免使用含糊、模棱两可的词汇及专业术语；较少打断被访者的谈话，选择适宜的插话时机；利用患者自然流露的问题，予以恰当的鼓励和反馈。具体方法有：

（1）重述　当患者讲完一段话时，可将其中某句含有重要信息的话语再重复一遍，促使患者进一步认清其主要问题和障碍。

（2）释义　指将患者的观点综合整理后再反馈给患者，这种反馈可使患者了解自己的表述是否被理解，有利于提高患者的自信心、重新面对自己的心理困扰。

（3）澄清　当患者的表述不甚清晰、模棱两可时，护士可以根据所获信息进行澄清，如"您的意思是……"，鼓励患者作进一步的叙述。

（4）概括　扼要归纳患者所谈及的问题、感受等信息，这种反馈可促使患者回顾其所谈内容，引导其作深层的反省。

（5）情感反应　对患者所提供的信息中的情感部分予以强调，以言语形式进行反馈，如"您在那时候感到很无助"，帮助患者体验其情感经历，更多地表达出其内心感受。

三、心理测验法

心理测验法是指选择通用的、标准的心理量表作为评估工具的心理评估方法。

（一）概述

心理测验（psychological test）是指在标准情境下，对个体行为标本进行客观分析和描述的一类方法。在心理测量学中，心理测验与心理量表同义。心理测验多为定量的心理评估方法，与其他心理评估方法相比具有数量化、标准化、客观化等优点。

（二）心理测验的分类

心理测验数目很多，按不同的划分标准，分类亦有不同：

1. 按测验的功能分类

主要有能力测验、成就测验、人格测验和神经心理学测验。

（1）能力测验　分为一般能力测验和特殊能力测验。一般能力测验即通常所指的智力测验，主要用于评估一般智力水平；特殊能力测验则主要用于测量人们的特殊才能，如测量个体的音乐、美术、机械技巧、绘画、飞行等特殊才能，也是职业指导咨询常用的有效评估手段。

（2）成就测验　主要用于测量经过某种正规教育或训练的个人或团体对知识和技能掌握的程度，如学校中的各学科考试就是学习成就测验。

（3）人格测验　测量个性中除能力以外的部分，如人的性格、气质、兴趣、动机、情绪、信念、价值观等个性特征。常用量表有卡特尔 16 项人格问卷（16PF）、明尼苏达多项人格调查表（MMPI）、罗夏墨迹测验、主题统觉测验（TAT），以及艾森克人格问卷（EPQ）等，主要用于评估个体人格特征、病理人格特征的精神分析。

（4）神经心理学测验　用于评估脑神经功能（主要是高级神经功能）状态的心理测验，既可用于评估正常人脑神经功能、脑与行为关系，也可用于评定患者特别是脑损伤患者的神经功能。

2. 按测验用途分类

有教育测验、职业测验和临床测验等。

（1）教育测验　指用于教育领域的测验形式，如能力测验、人格测验都可在学校中进行，但以成就测验为多见。

（2）职业测验　主要用于职业人员选拔和就业指导，可以是能力和成就测验，也可以是人格测验。

（3）临床测验　主要用于医疗部门，除感觉运动和神经心理测验外，许多能力测验和人格测验也可用于检查智力障碍或精神疾病。

3. 按测验方法分类

有言语测验和非言语测验。

（1）言语测验　又称为纸笔测验。主要以言语进行主试和被试者之间的沟通。大部分心理测验都属于这一类。但有时同一测验（或量表）中可能包括言语和非言语两部分。言语分口头的和书面的。

（2）非言语测验　又称为操作测验，是以身体行为来进行沟通，如用动作、表情来进行反应。在这一类测验中，主试者呈现刺激不全是操作的，也可以用言语。但受试者的反应必定是操作性的。

4. 按测验性质分类

有结构性测验和投射测验。

（1）结构性测验　指测验中的刺激词句、图形等都是意义明确的，只需受试者直接理解，无需发挥想像力来猜测、遐想。几乎所有的能力测验（如智力、记忆、特殊才能以及成就测验等）都为有结构测验。

（2）无结构的测验　又称投射测验，指测验中的刺激是无严谨结构的。例如，一句未完成的句子、一幅模糊的墨迹图，或主题不清楚的图画。受试者作出反应时，一定要凭自己的想像来加以填补，使之既有结构又有意义。在这一过程中，恰好能够投射出受试者的思想、感情和经验。

5. 按测验的人数分类

有个别测验和团体测验。

（1）个别测验　一次一个被试者。临床上主要采用这种测验，如常用的比奈量表、H. R. 成套神经心理测验（H. R. B）等。优点在于主试对被试的行为反应有较详细观察、有较多控制，所提供信息较准确；不足之处是费时、费力，要求主试者具备熟练的测量技术，且不易在短期内掌握。

（2）团体测验　一次多个被试，可以多到几十人。可以一个主试，也可以多个主试。其优点在于可以在较短时间内完成许多人的测验；缺点是不宜个别观察，所以临床上应用很少，多用于教育、社会、军事领域等方面。

（三）心理测验的注意事项

在使用心理量表进行心理测验时，需要注意：

1. 量表的选择

选用量表的最基本原则，首先是根据评估目的、量表的评价功能选择适用的工具。其次，还需充分考虑量表的特性、敏感性、简便性、实用性等特征，选用具有特异评定功能的量表。量表选用原则可概括为以下几个要点：①首选能实现研究目的的特异量表。②辅选具同类评定功能、可佐证结果的量表。③坚持简便、实用的原则。④优选具有国内常模的量表。⑤优选结果统计、分析简便的量表。

2. 量表的使用 量表法的优点在于：操作比较简单易行、结果具良好的量化特征、易于比较等。但量表测评的结果往往仅反映被评估者在特定情景下或一段时间内的心理特征和状态，还易受被评估者情绪状态、认知态度和动机的影响，评估结果具有一定局限性。使用量表时应特别注意以下环节：①评定者需经过系统学习和操作培训。②严格按照量表使用手册的要求（指导语）。③遵守量表使用的时间、环境等要求。④评定者与被评估者双方建立友好、信任关系，取得配合。⑤即时检查评定资料的完整性，随时补漏。

（四）常用心理量表

1. 艾森克人格问卷

艾森克人格问卷（Eysenck personality questionnaire，EPQ）是由英国伦敦大学艾森克夫妇共同编制。目前含四个分量表的 EPQ 是 1975 年所形成，在国际上被广为采用，它有成人问卷和青少年问卷两种。成人问卷适用于 16 岁以上的成人。国内 1983 年由龚耀先主持修订制定了儿童和成人两套全国常模，成人问卷（适用于 16 岁以上）和儿童问卷（适用于 7～15 岁儿童）均为 88 个项目。与此同时，北京大学的陈仲庚也建立了 EPQ 的成人北京常模，其修订的 EPQ 为 85 个项目（表 4-2）。这些条目分属于四个分量表，即 E、N、P、L 量表，可根据被试回答是与否，再用四个量表的计分标准登记分数。E、N、P 分别代表艾森克人格理论中关于人格结构的三个维度。现在以陈仲庚修订的成人 EPQ 为例分述如下：

E 量表：外向－内向。第 1、5、9、13、16、22、29、32、35、40、43、46、49、53、56、61、72、76、85 题答"是"和第 26、37 题答"否"的每题各得 1 分。分数高表示人格外向，可能是好交际，渴望刺激和冒险，情感易于冲动。分数低表示人格内向，好静，富于内省，不喜欢刺激，喜欢有秩序的生活方式，情绪比较稳定。

N 量表：神经质（又称情绪性）。第 3、6、11、14、18、20、24、28、30、34、36、42、47、51、54、59、63、66、67、70、74、78、82、84 题答"是"每题各得 1 分。反映的是正常行为，与病症无关。分数高表示焦虑、忧心忡忡、常郁郁不乐，有强烈情绪反应，甚至出现不够理智的行为。

P 量表：精神质（又称倔强）。第 19、23、27、38、41、44、57、58、65、69、73、77 题答"是"和第 2、8、10、17、33、50、62、80 题答"否"的每题各得 1 分。并非指精神病，它在所有人身上都存在，只是程度不同。但如某人表现出明显程度，则易发展成行为异常。分数高可能是孤独、不关心他人，难以适应外部环境，不近人情，与别人不友好，喜欢寻衅搅扰，喜欢干奇特的事情，并且不顾危险。

L 量表：测定被试的掩饰、假托或自身隐蔽，或者测定其朴实、幼稚水平。第 12、31、48、68、79、81 题答"是"和第 4、7、15、21、25、39、45、52、55、60、64、71、75、83 题答"否"的每题各得 1 分。L 量表与其它量表的功能有联系，但它本身也代表一种稳定的人格功能。

艾森克认为人格是多维结构，以 E 维为 X 轴，N 维为 Y 轴。一个人的 E 量分和 N 量分在平面上可构成交点，即代表其特定的个性；其所处的象限则属于胆汁质、多血质、黏液质和抑郁质四个气质类型中的一种。

表 4 - 2 艾森克人格问卷（EPQ）

艾森克人格问卷（EPQ）（成人）项目示例：

1. 你是否有广泛的爱好？

2. 在做任何事情之前，你是否都要考虑一番？

3. 你的情绪时常波动吗？

4. 当别人做了好事，而周围的人却认为是你做的时候，你是否感到洋洋得意？

5. 你是一个健谈的人吗？

6. 你曾经无缘无故觉得自己"可怜"吗？

7. 你曾经有过贪心使自己多得份外物质利益吗？

8. 晚上你是否小心地把门锁好？

9. 你认为自己活泼吗？

10. 当看到小孩（或动物）受折磨时你是否难受？

11. 你是否时常担心你会说出（或做出）不应该说（或做）的事情？

12. 若你说过要做某件事，是否不管遇到什么困难都要把它做成？

13. 在愉快的聚会中，你通常是否尽情享受？

14. 你是一位易激怒的人吗？

15. 你是否有过自己做错了事反而责备别人的时候？

16. 你喜欢会见陌生人吗？

17. 你是否相信参加储蓄是一种好办法？

18. 你的感情是否容易受到伤害？

19. 你想服用有奇特效果或有危险性的药物吗？

20. 你是否时常感到"极其厌烦"？

21. 你曾多占多得别人东西（甚至一针一线）吗？

22. 如果条件允许，你喜欢经常外出（旅行）吗？

23. 对你所喜欢的人，你是否为取乐开过头玩笑？

24. 你是否常因"自罪感"而烦恼？

25. 你是否有时候谈论一些你毫无所知的事情？

26. 你是否宁愿看些书，而不想去会见别人？

27. 有坏人想要害你吗？

28. 你认为自己"神经过敏"吗？

29. 你的朋友多吗？

30. 你是个忧虑重重的人吗？

31. 你在儿童时代是否立即听从大人的吩咐而毫无怨言？

32. 你是一个无忧无虑、逍遥自在的人吗？

33. 有礼貌、爱整洁对你很重要吗？

34. 你是否担心将会发生可怕的事情？

35. 在结识新朋友时，你通常是主动的吗？

36. 你觉得自己是个非常敏感的人吗？

37. 和别人在一起的时候，你是否不常说话？

38. 你是否认为结婚是个框框，应该废除？

39. 你有时有点自吹自擂吗？

40. 在一个沉闷的场合，你能给大家添点生气吗？

41. 慢腾腾开车的司机是否使你讨厌？

42. 你担心自己的健康吗？

43. 你是否喜欢说笑话和谈论有趣的事？

44. 你是否觉得大多数事情对你都是无所谓的？

45. 你小时候曾经有过对父母鲁莽无礼的行为吗？

46. 你喜欢和别人打成一片，整天相处在一起吗？

47. 你失眠吗？

48. 你饭前必定洗手吗？

49. 当别人问你话时，你是否对答如流？

50. 你是否宁愿有富裕时间喜欢早点动身去赴约会？

51. 你经常无缘无故感到疲倦和无精打采吗？

52. 在游戏或打牌时你曾经作弊吗？

53. 你喜欢紧张的工作吗？

54. 你时常觉得自己的生活很单调吗？

55. 你曾经为了自己而利用过别人吗？

56. 你是否参加的活动太多，已超过自己可能分配的时间？

57. 是否有那么几个人时常躲着你？

58. 你是否认为人们为保障自己的将来而精打细算勤俭节约所费的时间太多了？

59. 你是否曾经想过去死？

60. 若你确知不会被发现，你会少付人家钱吗？

61. 你能使一个联欢会开得成功吗？

62. 你是否尽力使自己不粗鲁？

63. 一件使你为难的事情过去之后，是否使你烦恼好久？

64. 你曾否坚持要照你的想法办事？

65. 当你去乘火车时，你是否最后一分钟到达？

66. 你是否"神经质"？

67. 你常感到寂寞吗？

68. 你的言行总是一致的吗？

69. 你有时喜欢玩弄动物吗？

70. 有人对你或你的工作吹毛求疵时，是否容易伤害你的积极性？

71. 你去赴约会或上班时，曾否迟到？

72. 你是否喜欢周围有许多热闹和高兴的事？

73. 你愿意让别人怕你吗？

74. 你是否有时兴致勃勃，有时却很懒散不想动？

75. 你有时会把今天应做的事拖到明天吗？

76. 别人是否认为你是生气勃勃的？

77. 别人是否对你说过许多谎话？

78. 你是否对有些事情易性急生气？

79. 若你犯有错误，是否都愿意承认？

80. 你是一个整洁严谨，有条不紊的人吗？

81. 在公园里或马路上，你是否总是把果皮或废纸扔到垃圾箱里？

82. 遇到为难的事情，你是否拿不定主意？

83. 你是否有过随口骂人的时候？

84. 若你乘车或坐飞机外出时，你是否担心会碰撞或出意外？

85. 你是一个爱交往的人吗？

---

2. SCL－90

90 项症状自评量表（symptom distress checklist－90，SCL－90）是由 L. R. Derogatis 编写（1975），吴文源修订的版本，包括 90 个评定项目（表 4－3）。此表包含比较广泛的精神病症状学内容，如思维、情感、行为、人际关系、生活习惯等。

（1）评定时间　可以评定一个特定的时间，通常是评定一周以来的时间。

（2）评定方法　分为五级评分（从 0～4 级），0＝从无，1＝轻度，2＝中度，3＝相当重，4＝严重。

（3）适用范围　通过本表可很快了解个体的自觉症状，可适用于精神科或非精神科的成年人。

（4）统计指标　分为总分与因子分。

总分是 90 个项目所得分之和，总症状指数（General Symptomatic Index），国内称总均分，是将总分除以 90（＝总分÷90）。

阳性项目数是指评为 1～4 分的项目数，阳性症状痛苦水平（Positive symptom distress level）是指总分除以阳性项目数（＝总分÷阳性项目数）；阳性症状均分是指总分减去阴性项目（评为 0 的项目）总分，再除以阳性项目数。

SCL－90 包括 9 个因子，每一个因子反映出病人的某方面症状痛苦情况，通过因子分可了解症状分布特点。

因子分＝组成某一因子的各项目总分/组成某一因子的项目数

9 个因子含义及所包含项目为：

①躯体化（Somatization）：包括 1、4、12、27、40、42、48、49、52、53、56、58 共 12 项，该因子主要反映身体不适感，包括心血管、胃肠道、呼吸和其他系统的主诉不适，和头痛、背痛、肌肉酸痛，以及焦虑的其他躯体表现。

②强迫症状（Obsessive－Compulsive）：包括 3、9、10、28、38、45、46、51、55、65 共 10 项，主要指那些明知没有必要，但又无法摆脱的无意义的思想、冲动和行为，还有一些比较一般的认知障碍的行为征象也在这一因子中反映。

③人际关系敏感（interpersonal sensitivity）：包括 6、21、34、36、37、41、46、69、73 共 9 项，主要指某些不自在与自卑感，特别是与其他人相比较时更加突出。在人际交往中的自卑感，心神不安，明显不自在，以及人际交流中的自我意识，消极的期待亦是这方面症状的典型原因。

④抑郁（depression）：包括 5、14、15、20、22、26、29、30、31、32、54、71、79 共 13 项，以苦闷的情感与心境为代表性症状，还以生活兴趣的减退，动力缺乏，活力丧失等为特征。还反映失望、悲观，以及与抑郁相联系的认知和躯体方面的感受。另外，还包括有关死亡的思想和自杀观念。

⑤焦虑（anxiety）：包括 2、17、23、33、39、57、72、78、80、86 共 10 项。一般指那些烦躁、坐立不安、神经过敏、紧张，以及由此产生的躯体征象，如震颤等。测定游离不定的焦虑及惊恐发作是本因子的主要内容，还包括一项解体感受的项目。

⑥敌对（hostility）：包括 11、24、63、67、74、81 共 6 项，主要从思想、感情、行为三个方面来反映敌对表现。其项目包括厌烦的感觉、摔物、争论直到不可控制的脾气暴发等各方面。

⑦恐怖（Photic anxiety）：包括 13、25、47、50、70、75、82 共 7 项。恐惧的对象包括出门旅行、空旷场地、人群，或公共场所和交通工具。此外，还有反映社交恐怖的一些项目。

⑧偏执（Paranoid ideation）：包括 8、18、43、68、76、83，共 6 项。本因

子是围绕偏执性思维的基本特征而制订，主要指投射性思维、敌对、猜疑、关系观念、妄想、被动体验和夸大等。

⑨精神病性（psychoticism）：包括 7、16、35、62、77、84、85、87、88、90 共 10 项。反映各式各样的急性症状和行为，有代表性的视为较隐讳，限定不严的精神病性过程的指征。此外，也可以反映精神病性行为的继发征兆和分裂性生活方式的指征。

此外还有 19、44、59、60、64、66、89 共 7 个项目未归入任何因子，分析时将这 7 项作为附加项目（additional items）或其他，作为第 10 个因子来处理，以便使各因子分之和等于总分。

当得到因子分后，便可以用轮廓图（profiles）分析方法，了解各因子的分布趋势和评定结果的特征。

表 4－3　　　　　　　　　　症状自评量表（SCL－90）

症状自评量表（SCL－90）项目示例：

1. 头痛
2. 神经过敏，心中不踏实
3. 头脑中有不必要的想法或字句盘旋
4. 头昏或昏倒
5. 对异性的兴趣减退
6. 对旁人责备求全
7. 感到别人能控制您的思想
8. 责怪别人制造麻烦
9. 忘性大
10. 担心自己的衣饰整齐及仪态的端正
11. 容易烦恼和激动
12. 胸痛
13. 害怕空旷的场所或街道
14. 感到自己的精力下降，活动减慢
15. 想结束自己的生命
16. 听到旁人听不到的声音
17. 发抖
18. 感到大多数人都不可信任
19. 胃口不好
20. 容易哭泣
21. 同异性相处时感到害羞不自在
22. 感到受骗、中了圈套或有人想抓住您

23. 无缘无故地突然感到害怕

24. 自己不能控制地大发脾气

25. 怕单独出门

26. 经常责怪自己

27. 腰痛

28. 感到难以完成任务

29. 感到孤独

30. 感到苦闷

31. 过分担忧

32. 对事物不感兴趣

33. 感到害怕

34. 我的感情容易受到伤害

35. 旁人能知道您的私下想法

36. 感到别人不理解您、不同情您

37. 感到人们对您不友好，不喜欢您

38. 做事必须做得很慢以保证做得正确

39. 心跳得很厉害

40. 恶心或胃部不舒服

41. 感到比不上他人

42. 肌肉酸痛

43. 感到有人在监视您、谈论您

44. 难以入睡

45. 做事必须反复检查

46. 难以作出决定

47. 怕乘电车、公共汽车、地铁或火车

48. 呼吸有困难

49. 一阵阵发冷或发热

50. 因为感到害怕而避开某些东西、场合或活动

51. 脑子变空了

52. 身体发麻或刺痛

53. 喉咙有梗塞感

54. 感到前途没有希望

55. 不能集中注意

56. 感到身体的某一部分软弱无力

57. 感到紧张或容易紧张

58. 感到手或脚发重

59. 想到死亡的事

60. 吃得太多

61. 当别人看着您或谈论您时感到不自在

62. 有一些不属于您自己的想法

63. 有想打人或伤害他人的冲动

64. 醒得太早

65. 必须反复洗手、点数目或触摸某些东西

66. 睡得不稳不深

67. 有想摔坏或破坏东西的冲动

68. 有一些别人没有的想法或念头

69. 感到对别人神经过敏

70. 在商店或电影院等人多的地方感到不自在

71. 感到任何事情都很困难

72. 一阵阵恐惧或惊恐

73. 感到在公共场合吃东西很不舒服

74. 经常与人争论

75. 单独一人时神经很紧张

76. 别人对您的成绩没有作出恰当的评价

77. 即便和别人在一起也感到孤单

78. 感到坐立不安心神不定

79. 感到自己没有什么价值

80. 感到熟悉的东西变成陌生或不像是真的

81. 大叫或摔东西

82. 害怕会在公共场合昏倒

83. 感到别人想占您的便宜

84. 为一些有关"性"的想法而很苦恼

85. 认为应该因为自己的过错而受到惩罚

86. 感到要赶快把事情做完

87. 感到自己的身体有严重问题

88. 从未感到和其他人很亲近

89. 感到自己有罪

90. 感到自己的脑子有毛病

3. 抑郁自评量表（SDS）

　　常用的有 Zung 抑郁自评量表（Zung self‐rating depression scale，SDS），由美国杜克大学医学院的 W. W. K. Zung 于 1965 年编制（表 4‐4）。每个项目采用 1~4 级计分法，即按"很少有"、"有时有"、"大部分时间有"和"绝大部

分时间有" 4 个级别，其中 2、5、6、11、12、14、16、17、18、20 项目为反评题，按 4～1 计分，各项目累计即为抑郁粗分。SDS 适合用于有抑郁症状的成人，也可用于流行病学调查。

表 4－4   抑郁自评量表（SDS）

Zung 自评抑郁量表（SDS）项目举例

  1. 我觉得闷闷不乐，情绪低沉

*2. 我觉得一天之中早晨最好

  3. 我一阵阵哭出来或觉得想哭

  4. 我晚上睡眠不好

*5. 我吃得跟平常一样多

*6. 我与异性密切接触时和以往一样感到愉快

  7. 我发觉我的体重在下降

  8. 我有便秘的苦恼

  9. 我心跳比平时快

 10. 我无缘无故地感到疲乏

*11. 我的头脑跟平常一样清楚

*12. 我觉得经常做的事情并没有困难

 13. 我觉得不安而平静不下来

*14. 我对将来抱有希望

 15. 我比平常容易生气激动

*16. 我觉得作出决定是容易的

*17. 我觉得自己是个有用的人，有人需要我

*18. 我的生活过得很有意思

 19. 我认为我死了别人会生活得好些

*20. 平常感兴趣的事情仍然照样感兴趣

注：标 * 号者，为反向计分项目。

4. 焦虑自评量表（SAS）

常用的有 Zung 自评焦虑量表（Zung self－rating anxiety scale，SAS），共有 20 个评定项目（表 4－5），每个项目采用 1～4 级计分法，即按"很少有"、"有时有"、"大部分时间有"和"绝大部分时间有" 4 个级别，其中 5、9、13、17、19 项目为反评题，按 4～1 计分。各项目累计即为焦虑粗分。SAS 适用于有焦虑症状的成人。

表 4－5 焦虑自评量表（SAS）

Zung 自评焦虑量表（SAS）项目举例

　1. 我感到比往常更加神经过敏和焦虑

　2. 我无缘无故感到担心

　3. 我容易心烦意乱或感到恐慌

　4. 我感到我的身体好像被分成几块，支离破碎

＊5. 我感到事事都很顺利，不会有倒霉的事情发生

　6. 我的四肢抖动和震颤

　7. 我因头痛、颈痛和背痛而烦恼

　8. 我感到无力且容易疲劳

＊9. 我感到很平静，能安静坐下来

　10. 我感到我的心跳较快

　11. 我因阵阵的眩晕而不舒服

　12. 我有阵阵要昏倒的感觉

＊13. 我呼吸时进气和出气都不费力

　14. 我的手指和脚趾感到麻木和刺痛

　15. 我因胃痛和消化不良而苦恼

　16. 我必须时常排尿

＊17. 我的手总是温暖而干燥

　18. 我觉得脸发烧发红

＊19. 我容易入睡，晚上休息很好

　20. 我做噩梦

注：标＊号者，为反向计分项目。

第二节　心理咨询

一、概述

（一）概念

心理咨询（psychological counseling）是咨询者运用心理学的理论与方法，通过特殊的人际关系，帮助来访者解决心理问题、提高适应能力、促进人格发展的过程。这个定义有三层含义：

（1）心理咨询是以心理学为理论基础。心理咨询是一系列心理活动的过程，

从咨询者的角度看，帮助来访者更好的认识自我、接纳自我、开放自我，是一系列的心理活动；从来访者的角度看，需要接受新的信息，学习新的行为，学会解决问题的技能及作出某种决定，也是一系列的心理活动。要使心理咨询这项心理活动顺利、有效地开展，需要心理学的有关理论做指导。

（2）心理咨询是通过特殊的人际关系来实现的。帕特森（C. H. Patterson）认为："心理咨询是一种特殊的人际关系，在这种关系中，咨询者提供着一定的心理氛围和条件，使来访者发生变化，解决自己的问题，形成一个有责任感的独立的个体，从而成为一个更好的社会成员。"罗杰斯（C. R. Rogers）指出："许多用心良苦的咨询之所以未能成功，是因为在这些咨询的过程中未能建立一种令人满意的咨询关系"。这就说明，在心理咨询中起关键作用的不是咨询者的方法和技能，而是咨询者与来访者之间良好的人际关系。

（3）心理咨询是咨询者帮助来访者成长的过程。在心理咨询的过程中，咨询者要帮助来访者解决具体问题，但仅仅解决具体问题还不是心理咨询。心理咨询不仅要帮助来访者克服其当前面临的问题，而且要帮助来访者培养独立解决问题的能力，使之能够自己面对和处理自己人生中的各种问题，成为一个健康、成熟而能自我实现的人。这反映出心理咨询的根本目标是"助人自助"，即通过咨询者的帮助，来访者学会自己解决自己的问题，而不是咨询者代替来访者解决问题。

（二）心理咨询与心理咨询的异同

1. 心理咨询与心理治疗的不同点

（1）对象不同　心理咨询的对象是有心理困扰的正常人，而心理治疗的对象是心理异常的病人。毕业于美国哈佛大学的心理学博士岳晓东提出的灰色区概念认为：人的心理正常与异常不是截然分开的，而是一个连续变化的过程，如果把心理正常比作白色，把精神病比作黑色，那么，在白色与黑色之间有一个巨大的"灰色区"。灰色区可谓非器质性精神痛苦的总和。灰色区又可进一步划分为浅灰色区和深灰色区：浅灰色区只有心理冲突而无人格变态，是心理咨询的对象；深灰色区是各种变态人格和神经症，是心理治疗的对象（图4-1）。

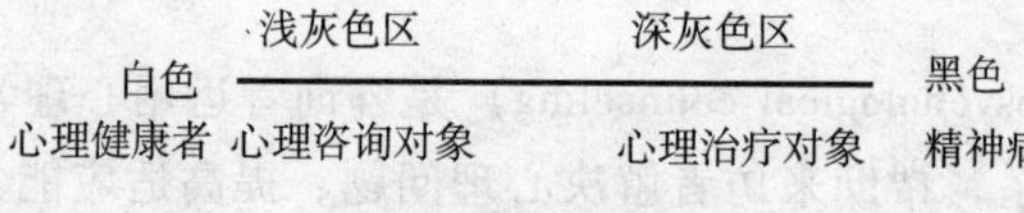

```
           浅灰色区        深灰色区
白色 ————————————————————————— 黑色
心理健康者 心理咨询对象      心理治疗对象  精神病患者
```

图4-1　灰色区概念示意图

（2）内容不同　心理咨询主要解决正常人所遇到的各种心理问题，如学习问题、工作问题、婚姻问题、家庭问题和人际关系问题等；而心理治疗主要诊治某些病人的异常心理，如神经症、性变态、人格障碍、行为障碍以及心身疾病等。

（3）目标不同 心理咨询的目标在于促进心理健康发展，即通过心理咨询，使来访者摆脱心理困扰，增强适应能力，充分开发潜能，提高发展水平；而心理治疗的目标在于纠正异常心理，即通过心理治疗，消除或缓解病理症状，恢复正常生活。

2. 心理咨询与心理治疗的相同点

心理咨询与心理治疗两者之间没有本质区别。表现在：

（1）两者所采用的理论和方法一样 例如，心理咨询师采用的认知疗法与心理治疗师采用的认知疗法在理论和方法上完全相同。

（2）两者都注重建立帮助者与求助者之间良好的人际关系 认为这是使求助者改变和成长的必要条件，应贯穿咨询过程和治疗过程的始终。

（3）在实际工作中，心理咨询与心理治疗很难截然分开 例如，心理咨询师和心理治疗师都有可能面对因人际关系问题、情绪障碍而来寻求帮助的来访者。所以，心理咨询中有心理治疗，心理治疗中也有心理咨询。

心理咨询与心理治疗的关系如图 4 - 2 所示：

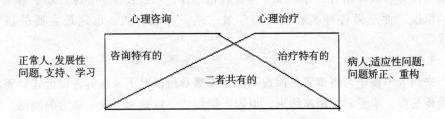

图 4 - 2 心理咨询与心理治疗的差异

（三）心理咨询的对象与范围

1. 适宜心理咨询的对象

心理咨询最一般、最主要的对象是健康人群或存在较轻的心理问题的人群。咨询对象应具备的条件是：①具有一定的能力；②内容合适；③人格基本健全；④动机合理；⑤有交流的能力；⑥对咨询有一定的信任度。

2. 心理咨询的范围

心理咨询的范围非常广泛，主要可概括为：医学心理咨询、社会心理咨询、发展心理咨询。

（1）医学心理咨询　主要包括：①神经症及各种情绪障碍；②心身疾病及临床各科所出现的心理问题；③无器质性基础的慢性疼痛；④性功能障碍与性心理异常；⑤心理危机干预；⑥精神疾病的诊断、咨询和治疗，精神疾病的早期诊断和恢复期的心理指导；⑦残疾康复咨询，智力残疾，瘫痪及各科疾病康复的心理行为训练；⑧心理卫生知识的咨询。

（2）社会心理咨询　主要有婚恋心理咨询、家庭心理咨询、求学与就业心理咨询、人际关系心理咨询、不良生活方式的心理咨询、性心理咨询、犯罪心理咨询、消费心理咨询、人格障碍心理咨询、社会适应心理咨询和跨文化咨询等。

（3）发展心理咨询　主要有优生与优育、儿童心理咨询、青春期心理咨询、青年期心理咨询、中年期心理咨询及更年期心理咨询及老年心理咨询等。

二、心理咨询的形式

1. 个别咨询与团体咨询

这是根据咨询对象的数量来划分的。个体咨询是对某个来访者所进行的咨询；团体咨询是有类似心理问题的来访者就共同的问题进行咨询的形式。

2. 门诊咨询

特点：在咨询过程中能将心理卫生指导与心理治疗、药物治疗相结合，个别咨询与团体咨询相结合，心理指导与宣教相结合，可以较详尽、深入地了解来访者的情况，便于做各种测验及观察疗效，是一种较有效、也是最主要的咨询形式。

3. 书信咨询

来访者不便于与咨询者见面或不愿意暴露身份情况下采取的咨询形式。该形式简便易行，不受时空距离约束，但因不能面谈，或受文字表达能力的限制，咨询难以深入，反馈过程缓慢。

4. 专题咨询

针对公众普遍关心而突出的心理问题，在报刊、杂志、广播电视等宣传媒介上或现场进行的专题讲解、讨论和答疑，重在预防各类心理问题。特点：传播速度快、接触面广、信息量大，但针对性差，多用于普及心理卫生知识。

5. 电话咨询

设立热线电话咨询，能及时、快捷、方便地为社会各阶层提供全方位的咨询服务。

6. 互联网咨询

该咨询形式集中了以上各种形式的多种优点，发展前景较好。

三、心理咨询的程序和技巧

（一）心理咨询的程序

1. 问题探索阶段

这一阶段是初始阶段。主要应注意以下一些问题：

（1）建立良好的咨访关系 良好的信任的咨访关系是心理咨询成功的关键因素。咨询者要满腔热情，同情关心来访者，还要有精湛的技术和高尚的医德作风。多用倾听技巧是十分必要的。

（2）收集资料 进一步了解与核实病史，尤其是来访者的心理社会背景，查清问题的来龙去脉，评定症状的严重程度。

（3）巩固求助动机 树立对心理咨询的信心、渴望心理治疗的帮助，是心理咨询的成功的关键。治疗师应对心理咨询的目的、意义、方法与效果进行适当的解释，并运用成功的病例以鼓舞来访者的信心。

2. 分析认识阶段

任何心理咨询都需要确定治疗目标，并制定计划和策略以达到治疗目标。要做到这一点，必须详尽地掌握可靠的材料，经过分析比较，找出关键问题。为了帮助来访者分析和认识问题，常用的方法有询问、释义、复述、澄清、同感、引导等。治疗的目标要协商确定，借此可以调动来访者的积极性。

3. 治疗行动阶段

这一阶段是心理咨询中最有影响力的环节。在这一阶段，治疗师根据诊断和方案，以一种或数种治疗理论为指导，通过分析、解释、指导、训练等方式来影响来访者。来访者积极参与这一活动，产生出理解、领悟、模仿、学习新的认识方式和行为方式，向目标方向取得积极的改变。

4. 结束巩固阶段

经过上一阶段取得之后，取得的疗效需要继续巩固，要确定继续训练的目标，布置适当的任务或家庭作业，鼓励来访者将已学得的经验或应对技巧不断付诸实施。如果来访者的症状减轻，认知、情绪和行为有了一定的改善，咨访双方都认为咨询可以告一段落，那么就可以终止咨询，对咨询的效果进行适当的评估，并对来访者今后的生活进行适当的指导。

（二）心理咨询的技巧

1. 建立良好咨询关系的技术

（1）同感 就是咨询者从来访者的角度去感受来访者的内心世界（他的感

受、需要、痛苦等）的心理历程。它包括两个方面的内容：一是充分理解，二是准确表达。做到同感的要领是：①咨询者要尽可能排除自己的参照标准，如知识、价值观、个性特点、兴趣特点等等，用客观、同情、愿意感受的心态去接触对方的内心世界。②咨询者要善于观察，从来访者的各种非言语性线索中增强同感的准确性。③咨询者要有较丰富的词汇和准确的表达能力，把自己对来访者的充分理解反馈给对方。

（2）尊重　是指对来访者接纳的态度，也就是咨询者要接受对方，能容忍对方不同的观点、生活方式和习惯等。在咨询过程中既要尊重来访者的个性特征又要尊重他所面临的挫折和困难，这样来访者才能真正体会到被尊重，会感到处于一种安全的境地，才会敞开自己的内心世界。做到尊重的要点是：①咨询者要充分认识到尊重在咨询关系中的重要性，经常检查自己是否有宽容和接纳他人的态度。②注意用非言语方式如身体的姿态、声调、面部表情和非评判性语言来表达尊重。

（3）真诚　指咨询者在心理咨询过程中对来访者真挚诚恳，不特意取悦对方，不因自我防御而掩饰、修改自己的想法和态度，不回避自己的失误或短处，直截了当的表达自己的想法。真诚能导致信任和喜爱，还可给来访者一种安全感，而且为来访者提供了一个榜样。但要注意不能把真诚理解为简单的实话实说，面对来访者，咨询者的言行必须是有助于来访者成长的，不能说一些可能伤害来访者的话。真诚与其说是技巧，不如说是一种人生态度。

2. 会谈技术

（1）开放式提问　指对回答类型不作具体、明确规定的提问，也就是不能用"是"或"否"来回答的提问。常运用带有"什么"、"怎么"、"为什么"、"能否"等词的语句来提问，如"什么样的情景令你最紧张？"，"这件事你是怎么看的？"开放式提问可让来访者对有关的问题、事件给予较为详细的反应，它可以引导来访者更多地讲出有关情况、想法、情绪等。其缺点是：无法排除许多无价值、不正确的信息；不易量化而且费时间。

在会谈中，各种问法要根据当时情形合理使用，不能固定于其中一种问法。尤其是以"为什么"开始的发问，过多这样的提问有使咨询关系疏远化的作用，在问有些敏感问题时应注意语气语调的运用，以免显得过于咄咄逼人。

（2）封闭式提问　这类问题的特征就是可以用"是"或"不是"、"有"或者"没有"、"对"或者"不对"等一两个字简短回答的提问。这类问题在会谈中具有收集信息、澄清事实、节省时间的作用，有助于缩小谈论范围和帮助来访者集中注意某些主要问题。但封闭式提问的采用要适当，通常在会谈的中后期才采用，而且次数不宜过多。因为封闭式提问不能给来访者提供较大的自由度，限制了来访者的思路和自我表达，从而妨碍了对来访者资料的收集和对问题的广泛深入的了解，甚至破坏咨询关系。

（3）鼓励 是指咨询者借助语气词或表情动作来表达对来访者叙述的兴趣、重视或接受，给来访者以心理支持，使会谈顺利进行。咨询者在倾听时要让对方感觉到实质上你在听他讲话，并不时用点头、微笑或简短的词语如"嗯……嗯"、"是这样"、"后来呢"等来鼓励来访者继续讲下去。

（4）复述 就是重复来访者所讲的一些重要的话，这表明咨询者对来访者所说的话中关键词语的注意，有助于引导会谈向某一方向的纵深进行。

（5）释义 是指咨询者正确地诠释来访者讲述的内容，以澄清或印证来访者讲述的含义，使咨询双方对来访者的问题取得共识。在释义时一是要简明扼要，二是要客观准确。直接引用来访者原话中的关键词句是经常使用的方法。

（6）总结 就是把来访者所讲的事实、信息、情感和行为反应等，经过咨询者分析综合后以概括的形式表达出来。总结是每次会谈必用的技巧之一，在会谈中只要判断出对来访者所说的某件事的有关内容已基本掌握就可以应用。

3. 影响来访者的技术

在咨询过程中咨询者要积极主动通过自己的心理学理论和技术、个人生活经验以及对来访者特有的理解来影响、促进来访者在认知和行为上的改变。影响性技巧能使咨询者更积极主动地进入会谈过程，并对这一过程发挥影响。主要有以下几种技术：

（1）解释 就是咨询者依据某一心理学理论或个人经验针对来访者的问题、困扰，给来访者提供一种新的认识问题和自身的方式。解释是最重要的影响技术。常用的解释有两种：一种来自各种心理咨询与心理治疗理论；一种来自咨询者个人的经验、实践与观察。解释不要过多，一次会谈最多运用2~3个恰当的解释即可。在解释时要注意：①解释必须是在充分了解来访者问题的基础上进行。②解释要通俗易懂，简明扼要。③解释要有真实性和合理性，不要偏激。④在解释时尽量采取试探性的态度。

（2）指导 就是告诉来访者做什么或如何做，指导的实质在于直接造成来访者行为改变。指导与解释配合使用效果会更好一些。给予什么样的指导与咨询者的理论取向有很大的关系。指导大致可以分为两类：一般性指导和作为某一疗法的实用技术的指导。一般性指导是咨询者针对某一问题，以心理学理论或个人实践经验为参考而设计出的指导，它没有特定的程序和固定的内容，在大多数咨询中都会用到。实用技术的指导有一定的程序，需要结合不同流派的理论。例如放松训练，是以行为学习为依据并有固定的内容。

（3）劝告与提供信息 就是对来访者关心的问题提出建议，给予指导性或参考性的信息，以帮助来访者思考问题，作出决策。劝告与提供信息通常用在职业心理咨询中。但对一些重大的人生选择，如"我应该离婚吗？""我应该选择哪一项工作？"等不宜给予直接劝告。咨询者在劝告与提出信息时要注意：①注意言语的措辞，较委婉的话容易被来访者接受；②劝告不宜太多，否则会妨碍来访者独立性的发展，无形中把解决问题的责任交给了咨询者。

（4）自我暴露　指把自己个人的有关信息讲出来使来访者知道。咨询者的自我暴露有助于双方的沟通，增加来访者对咨询者的信任感，从而使来访者的自我暴露增多。咨询者的自我暴露有两种形式，一种是向来访者表明自己在自行会谈当时对来访者言行问题的体验，另一种是告诉来访者自己过去的一些有关的情绪体验及经历和经验。自我暴露不是咨询者随意暴露，因此咨询者要注意：①必须确定自己的经验对来访者有所帮助的情况下才做自我暴露；②自我暴露的次数不能过多，涉及深度要适度。自我暴露不是目的，而是一种促进来访者自我探索、自我认识、自我改善的手段。

4. 消除阻抗

阻抗是指咨询者在心理咨询过程中，所遇到的来访者有意或无意的抵抗。阻抗是影响心理咨询与心理治疗顺利进行的最重要因素。

（1）阻抗的表现形式　①来访者在咨询时迟到，或要求延长会谈时间；②在咨询时来访者把话题转移到与咨询者有关的问题上；③来访者在表达上出现沉默、寡言、赘言、顺从、控制谈话方向、最后说出某些重要事情、用大量的心理学或医学术语交谈、谈论小事而回避中心问题、不认真完成咨询者布置的作业等；④来访者为自己的症状或问题行为辩护。当然要注意到并非所有的现象都是阻抗，如沉默有时是积极和有益的，最后说出一些重要问题有可能是犹豫不决所致。这些在咨询过程中要注意鉴别。

（2）消除阻抗的技术　①与来访者建立良好的咨询关系，尽可能地创造良好的咨询气氛，解除来访者的顾虑；②正确地进行诊断和分析，这有助于减少阻抗的产生，尤其是及早把握来访者真正的、深层的问题；③咨询者要以诚恳帮助来访者的态度对待阻抗，不要把阻抗问题看得过于严重；④调动来访者的积极性，使他和咨询者一起寻找和认清阻抗的根源。克服阻抗不是一件容易的事，需要进行反复的解释和讨论。

四、心理咨询的注意事项

1. 咨询的环境

安静、舒适的诊室是心理咨询的基本要求。如有条件最好有 3～4 间诊室，这样各种工作可以分开进行，保密性也好。诊室内要准备好各项心理测量工具和必要的体检工具。

2. 咨询的时间

每次咨询时间以 45～60 分钟为宜，每周 1 次或两周 1 次较为合适。

3. 贯彻整体综合的原则

在咨询过程中应按生物－心理－社会医学模式全面收集来访者的情况，除了做心理检查外，必要时还需做医学检查，对不适合咨询的对象要及时转诊或会诊。

4. 咨询者的情绪、态度

咨询要情绪稳定，态度冷静，回答问题准确、谨慎。

5. 坚持生物－心理－社会模式

咨询者必须对来访者要求咨询的问题从生理、心理、社会几方面追溯原因，在作好心理评估的同时，进行一些必要的身体检查，做到既找出心理问题，又漏诊器质性疾病。

6. 重视运用心理治疗

咨询者必须给来访者诉说心理问题的机会，对于心理障碍应采取各种有效的心理治疗。

7. 保守秘密

来访者的隐私、创痛常与强烈的情感体验相联系，来访者为求情感得以疏泄，促进病情好转，往往毫无保留地将自己的隐私、创痛诉之咨询者，心理咨询者必须遵循其职业道德，不得将来访者的资料任意泄露，以免引起来访者的失望、不满乃至增加精神负担。

8. 转诊问题

对有幻觉、妄想和严重认知、行为障碍的患者应劝其家属陪同去精神科就诊；对疑有器质性疾病的来访者，咨询者如不熟悉该专科疾病时，可建议去有关专科检查。心理咨询的理论、方法繁多，咨询者应根据来访者的具体情况进行选择，如有必要也可与其它治疗方法结合使用，不要把心理咨询当作万能的良方。

第三节 心理治疗

一、概述

（一）概念

心理治疗（psychotherapy）也称精神治疗，是指由经过训练的专业人员运用心理学专业知识和技巧，影响并改变患者的认识、情绪和行为等心理活动，从而改善患者的心理状态和行为以及与此相关的痛苦与症状。

根据上述概念，心理治疗大致包括以下一些要素：①治疗者必须具备一定的心理学知识和技能。②治疗对象是具有一定精神、躯体或行为问题的人。③治疗手段是建立在心理学理论基础上的技术和方法，主要方式是言语的交流。④治疗的目的是影响和改变患者的认识活动、情感和行为，解除患者的心理痛苦，恢复其健全的心理、生理和社会功能。

（二）心理治疗的对象和范围

现代心理治疗的应用范围越来越广。心理治疗在医学临床实践中的应用，目前主要体现在以下几个方面：

1. 综合性医院临床各科的心理问题

（1）急性病病人　此类病人的特点是起病较急，且一般病情较重，往往存在严重的焦虑、抑郁等心理反应。有时在给予临床医疗紧急处置的过程中，需要同时进行一定的心理治疗，如给予精神支持疗法、松弛疗法等，以帮助病人认识疾病的性质，降低心理应激反应水平，增强治疗疾病的信心。但有针对性的心理治疗一般应在疾病得到控制以后进行。

（2）慢性病病人　这类病人病程一般较长，由于无法全面康复以及长期的病人角色的作用，往往存在较多的心理问题，并因此而导致疾病症状的复杂化，进一步影响了机体的康复过程。心理支持治疗和行为治疗等手段往往对他们有很大的帮助，如慢性疼痛病人的行为矫正治疗、康复疗养病人的集体支持治疗等。

2. 心身疾病病人

由于病人的发病过程中有明显的心理社会因素参与，所以心理治疗是必不可少的。它包括两个方面：首先，针对致病的心理因素，通过帮助病人消除或缓解心理应激反应，以减轻疾病症状，改变疾病发展过程，并促进其康复，如矫正冠心病人的 A 型行为，紧张性头痛病人的认识治疗等；其次，直接针对疾病的病理过程而采取的心理矫正措施，如对高血压病人进行的松弛训练，对瘫痪病人进行的生物反馈治疗等。

3. 精神病病人

这是心理治疗在临床医学中应用较早，也是较广泛的领域，包括各类神经症性障碍如神经衰弱、焦虑症、抑郁症、强迫症、恐怖症、癔症、疑病症等，以及其他精神科疾病如恢复期精神分裂症病人等。

4. 各类行为问题

各种不良行为的矫正，包括心理障碍、人格障碍、过食与肥胖、烟瘾、酒瘾、口吃、遗尿、儿童行为障碍等，可选择使用性治疗技术、认知行为矫正法、正强化法等各种行为疗法。

5. 社会心理应激引起的各种适应性心理障碍

正常人在生活中有时也会遇到难以应付的心理社会压力，从而导致适应困难，出现自卑、自责、自伤、攻击、退缩、失眠等心理行为和躯体症状。此时可使用某些心理疗法，例如支持疗法、应对技巧训练、环境控制、松弛训练、认知改变及危机干预等给予帮助。

二、心理治疗的分类

目前，心理治疗的学派、理论和技术种类繁多。从不同的角度可划分出不同的心理治疗类型。

1. 从理解上分

可以分为广义与狭义的心理治疗。广义的心理治疗指医疗全过程，通过各种方式和途径积极地影响患者的心理状态而达到治疗目的。其中包括医护人员对来访者的接触、谈话、检查的过程以及医院优美舒适的环境，方便合理的医疗制度，卓著的工作效率等，都是在对来访者进行心理治疗。狭义的心理治疗就是指医生运用心理学的理论和方法，对病人进行有针对性的治疗，如精神分析法、行为疗法、询者中心疗法等。

2. 从对象的人数分

可以分为个别心理治疗和集体心理治疗。个别心理治疗是医生根据来访者的不同情况，运用治疗技术对病人个体进行单独治疗的过程。个别心理治疗往往接触到治疗对象的特殊心理矛盾、隐私和心理冲突，通过治疗消除其症状。集体心理治疗是选择病情相似、文化水平相接近的病人，主要通过讲座、座谈、讨论和示范等方式，使病人搞清所患疾病的性质，增强战胜疾病的信心，掌握解除症状的方法。例如，家庭疗法、婚姻疗法、公众聚会交流法等，都属于这类心理治疗。

3. 根据来访者意识范围的大小分

可以分为觉醒治疗、半觉醒状治疗和催眠治疗。觉醒治疗是指病人的意识处在清醒状态，医生言语或非言语的信息都能完全、清楚地被意识到。病人能自觉地进行积极思考，有意识地调整自己的心身状态，从而使治疗收到良好的效果。这是心理治疗最常采用的。半觉醒状态下的心理治疗是指病人处在舒适的位置和温暖、安静环境中，集中注意倾听医生指导或集中注意回忆过去的经历。这时病人的意识范围相对狭窄，医生的建议或暗示具有较强的治疗作用。催眠治疗是医生运用特定的技术将病人导入催眠状态，这时病人的意识处在极度狭窄的状态下，对医生的解释、分析、指令的信度非常高，因而治疗可以收到较好的效果。

4. 根据是否使用语言分

可以分为言语治疗和非言语治疗。言语治疗不仅能实现同病人的交流，并且通过言语能使病人的认识、情感和思想发生改变。对病人的询问、疏导、解释、劝说、保证、训练、培养兴趣和调控环境等，都是采取言语的形式来进行的。如心理分析疗法等，主要是采取言语的形式进行治疗的。非言语心理治疗则主要针对病人心理障碍的实际情况，安排病人生活在一个特定的环境和情境之中，通过非言语的音响、色彩、情境和动作信息来改变其心理状态，使原来的症状逐渐消失，达到治疗的目的。例如，音乐疗法、绘画（书法）疗法、雕塑疗法、心理戏剧疗法等，都属于这一类通过非言语的心理治疗。

5. 根据学派理论分

可以分为精神分析学派、行为主义学派和人本主义学派等治疗方法。

三、心理治疗的原则

熟悉和掌握心理治疗的普遍原则是取得治疗成功的必要条件。因此，医生必须遵循以下治疗原则：

1. 和谐性原则

心理治疗的成功与否，在很大程度上与心理治疗者是否具备与治疗对象建立和谐关系（rapport）的能力有关，因为良好和谐的医患关系是心理治疗的一个重要条件。医生只有在心理治疗中对病人保持尊重、同情、关心、支持的态度，才能使病人建立起对医生的信任感和权威感，才能不断接受医生提出的各种信息，逐步建立治疗动机，才能毫无保留地吐露个人的各种心理问题细节，为心理医生的准确诊断、设计和修正治疗方案提供可靠的依据，同时医生向病人提供的各种治疗要求也才能得到遵守和认真执行。

2. 针对性原则

虽然心理治疗对象的特异性不如临床治疗，但各种心理治疗方法仍然各有一定的适应证，治疗者应根据病人存在的具体问题（如心理问题、心身问题、行为问题，或社会适应问题）的性质、程度，以及心理医生本人的熟练程度、设备条件等，有针对性地选择一种或几种治疗方法。针对性是取得治疗效果的保证，但它来源于正确的分析和诊断。

3. 计划性原则

无论实施何种心理治疗，都应根据事先收集的具体资料，设计治疗的程序，包括采用的手段、时间、作业、目标等，并预测治疗过程中可能出现的各种变化和准备采取的对策。在治疗过程中，应详细记录各种变化，形成完整的病案资料。

4. 综合性原则

人类疾病是各种生物、心理、社会因素相互作用的结果。因此在对某一疾病实施心理治疗之前，应综合考虑是否同时需要结合其他可利用的能增加疗效的方法与手段，如药物或理疗等措施。

5. 保密性原则

心理治疗往往涉及病人的隐私。为保证材料的真实，保证病人得到正确及时的指导，同时也为维护心理治疗本身的声誉和权威性，必须在心理治疗工作中坚持保密的原则。包括医生不得将病人的具体材料公布于众，在学术活动或教学等工作中需要引用时，也应隐去其真实姓名。

6. 灵活性原则

在心理治疗过程中，医生应密切观察病人的心身变化，随时准备根据新的情况灵活地变更治疗程序。与此同时，治疗者也要注意各种社会文化和自然环境因素，如文化传统、风俗习惯、文化程度、经济地位等对治疗过程的影响。

7. 中立性原则

心理治疗的目的是帮助来访者的自立与自我成长。因此在心理治疗的过程中，不能替病人作出选择和决定，保持某种程度的中立态度。如来访者询问解决婚姻矛盾，是否选择离婚等类型的问题是，更应该让来访者自己作出决定。

8. 回避原则

心理治疗中往往要涉及个人的隐私，交谈是十分深入的。因此不宜在熟人之间做此项工作。亲人与熟人均应在治疗中回避。

总之，心理治疗原则虽然都是非技术性的，但能起到心理治疗的重要作用。治疗过程不是公式化的过程，所以对它的各种原则既要遵循，又要灵活运用。随着治疗进程的发展、治疗目标的改变以及病人自身的变化，治疗的实施应因势利导。

四、常用的心理治疗方法

（一）精神分析疗法

精神分析疗法（psychoanalysis），也称为心理分析疗法、心理动力学疗法，是19世纪末奥地利精神病学家弗洛伊德（S. Freud）根据心理动力学理论所创立的。它使心理治疗领域第一次有了自己完整的理论体系和方法，构成了现代心理治疗的基础，至今仍在较广泛应用。其基本理论观点见表4-6。

表 4-6   精神分析法的基本观点

基本观点	主要论点	心理障碍的原因	解决办法
意识层次论	意识分为： 意识：直接感知的心理活动的基础 潜意识：人们没有意识到的深层的心理活动部分 前意识：介于意识和潜意识之间 潜意识的心理活动是一切意识活动的基础	压抑在潜意识中的心理矛盾、心理冲突。	帮助患者发现潜意识的心理冲突和矛盾
人格结构论	人格由三部分组成，三者之间不断相互作用： 本身：本身具有的本能，遵循"快乐原则"，激发人们寻求快乐和逃避痛苦，是求生存的动力，但不顾现实 自我：后天发展的现实化本能，遵循"现实原则"，人格中的管理者，上按超我要求控制本我，下调节满足本我中本能的释放 超我：人格中的道德和社会力量，遵守"至善原则"，监督和控制主体按社会道德行事	三者平衡失调	三者间达到动态平衡
性心理发展论	性心理发展可以分成 5 个阶段： 口欲期→肛门期→性蕾期→生殖期 （0～1 岁→1～3 岁→3～6 岁→6～12 岁 ≥13 岁） 性本能在每个阶段都起着重要作用	在各阶段，性的压抑、欲望不能满足和冲突不能解决	满足各阶段的性本能，解决冲突

精神分析治疗法的基本观点是：病人的心理障碍是由于压抑在"潜意识"中的某些幼年时期所受的精神创伤所致；因而要通过内省的方式，以自由联想、精神疏泄的方法，把痛苦的体验挖掘出来，从中发现心理障碍的根源；并对病人所提供的情况进行分析解释，启发和帮助病人领悟并重新认识，从而改变原有病理行为模式，重建自己的人格，达到治疗的目的。

1. 经典精神分析疗法

经典精神分析疗法的技术有：

（1）自由联想（free association）　在了解病人基本情况的基础上启发病人畅所欲言，尽情地倾诉想说的一切，如生活、家庭关系、与人交际、工作、爱好、发病经过等，可以是近期的也可以是过去的，随想随说，不管说出来的事情彼此有无关联，是否合乎逻辑或幼稚可笑。随着医生的鼓励和指点，病人逐渐进入往事的回忆中，内心深处的潜意识就会涌现出来。如病人出现联想困难，或者出现不适当的冲动行为，往往是由于病人心理上有阻止潜意识的矛盾进入意识的倾向，这可能正是病人的心理症结所在，医生的任务，就是要帮助病人克服这一潜意识的抗拒。因为病人的症结来源于潜意识的心理冲突，一般情况下自身意识并不能察觉，通过自由联想，潜意识中的心理冲突才可逐渐被带入意识。所以医生要引导和帮助病人疏导压抑的情绪，排除心理的障碍，达到治疗的目的。

（2）梦的分析（dream analysis）　潜意识中的心理冲突有三条表现途径，即梦、失言和神经症。梦实际是代表个人的愿望的满足。病人关于对梦的倾诉，其内容更接近真正的动机和欲求。通过对梦的分析，有助于捕捉到压抑的心理症结。弗洛伊德提出，"梦乃是做梦者潜意识中冲突欲望的象征"，"分析者对梦的内容加以分析，以期待发现这些象征的真谛"。梦分为显梦和隐梦两种，对显梦的分析，可直接找到疾病的症结；对隐梦的分析则要透过现象找到疾病的症结。

（3）移情（analysis of transference）　在治疗过程中，病人往往会对医生产生一种反映，即把医生看成是过去心理冲突的某一人物，将自己的情感活动转移或发泄到医生身上，这种现象称为移情作用。正移情是将友爱、亲热、依恋、温存等转移到医生身上；负移情是把仇恨、愤怒、敌视等指向医生。移情是病人治疗过程中出现的一种好现象，但治疗者一定要清楚意识到自己的身份和处境，抓住病人心理上的本质问题，因势利导，从而对病人进行有效的治疗。

（4）解释（interpretation）　解释即揭示病人症状背后的潜意识动机，克服抗拒和移情的干扰，让被压抑的心理资料不断地通过自由联想和梦的分析暴露出来，使病人对其症状的真正本质达到领悟。其目的是让病人正视他所回避的问题或尚未意识到的问题，从潜意识的内容变成意识中的内容。解释是一个缓慢而又复杂的过程，要循序渐进，逐步深入，达到揭示其症状背后潜藏着的本质问题。

（5）阻抗分析（analysis of resistance）　治疗中患者有意无意地回避某些问题，或在行动上表现出不合作治疗，不相信治疗者，这种现象便是阻抗。阻抗可能提示分析已涉及患者高度敏感的东西，而这正是问题的关键所在。阻抗分析就是要指导患者以现实态度，正视问题，发掘无意识中的症结问题。一旦阻抗被认识和消除，治疗便得以向前发展。

在正式开始精神分析治疗前，先需进行2周左右的试验性分析和联想，进一步明确诊断并排除不适于做心理分析治疗的对象。其治疗过程一般分四个阶段。第一阶段的主要目的是排除并建立有利于治疗的良好同盟关系；病人必须在欲望得不到满足的情况下保持对治疗的基本信任；病人的自由联想和梦的倾述。第二阶段主要是移情的出现及解决。随着移情的发展，医生要适时地予以解释，使病人对其将过去的经历、体验投射在医生身上的情况有充分认识。第三个阶段主要是治疗的修通阶段。帮助病人对移情有更深刻的领悟。第四个阶段是治疗的结束阶段。主要解决病人对医生的依恋问题和拒绝治疗结束的企图，使病人完全放弃把医生当作替身的态度，彻底解决病人产生的移情问题。

2. 认知领悟心理疗法

认知领悟心理疗法是从心理分析和心理动力学疗法派生出来的，一方面它保留继承了心理分析的一些治疗原理，与其相联系；另一方面它结合中国人的生活经验提出一些新的观点，与心理分析疗法又有所不同。这一疗法是中国的钟友彬提出来的。认知领悟心理疗法认为。治疗的目的是要消除病人的症状，而症状的消除需要病人对医生解释的领悟和重新认识。病人的领悟是在医生引导下达到的，因此疗效的取得不在于揭示童年的精神创伤，而在于病人对医生解释的信任，这就是领悟的本质。领悟的内容是医生灌输给病人的，使病人理解、认识并相信他的症状和病态行为的幼稚、荒谬性，抛弃原来的想法和行为，达到真正的领悟，从而使症状消失。

认知领悟心理治疗的方法步骤：

（1）采取直接会面晤谈方式，每次晤谈时间 60～90 分钟。疗程和间隔时间可不固定。每次结束后要求病人写出对医生解释的意见及自己病情变化的体会，并提出问题。

（2）初次会见时，让病人和家属叙述症状产生和发展的历史及症状的具体表现，并进行精神检查以确定诊断，如为适应则可进行初步的解释。

（3）在以后的会见中，可询问病人的生活史和容易忆起的有关经验，但不要"深挖"过去。主要是建立病人与医生之间的相互信任的良好关系，并使病人真诚地相信天生的解释。

（4）与病人一起分析症状的性质，引导病人相信他的症状大都是幼稚的、不符合成人思维逻辑规律的感情或行为，其想法和行为近似于儿童的幻想和做法，在健康的成人看来是完全没有意义的，不值得恐惧甚至是可笑的。具体的解释要结合病人的实际情况决定。

（5）当病人对医生主诉的解释和分析有了初步的认识和体会后，再向病人进一步解释病的根源在于过去，甚至在幼年时期。

（6）认知领悟心理疗法的适应证主要是强迫症、恐惧症和某些类型的性变态，如露阴癖、窥淫癖、摩擦癖、异装癖等。

（二）行为疗法

行为疗法（behavior therapy）是由若干心理学家创立的一组治疗方法，它建立在学习理论的基础上，帮助患者学习适应现实的行为，改变病态或不适应的行为。此种疗法在 20 世纪 50 年代迅速发展，短时间内便成为世界上应用最广泛的心理治疗方法之一。

行为疗法的理论和技术是以疾病或异常行为形成的理论模型为基础的，其治疗的最基本的假设是，人在某种条件下经常出现的行为反应习惯，是通过学习的过程获得的。多数的行为习惯是适应性的，然而在个体的成长过程中也可能通过学习获得一些不适应行为和不良习惯，并可能给行为者造成极大的烦恼或痛苦。也就是说，人的适应性正常行为和习惯是学习来的。而非适应性异常行为和习惯也是通过学习获得的，大量的实验研究结果已经证明了这一假设的正确性。同样，研究证据毫无疑义地表明，既然不良的行为习惯是在一定条件下"学习"来的，那么在另一条件下通过"去学习"就可将其改变或消除。行为治疗的目的就是要消除那些习得的非适应的或不良的行为习惯。由于生物、理化等因素造成的异常行为除外。行为疗法的适应证有：神经症、人格障碍、酒精与药物依赖、心身疾病，习得性不良行为如口吃、赌博、吸烟等，性心理障碍和非器质性性功能障碍等。

人的行为习惯无论是适应性的还是非适应性的，都是通过学习获得的。那么学习的渠道或途径有哪些呢？归纳起来主要有四种理论：①经典条件学习：即有机体对某些具体的刺激作出具体的不可避免的反应，阐述了刺激与机体的行为反应之间的关系的原理。这一理论主要代表人物是俄国著名生理心理学家巴甫洛夫。②操作条件学习：即有机体的行为反应是从自身发放出来的，个体行为表现的频率随着该行为所造成的结果而改变。这一理论的主要代表人物是美国心理学家斯金纳（B. F. Skinner）。③社会行为模仿学习：即个体通过观察他人（也包括文字的、图画的、影视的、模型的以及情境的等）而习得复杂行为的过程。这一理论的主要代表人物是班都拉（A. Bandura）。④认知的改变：即吸收了在认知行为中的作用的思想，认为行为的改变与认知的改变直接相关，认知的改变会影响行为的改变。"认知行为治疗"就是在这个基础上兴起的。这一理论的主要代表人物是梅琴鲍姆（D. H Meichenbaum）。

行为治疗的方法有许多种，其主要方法有：

1. 系统脱敏疗法（systematic desensitization）

这是沃尔普（J. wolpe）在 20 世纪 50 年代末期发展起来的一种行为疗法。这一疗法是从治疗动物实验性神经症获得成功而创立的。实验是在猫吃食物时给予电击，多次进行后，猫不仅见食物就恐惧，且泛化为对猫笼与实验室环境的恐惧，形成了实验性神经症。随后将猫放入自然环境，给猫食物时不予电击，待它能正常进食后，再逐步将猫放回笼中与实验室中，只要不再重复电击，最后猫能恢复到在实验室笼中也能正常进食的状态。沃尔普认为人的神经症与动物相似，也就是通过条件反射形成的，也同样能够通过条件作用而治疗。因而系统脱敏疗法对有明显环境因素引起的某些恐怖症、强迫症特别有效。

此疗法实施的程序是：

（1）制定焦虑等级值　根据引起症状的体验与生理多导纪录仪或生物反馈治疗仪的监测数据综合判断，将引起症状的相应情绪由弱到强排序。等级的数目及每一个等级的具体内容应视来访者的不同情况而定。临床上，等级数目通常以不超过 20 个为宜。

（2）放松训练　一般首先要病人学会放松。根据病种的不同采用不同的放松训练。一般应用肌肉放松训练的方法来对抗恐惧症中的焦虑情绪。训练时要求病人首先学会体验肌肉紧张与肌肉松弛间感觉上的差别，以便能主动掌握松弛过程，然后根据指导语进行全身各部分肌肉先紧张后松弛的训练，直至能主动自如地放松全身的肌肉。

〰〰〰〰〰〰〰〰〰〰〰〰〰〰〰〰〰〰〰〰〰〰〰〰〰〰〰

链接：放松训练技术

放松训练技术与我国气功等活动有类似之处。其目的为：调节紧张、焦虑和不安，消除疲劳，镇定情绪。其步骤为：

（1）准备工作：环境安静，可让患者坐在沙发或躺在床上，感到舒适，让患者集中精力，注意合作。

（2）指示患者放松：用肯定、低沉但有力的语气说："现在，我教你怎样使自己放松。为了做到这一点，我先让你体验紧张，然后在放松，因为只有知道了紧张的感觉，才能更容易体验出什么是放松的感觉，从而学会如何保持这种感觉。"

"好，现在体验一下肌肉紧张的感觉（治疗者用手握住患者的手腕），请你用力弯曲前臂，与我的拉力形成对抗。请用力回收前臂，这时来体验肌肉紧张的感觉。"（约持续 10 秒）

"好，请你放松，不要用力，尽量放松，体验感受上的差别。"（约停顿 5 秒）

"刚才我们做的就是紧张放松的基本练习。下面逐步进行主要肌肉群紧张和放松的练习。首先从双手开始，然后是双臂、脚、下肢、最后是头部和躯干。"（稍后一会）

"请你现在这样做……"

第一步："深深地吸进一口气，保持一会，再保持一会。"（约 10 秒）"好，请慢慢地把气呼出来，慢慢地把气呼出来。"（停一会）"现在我们再做一次。请你深深地吸进一口气，保持一会，再保持一会。"（约10秒）"好，请慢慢地把气呼出来。"（停一会）

第二步："现在，伸出你的前臂，握紧拳头，用力握紧，注意你手的感觉。"（约10秒）"好，请放松，完全放松你的双手，体验放松后的感觉。你可能会感觉到沉着、轻松和温暖，这些都是放松的标志。请你注意这些感受。"（停一会）"现在我们再做一次。"（同上）

第三步："现在，弯曲你的双臂，用力弯曲，绷紧双臂的肌肉，保持一会，感受双臂肌肉的紧张。"（约10秒）"好，放松，完全放松双臂，体会放松后的感受，注意这些感觉。"（停一会）"我们再做一次。"（同上）

第四步："现在，开始练习放松双脚。"（停5秒）"请你将脚尖用劲向上翘，脚跟向下，紧压地面，绷紧小腿的肌肉，保持一会，再保持一会儿。"（约10秒）"好，放松，完全放松。"（停一会）"我们再做一次。"（同上）

第五步："现在，放松小腿的肌肉。"（停5秒）"请你将脚尖用劲向上翘，脚跟向下，紧压地面，绷紧小腿的肌肉，保持一会儿，再保持一会。"（停一会）"我们再做一次。"（同上）

第六步："现在，请注意大腿肌肉。"（停5秒）"请用脚跟向前向下压紧地面，绷紧大腿肌肉，保持一会，再保持一会。"（约10秒）"好，放松，完全放松。"（停一会）"我们再做一次。"（同上）

第七步："现在，注意头部肌肉。"（停5秒）"请绷紧额头的肌肉，皱紧额头，保持一会，再保持一会。"（约10秒）"好，放松，完全放松。"（停一会）"现在，请紧闭双眼，用力紧闭双眼，保持一会，再保持一会。"（约10秒）"好，放松，完全放松，"（停一会）"现在，转动你的眼球，从上，到左，到下，到右，加快速度；好，停下来，放松，完全放松。"（停一会）"现在，咬紧你的牙齿，用力咬紧，保持一会，再保持一会。"（约10秒）"好，放松，完全放松。"（停一会）"现在，用舌头顶上腭，用劲上顶，保持一会，再保持一会。"（约10秒）"好，放松，完全放松。"（停一会）"现在，请用力把头向后靠紧沙发，用力，压紧，用力，保持一会，再保持一会。"（约10秒）"好，放松，完全放松。"（停一会）"我们再做一遍。"（同上）

第八步："现在，请注意躯干的肌肉群。"（停5秒）"好，请你往后扩展双肩，用力往后扩展，用力扩展，保持一会，再保持一会。"（约10秒）"好，放松，完全放松"（停一会）"我们再做一次。"（同上）

第九步："现在，向上提起你的双肩，尽量使双肩接近你的耳垂，用力上提双肩，保持一会，再保持一会。"（约10秒）"好，放松，完全放松。"（停一

会）"我们再做一次。"（同上）

第十步："现在，合紧你的双肩，用力合紧双肩，用力，保持一会，再保持一会。"（约10秒）"好放松，完全放松。"（同上）

第十一步："现在，请抬起你的双腿，弯曲你的腰，用力弯曲腰部，用力，保持一会，再保持一会。"（约10秒）"好，放松，完全放松。"（停一会）"我们再做一次。"（同上）

第十二步："现在，紧张臀部肌肉，上提会阴，用力上提，用力，保持一会，再保持一会。"（停一会）"我们再做一次。"（同上）

（休息2分钟，再重做一遍。）

结束语："这就是整个放松过程。现在，你感受身上的肌肉，从下，向上，使每一组肌肉都处于放松状态。首先（慢），你的脚趾、脚、小腿、臀部、腰部、胸部，你的双手、双臂、脖子、下巴，你的眼睛，最后，你的额头，全部处于放松状态。"（约10秒）"请注意放松这种状态保持1~2分钟。"

"好，当我从1数到5时，请你睁开眼睛，可感到平静安详，精神焕发。一……感到平静；二……感到平静安详；三……感到精神焕发；四……感到非常精神焕发；五……请睁开眼睛。"

注意事项：顺序要按事先确定，一旦执行，不宜任意打乱。放松训练可由治疗者先教患者做一遍，边示范边带患者做。第二遍由治疗者发指令，患者跟随执行。学会后由患者自行练习，也可由治疗者提供指导训练的录像带，通常每天练习1~2次，每次15分钟。

除上述放松训练外，还有其他放松法，如：①想像力放松；②深呼吸放松法。

（3）脱敏治疗 根据两种相反的情绪或行为不能同时并存，却可相互抵消的交互抑制论点，学习用放松的心身状态去克服恐惧、焦虑。关键是由轻到重、有顺序（系统）地进行。

【案例分析】系统脱敏疗法消除了他的乘飞机恐怖症

某一大公司的推销员经常乘飞机来往于国内外各大城市，由于近来飞机失事较多而对乘坐飞机产生了恐怖，患了乘机恐怖症，每逢要乘机外出就表现严重的焦虑。现将病人的焦虑从可以引起最轻的焦虑到引起最强烈的恐惧情景按层次顺序排列如下：

①乘汽车去机场，看到一前往机场方向的大指路牌。

②来到民航候机场大门口。

③进入候机大厅。

④办理去某地航班的登机手续。

⑤进入安全检查口。

⑥排队进入机场检票大门口。

⑦登上飞机的楼梯。

⑧进入飞机舱内。

⑨坐上靠窗口的座位从窗口望见机翼与机场。

⑩飞机开始启动进入跑道。

⑪飞机升空，望见地面房屋逐渐变小远离自己。

⑫飞机进入天空白云之中。

将上述情景制成幻灯片，按顺序放在幻灯机内。令病人坐在舒适的靠背椅子上，并使自己全身肌肉放松。对面墙上挂一银幕，病人手握幻灯机开关，先放映第一张幻灯片，令病人注视并进行放松训练。如果这一情景不再引起焦虑，也就是在肌肉处于松弛状态，即转入注视第二张幻灯片，依次训练，循序渐进。当看到某一张幻灯片，例如第七张，登上飞机楼梯时突然感到焦虑恐慌，肌肉紧张，则可退回到第六张幻灯片，重新进行肌肉放松。确信看到第六张入机场检票口大门的情景已无焦虑，再重放第七张，依次反复直至看到登上飞机楼梯时不再焦虑，肌肉放松，再注视下一层次的幻灯片。如病人通过了全部情景，不再出现焦虑，肌肉处于松弛状态，即可以从模拟情境向现实情境中转移，即陪伴病人乘车去机场，在现场中重复上述情景。一般说来在模拟情景中能够做到全身处于松弛状态，不再出现焦虑情绪，则绝大多数病人也能成功地在现实情景中做到，这时治疗即告完成。如果未将焦虑层次制成幻灯片，可要求病人记住焦虑层次，或由治疗者按顺序下指令，要病人按指令想像这一焦虑情景，如果在想像时肌肉保持松弛，未曾引起焦虑，则要病人进行高一层次的焦虑情景的想像。运用想像法进行系统脱敏可同样奏效。

2. 满灌疗法（flooding therapy）

满灌疗法与系统脱敏疗法正好相反，后者是采用缓和的、逐步消除恐惧或焦虑的方法，而本法不需要经过任何放松训练，一开始就让病人进入最使他恐惧的情境中，如果并没有真正可怕的事情发生，那么紧张、焦虑不安便会明显减轻。如将怕水的来访者推入水中，由于他已在水中就使原来怕水的心理逐渐消退。一般说来访者只要在其所怕的情境中呆上一定时间，症状就会明显减轻，因此要劝说甚至命令来访者坚持。为防止过度强烈的心身反应对原本有心血管疾病患者的危害，应用此方法前应做必要的耐力检查，且征得来访者同意。治疗时医生应在现场严密观察与适时终止。本法也可多次应用，逐渐延长暴露时间。

此疗法的适应证和系统脱敏疗法一样，对某些恐怖症和强迫症效果较好。至于对哪些病人采用此法，还要考虑他的文化水平、暗示程度以及发病原因等多种因素。

3. 厌恶疗法（aversion therapy）

此疗法多用引起躯体痛苦反应的非条件刺激与形成不良行为的条件刺激结合，使病人发生不良行为的同时感到躯体的痛苦反应，从而对不良行为产生厌恶而使其逐渐消退。此疗法对酒瘾、戒烟、贪食、吸毒和性变态者效果较好。此疗法的治疗次数和时间应根据不同病种而异。治疗时厌恶刺激应有足够的强度和持续时间，使其难以忍受而不得不消退其不良行为。随着不良行为的逐渐消退而加强对新的健康行为的形成。应用前最好要征得病人同意及配合，由当事人主动掌握这一疗法的要领，自觉接受厌恶刺激惩罚。

常用的厌恶刺激有电击法、橡皮筋法、稀氨溶液法、阿扑吗啡法、厌恶想像法等。由于此法是给病人带来不愉快的体验，甚至是痛苦，因而应将此疗法作为其他疗法无效后的选择。。

4. 标记奖励法（token economics）

又称代币券法，此疗法根据操作性条件反射的原理，用奖励的方法强化所期望的行为，并用不强化（不鼓励、不注意）的方法使已建立的不良行为逐渐小时。常应用于智残儿童、行为障碍儿童、呈现严重行为衰退的慢性精神分裂症病人来塑造新的行为。应用时注意：①目标明确：按具体对象制定出具体的、由简单到复杂的逐步行为要求，如训练智残者生活自理能力时，根据已有能力提出稍微努力即可能达到的行为作为获奖标准。②奖励标记：根据对象的喜好可采用小红花、插红旗、彩色图片、代币券、真正钱币等以鼓励其获得奖励的愿望和兴趣。③坚持兑现：应允的奖励标记兑换方法，一定要坚持实现，也不能为迁就个别人、个别情况而随意变动，以此来促进坚定的趋向行为动机。

在精神病院里，对那些行为衰退的慢性精神分裂症或器质性精神病人，也可用此疗法训练他们塑造新的行为，例如起床后能完成洗脸刷牙动作，早餐时则可获得购买一个熟鸡蛋的权力等等。

（三）来访者中心疗法

来访者中心疗法（client–center therapy），是由美国心理学家罗杰斯于20世纪50年代所创立的心理治疗方法，其特点是以患者为中心，在治疗过程中，充分激发患者的主观能动作用，促使患者重新认识和接受真实自我，发挥自我的潜能。

来访者中心疗法的理论基础认为，人天生具有要以各种方式去发挥他的潜能来推动其生长、前进和成熟的驱动力，具有自我实现的倾向。防御、紧张以及焦虑等心理问题的产生都会干预这些驱动力,从而导致个体成长受阻。而个体因受他人施加的种种价值条件的影响、根据他人的价值观行动,而不是根据自我真实的体验和价值观去自我实现时所发生的自我意识的冲突正是引起心理问题的根源。如一个女孩想成为一名舞蹈家,但家庭施加压力要她学医,她不得不压制自己内心想当舞蹈家的愿望,结果其行为和真实的情感之间日趋分离,心理问题就会发生,成长过程也就停止。因此,治疗就是要帮助来访者充分体验其情感,以重新确立良好的动机驱动,使来访者向着自我调整,自我成长和逐步摆脱外部力量控制的方向迈进,恢复患者自我实践的倾向。

来访者中心疗法的基本技术包括:

1. 无条件的积极关注

无条件积极关注是向患者表达治疗者内心深处乐于接受患者、理解患者,同时关心和帮助患者,在任何时候,都对患者以诚相待。这样使患者能感到这个世界上有人能够真正理解、关心和帮助他,愿意把自己心灵深处的一切所想到和所感觉到的全部倾诉出来。不论患者的表述的内容如何,治疗者始终对其表示关注和理解。患者逐渐学会以同样的态度对待自己,从而逐步减少对自己经验和体验的否认或歪曲,认清和肯定自己的价值观。

2. 坦诚

坦诚的主要成分就是表里如一,治疗者把自己置身于与治疗关系有关的情感体验之中,毫无保留、毫不伪装地表达自己的真实的思想情感和行为,表达出完整的自我。例如,当患者处于痛苦时表现出关心;当患者经受不公平待遇时表现出愤慨与不平,不管这些感情内容是积极或是消极的,表达出来,即可推动治疗的进程。

情感的体验和表达是坦诚的最高标准,治疗者可以与患者交流自己的经历、挫折和情感体验,但又要注意不要喧宾夺主。在治疗过程中的主要对象是患者,患者始终是中心,坦诚只是为患者提供了一种榜样作用。

3. 通情

治疗者能站在患者的立场,准确、敏捷地深入患者的内心世界,用患者的眼光看待他们的问题,在最深的层次上体会这些问题对患者的意义,感受患者的经验、情绪,体会他们的痛苦和不幸。

要把握通情,治疗者应做到:①不对患者的情感作判断;②不只是予以同情,而应高于同情;③不受患者情感的感染,当治疗者不仅仅反映患者的情感状态,而且按照自己的情感标准去衡量患者的情感是否合适时,通情就变成了判断。这种评价会使患者防御和戒备。同情则使患者有被怜悯之感,可能有损自尊。被感染则是治疗者不仅体验到患者的情感,而且他们自己也有了这样的情感。

当来访者把治疗者当作是一个能倾听和接受他的思想和感受的人，他就会一点一点地从内心深处交流，把过去排除在意识之外的经验或体验重新整理出来。而不论来访者所表述的事情内容是多么的不可思议，治疗者始终对其表示关注和理解。来访者渐渐学会以同样的态度对待自己，也就能更坦率地表达自己的想法了。此时，其所否认或歪曲的经验、体验就会逐步减少，焦虑减轻，自我防御减少，从使用别人的价值观转到了肯定自己的价值观，来访者就是在这样的过程中改变和成长起来。

护士有最多的机会与服务对象接触，护理本身就是要以患者或服务对象为中心，护士如能将来访者中心疗法的思想观点融入护理实践中，始终无条件地积极关注服务对象，坦诚相待，并表达通情，就能为服务对象提供一种使之重新获得自己情感和价值观的氛围和条件，从而发挥潜能，增加自主性和个人的成长。

（四）认知疗法

认知疗法（cognitive therapy）是根据认知过程影响情感和行为的理论假设，通过认知和行为技术来改变患者不良认知的一类心理治疗方法的总称。

常用的认知疗法种类和理论基础如下：

（1）艾利斯（A. Ellis）的理性情感治疗（rational – emotive therapy，RET）：其基本观点是非理性或错误的思想、信念是情感障碍或异常行为产生的重要因素。对此，艾利斯提出了"ABC"理论及进一步的"ABCDE"理论，将治疗中有关因素归纳为 A→B→C→D→E，即 A（activating events）代表激发事件；B（belief）代表个体对这一事件的解释和评价即信念；C（consequence）代表事件发生后个体情绪反应和行为结果；D（dispute）代表为改变个体不和观念及评价所做的辩论和驳斥，E 代表（effect）效果。艾利斯认为个体不同激发事件的态度和情绪反应，是因个体对事件的不同解释和评价所致，并认为非理性的信念会引起负性情绪反应及各种适应不良的行为，通过治疗者与非理性信念进行辩论，可使患者在治疗中学习到的合理的思维方式得到强化，以理性信念面对现实生活，最终达到改变负性情绪和不良行为的目的。

（2）梅琴鲍姆（D. H Meichenbaum）的自我指导训练（self – instructional training，SIT）：自我指导训练的理论来自于前苏联学者鲁利亚（Luria）等人的研究，认为语言，特别是内部语言与行为有着密切的关系，从某种程度上起着影响和控制行为的作用。梅琴鲍姆认为消极的内部语言是产生和影响行为失调的重要因素，并指出通过矫正消极的内部语言，用正面的、积极的自我对话可达到矫正异常行为或心理障碍的目的。

（3）贝克（A. T. Beck）的认知疗法：他认为，心理障碍的产生并不是激发事件或有害刺激的直接后果，而是通过了认知加工，在歪曲或错误的思维影响下促成的。错误思想常以"自动思维"的形式出现，即错误思想常是不知不觉地、习惯地进行，因而不易被认识到，不同的心理障碍有不同内容的认知歪曲。

各种认知疗法都有共同之处：均强调认知过程在决定情感和行为中的重要作用，认为行为和情感多来自个体对情境的认知和评价，而认知和评价又受到非理性的观念、假设观念等的影响。一般说来，非理性观念有下列 11 种表现：①绝对要获得周围的人，尤其是生活中重要人物的喜爱和赞许；②个人是否有价值完全在于是否是个全能的人，即在生活中的每个环节都能有所成就；③有些人犯错误是很可憎的，应该对他们做严厉的谴责和惩罚；④如果事情不符合自己的心愿，那将是一种可怕的事情；⑤不愉快的事总是客观因素所致，不是自己所能控制和支配的；⑥面对现实中的困难和自我承担的责任是件不容易的事情，倒不如逃避它们；⑦时刻对危险和可怕的事情随时随地加以警惕，过分关注其发生的可能性；⑧人只有依赖与自己相比强而有力的人，才能生活的更好；⑨以往的经历和事件决定一个人的现在和将来，这是永远难以改变的；⑩过分关注他人的问题，并为他人的问题而悲伤难过；⑪人生中遇到的每个问题，都应该有一个唯一正确的答案。

这些非理性观念归纳起来有三个特征：①要求绝对性，来访者常使用"必须"、"应该"这类词来强迫自己完成自己不能胜任的生活事件。②过分概况化，来访者通常不能客观评价自身价值，常用一个方面来贬低或否定其整体价值，过度自责自罪，自卑自弃；或者完全否定他人，一味责备别人的坏，产生过度敌意和愤怒等情绪。③糟糕至极论，来访者常发生灾难性预期，使其忐忑不安和不能自拔，从而出现焦虑、抑郁、悲观、绝望等极度不良的负性情绪。对这些非理性观念的表现和特征的分析与把握很有必要，认知疗法的重点也在于改变这些非理性观念。

认知疗法的基本原则是：①帮助患者认识思维活动与情感行为之间的联系。②帮助患者找出错误的认知评价。③帮助改变歪曲、错误的认知，发展更适应的思维方式和内容。④同时设计和采用某些行为技术，如角色扮演、操作条件、脱敏和一些其他技能训练方法，帮助患者发展适应的情感和行为。

认知疗法的主要适应证有：抑郁症性神经症、焦虑症、恐怖症、强迫症、人格障碍、进食障碍（包括神经性厌食、贪食症）、睡眠障碍、性心理障碍、非器质性性功能障碍、心身疾病、婚姻冲突和家庭矛盾、社交恐怖等。

常用认知疗法的基本技术有以下几种：

1. 识别自动思维

自动思维是介于激发事件与消极情感反应之间的那些患者通常未意识到的习惯的思想活动，可以是消极的自我陈述或是心理想像。例如，某些患者看到狗便产生恐惧，在看到狗与恐惧反应之间他有一个想法是：这狗会咬我，还可能有狗咬人的恐怖想像。治疗可用艾利斯的 ABC 理论说明激发事件与反应之间有信念或思维活动 B 的影响作用，帮助患者认识自动思维的存在和影响。

2. 列举认知歪曲

患者的心理或行为障碍与认知歪曲或认知错误密切相关。向患者列举出认知歪曲，可以帮助他提高认知水平和矫正错误思想。常见的认知歪曲有主观臆断、以偏概全或选择性概括、非此即彼的绝对思想、夸大或缩小、牵连个人、过度引申。

3. 改变极端的信念或原则

用现实的或理性的信念或原则替代极端或错误的信念原则。例如，某一极端的信念是：如果我为某事工作，就应该获得成功。相应的现实信念可以是：一个人无法保证事事都能成功，努力并等于成功，而只是成功的一个条件。

4. 检验假设

在治疗中鼓励患者将其自动思维作为假设看待，检验支持和不支持某种错误假设的证据。例如，某一患者在受到挫折后，认为自己"一事无成，别人都看不起我"，非常抑郁，实际上，她成功地做过很多事，在学术上有一定成就，出色的完成过一些国内外合作科研项目。检验假设是认知的核心，这一过程不仅帮助患者认识事实，还能发现自己对事物的认识歪曲和消极片面的态度。

5. 积极的自我对话

此技术实施方法有二种，一种是要患者坚持每天回顾并发现自己的优点或长处并记录；另一种方法是要患者针对自己的消极思想，提出积极的想法，如表4－5所示：

表4－5　积极的自我对话

消极想法	积极想法
我很愚蠢	我会聪明些的
我没希望了	只要努力，我会改变的
我总是词不达意	我能够理清思路，并表述清楚

6. 三栏笔记法

让患者作为家庭作业在笔记上画两条竖线分出三栏，左边一栏记录自动思维，中间一栏记录对自动思维的分析（认识歪曲），右边一栏记录理智的思维或对情况重新分析回答，如表4－6：

表4－6　　　　　　　　　　　　三栏笔记法

自动思维	分析（认识歪曲）	理智的思维
我这件事未做好，所有同事都会因此看不起我	主观臆断	每个人能力有限，不可能事事成功；一次失败并不意味着以后永远不会成功，只要总结经验教训，迎头赶上，最后终会有好的结果，同事不会因一次失败而看不起我
我身体不好，我没有用了	以偏概全	身体不好只是暂时，经过治疗和锻炼是会好转的
我从未做过一件像样的事	夸大	事实上我许多事都做得不错

在护理实践中，常会遇到一些患者因认知歪曲而出现焦虑、抑郁、甚至自杀的情况。如有的慢性阻塞性肺疾病患者因疾病反复发作并逐渐加重而目前尚无根治办法，便认为自己"一切完了，是别人的包袱"，从而产生抑郁甚至产生自杀念头。我们应帮助患者认识到是他自己夸大了疾病的严重性，贬低了自己生活的价值；只要患者能及时治疗控制病情，坚持呼吸锻炼，注意营养和体位节能，积极防治感冒和适当全身锻炼，是可以稳定病情、获得较高的生活质量的。同时鼓励患者试做一些力所能及的事情，也可以减少负性认知。

（五）家庭疗法

家庭疗法（Family Therapy）是集体心理治疗中的一种形式，近年来愈来愈被人们所关注。是以家庭为对象而施行的心理治疗方法。协调家庭为成员间的人际关系，通过交流、扮演角色、建立联盟，达到认同的方式，运用家庭各成员之间的个性、行为模式相互影响互为连锁的效应，改进家庭心理功能，促进家庭成员的心理健康。夫妻治疗（也叫婚姻治疗）是家庭治疗的一种特殊模式，其特点是不太注重成员个人的内在心理构造与状态，而是把焦点放在家庭各成员之间的人际关系上。

家庭疗法的主要理论观点是把家庭看成一个私人性的特殊"群体"，需从组织结构、沟通、扮演角色、联盟与关系等观念和看法出发，以了解此小群体，并且依据"系统论"的观点来分析此家庭系统内所发生的各种现象。即在家庭系统内，任何成员所表现的行为，都会受家庭系统内其他成员的影响；个人的行为影响系统，而系统也影响其成员。这种系统相关的连锁反应，可导致许多所谓病态的家庭现象；而一个人的病态行为，也常因配合其他成员和心理需要而被维持。基于此种观念，家庭疗法主张，要改变病态的现象或行为，不能单从治疗个人成员着手，而应以整个家庭系统为其治疗对象。家庭治疗通过语言疏通家庭关系，指导生活模式，对家庭成员进行心理治疗，以改善病人生活环境，促进病人康复。

家庭治疗的目标，在于协助一个家庭消除异常或病态的情况，以便能执行健全的家庭功能。所谓健全的家庭功能应有健全的"家庭结构"，适当的领导、组织与权威分配，没有散漫或独权的现象；成员间的角色清楚且适当，没有畸形的联盟关系；健康的家庭有良好的沟通，能维护交流功效；成员间有情感交流，相互提供感情上的支持，能团结一致对付困难；对内有共同的"家庭认同感"，对外有适当的"家庭界限"。一个健康的家庭在其生活中能有适当的家庭仪式与规矩，也有家人共同生活的重心与方向。家庭治疗的目的在于，通过了解家庭环境及家庭成员间的人际关系，让病人及其家庭成员之间展开讨论，找出矛盾的焦点，指导他们如何正确对待和处理这些问题，以建立一个良好的、利于病人康复的家庭环境。

家庭治疗的适应证有家庭危机、子女学习困难、子女行为障碍、婚姻危机、夫妻适应困难、性心理障碍、性变态等。

家庭治疗的特点在于，将着眼点放在全家人身上，注重家人的相互往来、人际关系及家庭机能的执行情况。治疗的目的是使一个家庭成为心理机能健全的家庭，并不在于深入了解个人的心理状况，而是想办法矫正家庭关系，以改善家庭成员的心理与行为问题。因此家庭治疗应坚持：①一切以"家庭"整体为重点。②采用系统的观点与看法。③以"人际关系"分析成员间的相互行为。④以群体的观念了解全体家庭成员的行为。

家庭心理治疗与一般心理治疗有所不同，需要注意一些基本的治疗原则：①淡化"理由与道理"，注重"感情与行为"。②抛弃过去，关心现在。③忽视缺点，强调优点。④只提供协助、辅导，不代替作重大决定。

家庭是每个人心理发展的摇篮，也是日常生活的基地，对个体的心理与生活影响重大。当前，随着现代社会的发展，家庭内部也在发生变化，包括家庭结构、家庭关系，尤其是夫妻关系和亲子关系。因此，家庭关系深受不稳定因素的威胁，所以家庭治疗尤为必要。由于社会与文化环境不同，家庭与婚姻制度和性质也会有所不同。因此，在家庭治疗时，要考虑其主体文化所强调的人际关系与价值观念，以及社会所期待的家庭关系。

（六）支持疗法

支持疗法（supportive psychotherapy）是心理治疗中最基本的方法之一，是指在心理治疗过程中提供的支持构成了心理治疗的主要内容。其理论基础是人在患病时，不仅生理功能会受到影响，而且心理活动也会发生改变，甚至导致心理障碍。无论生病本身是否由于疾病产生了心理问题，患者都需要外界的帮助，他们需要得到理解、同情、关心、支持，需要鼓励，需要了解有关信息和对各种疑问和顾虑的解答。这些需要若能得到满足，则可以使患者有了依靠和寄托，缓解其焦虑不安的心情以及痛苦，激发其与疾病抗争的斗志。因此，支持治疗就是理解、关心患者，解答患者的疑问，提供所需信息，起着满足患者的心理需要，改善患者的情绪，为患者提供指导、支持和帮助等作用。其适应证范围较广，各种心理疾病和躯体疾病都常以支持治疗作为治疗的基础。

支持疗法的技术或方法包括：

1. 倾听技术

倾听就是听患者诉说，包括他们的问题、感受和需要等。倾听过程中倾听者与患者相互交往、相互了解、建立相互信任与合作。倾听可以起到以下作用：①使患者能够自由自在地倾诉内心的烦恼或痛苦，使患者产生一种满足感、被信任感、被接受、被尊重和被理解感。②使患者被压抑的情感得以表达和疏导，使治疗者能深入了解患者的心理活动、问题与需要。③促使治疗性关系的发展。

治疗者要有耐心、同情心和理解力，在倾听过程中集中注意力，表现出对患者的关心、理解，做出必要的反应。例如，目光注视，点头表示同意或理解；说"是吗"或"嗯……嗯"等，以表示你在注意听，你能理解等。适当时候可用如"你认为……""你觉得……""你感到……""你想……"等语句提示或归纳小结。

2. 关心与同情

关心与同情是从态度、言语和行动表现出的一种心理的交流，如友善地微笑，关怀的问候，表示同情地说："我能理解……"等，这些使患者感到亲切、温暖、被接受和有依靠。

3. 安慰与开导

患者总是容易对自己的病有很多顾虑和担忧，害怕和不安，或将疾病看得过分严重，看不到希望，只看到消极不利的一面。治疗者可向患者说明病情，启发患者接受现实，面对现实，认识对己有利的方面，劝导患者以积极的态度和行为面对人生，面对疾病，还可以介绍别人战胜疾病的事例，鼓励患者树立信心，与疾病抗争。例如，针对早期肺癌患者，可向患者说明早期手术并配合化疗、放疗，治疗效果较好，并以其他肺癌患者早期手术后存活几十年仍生活很好的成功事例鼓励患者积极与肺癌抗争。

4. 解释、建议和指导

患者常心存许多问题或疑虑，如诊断如何、病情严重程度怎样，能不能治好，会不会有后遗症等。及时解答患者的各种疑问，消除不必要的顾虑和误解；针对患者存在的问题提出建议和指导，从医学和心理学的角度给予必要的解释，有助于患者正视客观存在的问题，以新的思维和方法，重新认识问题。解释和指导结合，可改变患者的认知活动或方式，改变其思想观念乃至行动，使患者从困惑中解脱出来，有新的、明确的目标和方向，并积极努力改变，战胜疾病。

5. 积极语言的应用

（1）安慰性语言　要善于使用一些合适的语言，如"你的病不算严重，很快会好的"，"既来之，则安之"，"磨刀不误砍柴工"，"留得青山在，不怕没柴烧"等等，对患者表示同情和安慰。另外，针对不同患者选用不同的安慰性语言。

（2）鼓励性和积极暗示性语言　鼓励患者树立战胜疾病的信心。如说："你的病能够治好"，"你看起来好些了"，"你已经有进步了"，"这种药效果很好，你吃了也会好的"等等。

（3）劝说性语言　对患者晓之以理，动之以情，使其配合治疗，采取某些必要的行为或改变某些行为，或遵守某些必要的规定。例如，一位肝硬化患者不顾病情仍每天喝大量的酒，家人再三劝说无效，而护士劝说有权威性、有理、有说服力，使他愉快地接受了戒酒，病情很快好转并稳定。

支持疗法是一种易懂、易学、易用并且确实行之有效的方法，是广大医务工作者都可以应用的基本心理治疗方法，其核心就是向患者提供支持和力所能及的帮助。护士在护理实践中应广泛运用支持疗法，以促进护理效果。

【案例】她不再晕倒了

问题分类：人际交往问题；自我成长问题；学校学习心理问题。

基本情况：李某某，女，19岁，中专二年级学生，家境一般，身体健康，面色红润，短发，衣着朴素但颜色偏深。

既往生活史与当前主要问题：来访者来自于一个不太和睦的农村家庭，家庭成员包括父母和弟弟。父母皆务农，弟弟还就读家乡中学的初中。其家庭的经济收入水平比较低。母亲的期望值过高，但考虑到家庭经济状况，在中考时按母亲的愿望报了中等医学专业。

中考前弟弟被班主任怀疑有偷窃行为，因她隐瞒代替其父母参加了处理弟弟的班会，遭其母亲大声斥责，她当时就失去知觉倒在地上，这让其母亲怒气顿消并加倍关心她的健康状况。这是来访者记忆中第一次晕倒。此后，在初中升学考试期间还发生过两次晕倒的情况。

由于中考成绩尚可，做事较认真负责，进入中专后她被班主任指定为负责考勤的副班长，却因坚持考勤原则而与班里很多同学发生人际关系冲突，频繁出现她在操场、宿舍、教室和食堂等场所晕倒十一次。这开始严重地影响了她的学习成绩，整天为了晕倒问题而烦恼，到医院求医，遵医嘱住院两个月吃了一定药物而无效，因担心耽误学习而出院。由于晕倒情况次数过多，学习成绩大幅度下降，感到学习时精力不集中，手中拿着书心里想别的事。

问题原因分析：因她做学生干部工作受挫而引起抑郁反应后，退回到首次晕倒后获得母亲加倍的关心爱护的幼稚反应行为模式中，加之其学生干部角色混乱，由此大大降低了学校的适应能力，思维活动受到抑制，反应迟钝，学习效率降低。

诊断意见：该生的晕倒行为带有攻击性，她潜意识中希望从晕倒的结果来获得周围人对其工作和做人的认可和同情。即她的晕倒都是发生在公众场所，在一定程度上都会引起他人的恐慌，而当她自己独处的时却没有发生过晕倒现象。居于上述分析，要使这位同学摆脱晕倒给她造成的不良影响，首先要让她认识到自己晕倒行为的性质。继而分三步走，分别与同学、班主任和她母亲正常相处。

咨询目标：协助来访者认识自己，处理与班主任和同学的关系，恢复正常的学习和生活，进而处理与父母的关系。

咨询手段：情绪疏导法，认知疗法。

咨询步骤：第一阶段采用情绪疏导法——摆脱抑郁、焦虑，让她发泄自己苦闷的情绪，加强情绪的自我控制能力。第二阶段采用认知疗法——主要令其领悟到她的晕倒行为是带有对他人攻击的特点，是对同学人际关系和师生人际关系紧张的一种习得性反应行为（从其与母亲发生冲突后晕倒所获益而习得）。其次是让她改变对挫折的认识，并学会如何处理人际关系。

咨询效果评价与分析：从总体咨询效果来看，咨询对来访者是非常有效的。来访者从第一次咨询以后，在5个月内没有发生晕倒情况，说明首次咨询就取得了比较好的效果。此后，由于她遇到了诱使其再次晕倒的环境和事件，即发生了与班主任和同学的人际关系冲突，并且刺激程度比以前强烈，因而再次出现晕倒情况。通过第二次咨询以后，能认识到自己的再次晕倒不是生理原因而是其对班主任和同学的"报复"，因而，从第二次咨询到现在没有再次出现晕倒情况。

思考与实践

1. 对于婴儿病人，可以通过哪些途径进行心理评估？

2. 本章介绍的四种心理量表分别适宜在什么情况下使用？

3. 列举常见的认知歪曲，尝试使用积极的自我对话和三栏笔记法。

4. 完整地进行一次放松训练。

第五章

心理护理程序

第一节 概 述

一、心理护理的概念

心理护理的概念是随着现代医学模式的转变，从医学心理学的基本概念中衍生、发展而来的。它已成为现代护理模式——整体护理的核心概念。

心理护理是指护士在整个护理过程中，主动运用心理学的理论和技能，积极有效的影响病人的心理状态和行为，帮助其获得最适宜的身心状态的护理过程。这里所说的病人包括患有各种身心障碍的病人和受到潜在因素威胁的健康人；实施心理护理的环境不仅仅局限于医院，还可以为社区、家庭、养老院、疗养院等。在心理护理过程中为病人提供适宜的环境，创造一个良好的身心健康氛围；准确评估病人的心理问题及不同需要，利用心理学理论与技能，采取相应的措施满足其合理需要；及时发现病人的心理活动变化，及早采取措施消除不良情绪对其的影响；调动病人的主观能动性，获得密切合作，有效实施心理护理，提高其适应能力以达到最佳健康状态。

二、心理护理的特点

心理护理作为一种具体的护理方法，与其他护理方法共存于整体护理的新模式中，与其他护理方法有密切联系的同时，具备以下特点：

1. 心理护理注重个性化护理

心理护理的对象千差万别，其心理活动亦各具特性。每个人的先天素质和后天所受教育、所处环境不同，每个个体的心理特征，心理反应亦不同。在实施心理护理过程中，护士需根据病人的心理特征、心理需要、动机、行为等，采取有效的措施，解决心理问题以达到最佳身心状态。

2. 心理护理注重人性化护理

在心理护理过程中，病人的主观因素起决定性作用。护士的责任就是调动病人的积极性，处处以病人为中心，尊重病人的各种权利，允许其表达自己的感受与想法，帮助病人达到自我实现、自我接受和真正的自我尊重，以增加病人的自信心，实现个人目标。

3. 心理护理注重预防

人的躯体疾病或多或少地影响人的心理状态，而心理状态又与许多因素有关。及早评估、收集、分析有关资料和信息，能预测病人的潜在心理问题。针对潜在的心理问题，实施心理护理越早，效果越好，可以预防发生较严重的心理问题。很多研究表明，护士的努力可以预防较严重的疾病引起的心理或生理方面的并发症。因此心理护理强调预防。

4. 心理护理不同于心理治疗

心理护理不是心理治疗等医学心理学概念的简单外延，也不是心理治疗技术的模仿或照搬，而是应用于护理领域、有别于心理治疗的独特概念。它侧重于精神健康人群的心理保健，强调对患有心身疾病、躯体疾病而无明显疾患的病人提供心理健康方面的指导或干预。心理护理既不限于泛泛的护患交谈，也不同于一般的政治思想工作，必须有一整套规范化的临床应用模式。

三、心理护理的原则

1. 服务性原则

护士要有全心全意为病人的服务意识，以服务的观点为病人提供全方位的服务。护士在整个护理过程中应满腔热忱的对待病人，一切为病人着想，采取恰当的护理措施。不仅要减轻躯体的痛苦，还要满足其心理需要，减轻心理上的痛苦，以达到良好的身心健康状态。

2. 保密性原则

心理护理过程中往往涉及病人的有关隐私问题，为了保证材料的真实性和病人的声誉，必须坚持保密性原则。包括护士不得将病人的具体材料公布于众，在学术活动或教学等工作中需要引用时，应隐去其真实姓名；病人不愿意陈述的内容不能用质问口气刨根问底。

3. 尊重性原则

不管病人的职业、身份、地位如何，护士与其交谈时要一视同仁、措辞得当，语气要诚恳而有礼貌，做到尊重病人，不伤害病人的自尊心。

4. 交往性原则

心理护理是以良好的人际关系与人际交往为基础的护理方法。通过交往进行感情交流，协调各种人际关系，满足病人的心理需要，以减少孤独、寂寞感。护士在交往中是中心人物，应协助病人之间建立良好的情感交流，调动每个病人的乐观情绪，防止某些消极情绪的蔓延，更好地完成护理工作。

5. 应变性原则

在心理护理过程中，护士必须有灵活的应变能力。病人的心理活动是复杂多样的，不是千篇一律的，护士要针对病人的不同心理反应有的放矢，通过恰当的心理护理，减轻病人的心理负担，解决病人的实际困难与心理问题。

6. 启迪性原则

护士在给病人实施心理护理时运用相关学科知识进行健康教育，给予启迪，引导病人进行自我护理，以改变其认知水平，鼓励其树立战胜疾病的信心。

7. 自我护理原则

自我护理的主体是病人，通过指导和启发帮助病人认识自我护理是为了满足自尊、自信的需要。生理上为了满足健康舒适需要进行的自我护理活动，包括维持健康、自我诊断、自我用药、自我预防、参加保健工作等。良好的自我护理能使病人恢复得更快，也有助于满足其自我实现的心理需求。因此，护士应正确引导病人，尽可能地使其主动进行自我护理。

四、心理护理与整体护理

许多护士不清楚心理护理与整体护理的关系，常把两者混淆、等同，进入了一个误区。整体护理是一种以"病人为中心"的护理理念，而心理护理是一个具体的护理形式，既受护理理念的制约，又体现以"病人为中心"的护理理念。

（一）心理护理在整体护理中具有独特的地位和作用

心理护理贯穿于整个护理过程，没有心理护理会导致病人身心健康受损等不良后果。心理护理在整体护理中的独特地位和作用，主要体现在以下几方面：

1. 心理护理是整体护理的核心成分

随着社会发展和医学模式的转变，人的心理健康问题日趋严重，人们越来越重视自身健康的保护意识。个体心理状态的优劣对其自身健康水平具有直接的、决定性的影响。大量研究证明，没有心理护理，病人会出现明显的心理问题、健康不良及社会适应能力不良等现象，这就确立了心理护理在整体护理中的核心地位。通过心理护理，可以给病人以良好的心理支持或及时的心理危机干预，帮助他们以积极的心态战胜疾病或超越死亡；为健康人群提供有意的心理咨询服务，进行积极的健康教育，预防或减少其身心健康方面的损害，从而确保整体护理目标得以顺利实现。

2. 心理护理必须贯穿于整体护理全过程

心理护理是一个连续的、动态的过程。心理护理必须紧密跟踪病人身心健康状况的动态变化，分析病人心理活动的主要原因，采取合理有效的措施解决其存在的心理问题，发挥心理护理对病人身心健康的积极影响。要实现整体护理的目标，应尽全力解除病人肉体病痛的同时，指导病人实现心理的康复。心理护理要始终贯穿于整体护理，既要掌握病人心理活动的基本规律，又要能为那些备受躯体病痛折磨的病人减轻心理压力，还要为那些深陷心里困扰的病人解除后顾之忧。

3. 心理护理与其他护理方法有本质区别

在整体护理过程中，其他护理方法可为病人减轻肉体痛苦体验，却无法驱赶病人精神上和心理上的痛苦。只有对整体护理和心理护理有深刻的理解，护士才能以自觉的意识、敏锐的眼光发现病人存在的心理问题，给予强有力的心理支持，在心理和生理上都尽可能达到舒适的目标。心理护理的实践表明，心理护理的作用与职能是其他护理方法所不具备、无法替代的。

（二）整体护理模式对心理护理深入发展的影响

随着医学模式的转变和新型护理模式的建立，心理护理取得了较大的发展，心理护理在临床护理实践中日益显现出其独特的地位和重要作用。心理护理与整体护理的密切的内在联系体现在以下几个方面：

1. 整体护理促进了心理护理的深入发展

在传统的护理模式中，虽然也有些心理护理的萌芽，但那时的心理护理概念是模糊的，心理护理的实施是盲目的，心理护理效果是不确定的。自整体护理确立了"以人的健康为中心"的现代护理观念，明确了"帮助病人改善和适应环境，从而达到最佳的健康状态"的宗旨，才使心理护理的重要作用得以确认。可见整体护理等现代护理模式为心理护理的快速发展提供了机遇，随着整体护理的不断成熟和完善，心理护理理论体系将进一步确立，心理护理的模式将更加优化。

2. 整体护理明确了心理护理的基本任务

传统的护理模式中护士因应付大量常规护理工作而忽略了心理护理。整体护理提出了"护理与医疗具有本质区别"的新观念，强调了护理应"发现、解决病人在生理、心理、社会、文化诸方面存在的健康问题，使病人处于最佳的健康状态"的工作目标，从而使心理护理的基本任务更加明确。心理护理要致力于解决其他护理方法所不能及的问题，用心理学的理论和技能帮助病人获得最适宜身心状态。

3. 整体护理规范了心理护理的实施程序

整体护理以"护理程序"为核心，对病人的生理、心理、社会文化发展及精神等多个层面进行系统的整体护理，使病人达到最适宜身心健康状态。在

"护理程序"的影响下，心理护理的实施逐步走向规范化、程序化和科学化。护士面对病人的不良心理状态能及时给予恰当的心理干预，根据病人的心理变化特征寻找针对性强，有效解决心理问题的对策，使护士心身健康达到最佳状态。

4. 整体护理提高了心理护理的质量标准

整体护理观念对心理护理提出了更高的质量标准，心理护理的效果评定也发生了质的改变，心理护理质量标准的评定参数逐步扩展到了当今的比较确定、比较客观、能够经受他人检验的科学化数据；心理护理的评定方法也转变为以病人的满意评价以及病人身心状态客观指标的优化为主。客观、科学的评定标准，必然对心理护理质量的优化产生极大的推动作用。

第二节 心理护理的程序

一、心理护理评估

护理评估是实施心理护理的第一步，是通过有计划、系统地收集资料信息来了解病人的健康状态，是确定护理问题，制定护理计划的依据。护理评估要贯穿于护理程序的始终。护理评估的核心是收集资料，资料信息的来源有病人、家属、医护人员、实验室或其他检查结果。

（一）心理护理评估范围

护士要准确掌握病人的心理状态，首先要全方位采集能反映病人心理状态的各种信息。对刚刚入院的病人，初次生理、心理社会护理评估范围包括：

1. 生理方面

评估病人有无躯体疾病。因患有不同躯体疾病，病人的心理反应亦不同。例如，冠心病人害怕突发心肌梗死危及生命，常有恐惧心理；癌症病人因预后不良常情绪抑郁、悲观绝望、自暴自弃；溃疡病人情绪不稳定、易怨恨、常压抑愤怒；糖尿病人多有忧郁、悲观情绪、缺乏安全感等；身体伤残者，由于对伤害及其后果无心理上的准备，一旦面临治疗、残废、前途等问题，会产生复杂的心理，影响伤口的愈合。生理方面的评估还包括病人的营养与代谢、排泄功能、活动与锻炼、睡眠与休息等。

2. 心理方面

这是心理护理评估的重要方面。主要评估病人目前的意识状态和认知能力，包括定向力和意识水平、仪表与行为、语言沟通、情绪、思维过程和记忆。通过上述内容的评估了解病人的人格心理特征。不同人格心理特征的人常患有不同的躯体疾病，如幻想丰富、特别敏感、情感不稳定等人格的人易患癔症；谨小慎微、过分严格要求自己、清洁成癖、固执刻板的人易患强迫症；具有强烈竞争意识、好胜、嫉妒、急躁、整天匆匆忙忙的人易患冠心病和高血压。大量研究表明，婚姻状况对人身心健康的影响较大，一年之内任何婚姻变化，如离婚、丧偶、再婚等都是主要的应激源，会给当事人带来心理上的痛苦。心理上的丧失感对健康的危害最大。

3. 社会背景

社会环境的动荡和变迁，如政治动荡、制度更迭、战争、经济变革等都影响到社会每个成员的身心健康。个人生活中遇到的变故，如意外事故、患病、亲友死亡、失业等，对个体的健康有很大的影响。护士在收集资料时，要评估这方面的内容。

4. 生活经历

以下事件对疾病发生的影响最大：①失业；②人际关系不协调；③亲人意外死亡或事故，特别是丧偶、家庭成员的死亡与健康和疾病的关系最密切。

（二）心理护理评估的方法和特点

1. 心理护理评估方法

国内外有很多生活事件量表。这里介绍由杨德森、张亚林编制的生活事件量表（life event scale，LES）。该量表由48条我国较常见的生活事件组成，包括三个方面的问题：家庭生活方面28条，工作学习方面13条，社交及其他方面7条，另外有2条空白项目。LES是自评量表，由被试者自己填写，填写者事先须仔细阅读和领会指导语。根据调查者的要求，将某一时间内（通常为一年内）的事件进行记录。对于表格上已列出但并未经历过的事件应一一注明"未经历"，不能留空白，以防遗漏。然后，由填写者根据自身的实际感受而不是按常理或伦理观念去判断那些经历过的事件对本人来说是好事或是坏事。影响程度分五级，从毫无影响到影响极重分别记0、1、2、3、4分。影响持续时间分三个月内、半年内、一年内、一年以上共4个等级，分别记1、2、3、4分。具体计算方法如下：

（1）单项事件刺激量＝该事件影响程度分×该事件持续时间分×该事件发生次数

（2）正性事件刺激量＝全部好事刺激量之和

（3）负性事件刺激量＝全部坏事刺激量之和

（4）生活事件总刺激量＝正性事件刺激量＋负性事件刺激量

生活事件刺激量越高反映个体承受的精神压力越大。负性事件刺激量的分值越高对身心健康的影响越大；正性事件的意义有待研究。

【附】生活事件量表

指导语：下面是每个人都有可能遇到的日常生活事件，究竟是好事还是坏事，可根据个人情况自行判断。这些事件可能对个人有精神上的影响，影响的轻重度是各不相同的。持续的时间也不一样。请您根据自己的情况，实事求是地回答下列问题，填表不计姓名，完全保密。

表 5－1　　　　　　　　　生活事件量表

生活事件名称	事件发生时间			性质		精神影响程度					影响持续时间				备注
	未发生	一年前	一年内	长期性	好事	坏事	无影响	轻度	中度	重度	极度	三月内	半年内	一年内	一年以上	
家庭有关问题：															
1. 恋爱或订婚															
2. 恋爱失败、破裂															
3. 结婚															
4. 自己（爱人）怀孕															
5. 自己（爱人）流产															
6. 家庭增添新成员															
7. 与爱人父母不和															
8. 夫妻感情不好															
9. 夫妻分居（因不和）															
10. 夫妻两地分居（工作需要）															
11. 性生活不满意或独身															
12. 配偶一方有外遇															
13. 夫妻重归于好															
14. 超指标生育															
15. 本人（爱人）做绝育手术															
16. 配偶死亡															
17. 离婚															
18. 子女升学（就业）失败															
19. 子女管教困难															

续表

生活事件名称	事件发生时间				性质		精神影响程度					影响持续时间				备注
	未发生	一年前	一年内	长期性	好事	坏事	无影响	轻度	中度	重度	极度	三月内	半年内	一年内	一年以上	
20. 子女长期离家																
21. 父母不和																
22. 家庭经济困难																
23. 欠债 500 元以上																
24. 经济情况显著改善																
25. 家庭成员重病、重伤																
26. 家庭成员死亡																
27. 本人重病或重伤																
28. 住房紧张																
工作学习中的问题：																
29. 待业、失业																
30. 开始就业																
31. 高考失败																
32. 扣发奖金或罚款																
33. 突出的个人成就																
34. 晋升、提级																
35. 对现职工作不满意																
36. 工作学习压力大（如成绩不好）																
37. 与上级关系紧张																
38. 与同事邻居不和																
39. 第一次远走他乡异国																
40. 生活规律重大变动（饮食睡眠规律改动）																
41. 本人退离休或未安排具体工作																
社交与其他问题：																
42. 好友重病或重伤																
43. 好友死亡																
44. 被人误会、错怪、诬告、议论																

续表

生活事件名称	事件发生时间			性质		精神影响程度					影响持续时间				备注
	未发生	一年前	长期性	好事	坏事	无影响	轻度	中度	重度	极度	三月内	半年内	一年内	一年以上	
45. 介入民事法律纠纷															
46. 被拘留、受审															
47. 失窃、财产损失															
48. 意外惊吓、事故、自然灾害															
如果您还经历过其它的生活事件请依次填写:															
49.															
50.															

2. 心理护理评估的特点

心理护理评估比生理评估更复杂。生理评估时护士通过观察、身心状况的检查和其他辅助检查结果得到所需要的资料,生理评估时所收集到的资料较易于观察,经常是可测量的,并且线索比较清晰。而心理护理评估却比较困难,虽然护士可用心理学的知识和技术能测量某些心理功能,但其结果受病人的主观因素和护士心理学专业水平的制约,故对同一个心理评估资料的收集结果每次不一定完全相同。另外,因病人与护士存在不同的价值观和文化信仰,导致对某些问题的看法和处理结果亦不同。

心理护理评估时护士需要掌握多方面的知识和技能。例如,护士应学会运用评定量表,以提高心理评估的客观性和科学性。护士要凭借丰富的经验和心理学知识准确地把握病人的语言、行为方式及心理反应,然后对心理评估资料进行分析、综合、逻辑推理做出正确判断或解释。心理评估过程中护士的情绪、心理状态、工作经验和本身经历的生活事件等都影响评估的结果,护士要做好心理护理必须不断学习相关知识,提高专业素质,转变观念,尽可能做出客观的心理护理评估。

二、心理护理诊断

心理护理诊断是一个人生命过程中心理、社会、精神、文化方面的健康问题反应的陈述。

（一）心理护理诊断的类型

当前，我国尚未对护理诊断进行深入的研究，一般都是引用北美护理诊断学会（NANDA）制定的 128 个护理诊断。其中，约有近 2/3 的护理诊断描述的是心理、社会等方面的健康问题。

临床常见的心理、社会方面的心理护理诊断有：

1. 无效性否认

拖延或拒绝接受检查、治疗；拒绝谈论疾病带来的痛苦；否认疾病对生活、工作所造成的影响等。

2. 调适障碍

对健康状况的改变表现出过久的否认；缺乏解决问题的实际行动等。

3. 言语沟通障碍

不会使用或不能理解通用的语言；不恰当的反馈；思维混乱，语无伦次等。

4. 自我形象紊乱

存在身体结构、外观或功能的改变；有自伤行为及消极情绪；避免社交接触；掩饰或避免谈论有关身体改变部位的功能等。

5. 照顾者的角色困难

感到疲惫不堪；健康状况出现改变，如体质下降，睡眠不足等；对病人抱怨、指责或失望等。

6. 预感性悲哀 病人表现出可能发生失落的悲观心情；过度异常情绪反应；生理功能改变等。

7. 精神困扰

反常的行为、情绪；精神面貌及生活方式发生明显的变化；对生死特别关注，表白对自己的信仰、价值观出现怀疑等。

8. 焦虑

反常的情绪及行为；忧虑、担心、紧张，对自己过分注意等。

9. 恐惧

有恐慌、惊惧、心神不宁；活动能力下降，冲动性行为和疑问增多；出现异常躯体反应，如脉快、呼吸短促、血压升高等。

【附】 与心理社会因素有关的护理诊断（表 5 –2）

表 5 –1　　　　　　　与心理社会因素有关的护理诊断

1. 社交障碍	16. 社区对应：潜能性	35. 知识缺乏
2. 社交孤立	17. 个人应对无效	36. 记忆障碍
3. 语言沟通障碍	18. 社区对应无效	37. 功能障碍性悲哀
4. 有孤立的危险	19. 防卫性应对	38. 预感性悲哀
5. 角色紊乱	20. 不合作（特定的）	39. 创伤后反应
6. 有父母不称职的危险	21. 抉择冲突（特定的）	40. 精力不足
	22. 精神困扰	41. 无能为力
7. 父母角色冲突	23. 睡眠形态紊乱	42. 有婴儿行为紊乱的危险
8. 父母不称职	24. 调节障碍	
9. 有照顾者角色障碍的危险	25. 焦虑	43. 婴儿行为改变
	26. 恐惧	44. 决策冲突
10. 照顾者角色障碍	27. 绝望	45. 特定性寻求健康行为
11. 家庭作用改变	28. 自我形象紊乱	46. 潜在性暴力行为
12. 母乳喂养无效	29. 自尊紊乱	47. 无效性否认
13. 危害性家庭应对无效	30. 自我认同紊乱	48. 性生活形态改变
	31. 感知改变	49. 性功能障碍
14. 妥协性家庭应对无效	32. 条件性自我贬低	50. 强奸床上综合征
	33. 长期自我贬低	51. 调适障碍
15. 家庭对应：潜能性	34. 思维过程改变	52. 疼痛

（二）心理护理诊断的步骤

1. 现存的心理护理诊断

对病人正在经历着的事件引起的心理、社会问题的心理护理诊断。如下肢截肢的病人有绝望等。

2. 潜在的心理护理诊断

指某些危险因素存在，若不加以预防处理，病人较其他人更易出现心理、社会问题的心理护理诊断。例如，再生障碍性贫血病人，用雄性激素治疗后有自我形象紊乱的危险等。

3. 可能的心理护理诊断

指某些可疑因素存在，但线索不足，需进一步收集资料，以便排除或确认的暂定的心理、社会问题的心理护理诊断。如已离婚的女病人，无人探视，喜欢跟护士攀谈，在没有更多的资料前，可能的心理护理诊断有社交孤立等。

心理护理诊断的结构一般包括三部分（PES 公式）：即健康问题（P，problem）、产生问题的原因（E，etiolog）、症状或体征（S，syndrome）。书写护理诊断时将问题、原因、症状或体征都反映出来。如无效个人应对，与健康状况有关，表现为抑郁。

（三）心理护理诊断的注意事项

1. 选择适当的心理护理诊断。临床常见的心理护理诊断有很多，护士应准确选择适当的心理护理诊断。例如，白血病病人、肾病综合征病人都可能出现与药物副作用有关的心理问题，这时护士可确定的心理护理诊断是：自我形象紊乱，个体对自身身体结构、外观、功能的改变，在感受、认知、信念及价值观方面，出现健康危机。

2. 一个诊断针对一个具体问题。

3. 心理护理诊断名称或问题应明确，且简单易懂。

4. 心理护理诊断要有充分的主、客观资料作为诊断依据。

5. 心理护理诊断要避免使用评价或批评病人的语言；要使用护理术语；确定的问题能用心理护理措施来解决。

【案例分析】心理护理诊断

病人，女，37 岁，已婚，大专学历，是某保险公司业务员。因确诊为"子宫颈癌"，于 2004 年 12 月 5 日住院。于 2004 年 12 月 15 日在全麻下行子宫切除术，手术后进行了几个疗程的化疗。病人恢复顺利，于 2005 年 2 月 3 日出院。在疾病治疗过程中，病人表现出了一些心理活动，针对她在不同时期的心理体验和经历，请写出恰当的心理护理诊断。

1. 确诊

（1）**病人的心理状态**　确诊后病人情绪低落，不能自拔，感到死神就要降临到自己头上，惶惶不可终日；感到自己就要离开自己的亲人和朋友时，不但悲伤不已，还同时产生流连、牵挂和内疚之感。

（2）**确定护理诊断**　①个人应对无效：反应性抑郁，与确诊子宫颈癌有关。②焦虑：主动了解自己的病情，与担心不久将离开人世有关。③知识缺乏（特定的）：向医护人员了解有关疾病的知识，缺乏有关子宫颈癌疾病方面的知识。

2. 手术期

（1）**病人的心理状态**　手术室陌生的环境使病人紧张；由于害怕手术及担心术后会出现一些不可预测的问题而焦虑。

（2）确定护理诊断 恐惧，与手术有关。

3. 化疗期

（1）*病人的心理状态* 由于化疗严重副作用，病人对化疗感到恐惧、害怕，且犹豫不决，对继续化疗失去了信心，产生了消极情绪。

（2）*确定护理诊断* ①恐惧：害怕化疗后的不良反应，与化疗副作用有关。②舒适的改变：恶心、呕吐，与化疗副作用有关。

三、心理护理计划

心理护理计划是运用医学心理学和护理心理学各方面的知识解决病人的心理问题，为使病人恢复最佳心理健康而采取护理措施的行动过程。实施心理护理计划要针对每项护理问题制定目标、采取护理措施、解决存在的问题，达到预期的目标。

（一）制定心理护理计划的步骤

1. 排列护理诊断顺序

由于病人的护理诊断往往不只是一个，所以在反映病人心理问题的护理诊断确定后，应按轻、重、缓、急或参照马斯洛的需要层次论给心理护理问题排序。即从最能威胁生命的到一般性不适的心理社会问题的排序。如一个病人有自我伤害或暴力行为的潜在危险，需要立即采取措施消除病人的潜在危险因素。

2. 明确心理护理目标

心理护理的目标是针对护理诊断提出来的，是指通过相应的护理措施期望病人所达到的健康状态或行为上的改变，是评价护理效果的标准。目标有长期的和短期的，短期目标是在达到长期目标过程中的阶段目标，长期目标是最终要达到的目的。通常需要有多个短期目标的渐进完成才能更好地实现长期目标。制定目标时应有明确针对性，一个目标只能针对一个护理诊断；目标要切实可行；避免使用含糊不清的语言；制定目标是应取得病人的同意。例如，一个的病人的护理诊断是：无效性否认，护理计划的最终目标是：病人能自觉、有效地配合检查、治疗、护理。

3. 采取有效的护理措施

护理措施是护士协助病人实现护理目标的具体方法和手段，目的是通过护理措施解决存在的心理问题，达到预期的健康心理状态。实施护理措施时首先应明确产生心理问题的原因，才能选择有效的护理措施。一个护理问题可有很多的护理措施，护士应根据有关知识和经验判断出其效果，选择最合适的3~5个护理措施。

如对一个调适障碍的病人，护士要做到：耐心倾听病人对健康状况改变的感受；指导病人确认可应用的应对方法和技巧；鼓励病人要面对现实，建立自信、逐步独立；根据情况随时与病人协商策划新的目标等。

（二）制定护理计划的注意事项

1. 应考虑病人的年龄、性别、病情、原来的健康心态和对改变目前状况的愿望。

2. 要尊重病人的风俗习惯、宗教信仰，以取得合作。

3. 要有充足的资源，包括护士的数量、层次水平、护士的相关业务水平及掌握技巧情况等。

4. 要与其他医务人员的治疗目标相一致。

四、心理护理实施

心理护理实施是将护理计划付诸行动，实现护理目标的过程。

（一）心理护理实施技巧

1. 重新评估

评估是一个连续的过程，贯穿在整个护理过程中。病人的情况是不断变化的，因此在实施前需要重新评估，以便决定护理计划中的措施是否适合病人，针对与将要实施的措施有关的部分进行评估。目的是更好的实施有效的心理护理措施。如一个对手术恐惧的病人突然出现血压升高的现象，护士应决定推迟原来的护理计划。

2. 检查和修改护理计划

在实施前，护士有必要检查护理计划并与病人的当前需要进行比较，以决定护理措施是否适合病人的现状。如果发现情况已经变化，护理计划应予修改。

3. 实施计划

在重新评估、检查和修改护理计划后，护士可以实施护理计划。实施的过程中要与病人及时沟通，用真诚的态度对待病人，建立信任和友善的关系，以达到预期目标。

（二）心理护理实施的要求

要实施心理护理措施，护士必须掌握有关心理学和护理学的知识，具备必要的技能和技巧，尤其是人际关系的沟通技巧和运用资源的能力。护士应自觉地运用心理学的理论和技术，对病人实施心理调控、心理支持或心理健康教育。运用心理学的原理设计一些针对特定场合的、比较统一的、规范化的指导语，杜绝因护士的个人因素给病人造成不良的影响。来自临床的实例表明，个别在人际沟通方面经验不足的年轻护士，有时会因在病人面前过于拘谨而有些词不达意，结果其指导语不仅未能解除病人的后顾之忧，反而却在随意性的讲解中加重了病人的心理负担。例如，某年轻护士一次在向次日将接受第二次心脏换瓣手术的病人讲解术后注意事项，并要求病人能予以很好的配合时，因为过于紧张，竟脱口而出说"手术后要插许多乱七八糟的管子"的措辞。类似这种随意性较大的个体化语言，显然违背了心理护理的原则，是很不适当的。针对此类情况，护士在为病人实施心理护理前，若能制定出一些针对特定场合使用的、比较统一规范的、经过认真策划的专用解释性语言，并要求护士都能熟练掌握并运用于实践，就可以最大限度的避免由于护士个体因素所造成的对病人身心的不利影响。诸如以上要求病人术后做好对置放多条引流管的配合的指导语，即可作出规范化的设计。护士对病人说："术后将在您身上放置 10 多根引流管，每一根引流管都维系着您的生命和健康，放置多根引流管可能会使您感到有些不适，但到时候您只要做一个手势我们就会立刻到您的身边，尽可能的帮助您。相信通过我们的密切合作，您一定会顺利渡过难关，康复如初。"有了类似规范化的指导语，杜绝因护士的个人因素给病人造成各种医源性心理负担。

链接：《内经》中的语言开导法

《内经》中的语言开导法，包括解释、鼓励、安慰、保证等内容。《灵枢·师传》云："人之情，莫不恶死而乐生，告之以其败，语之以其善，导之以其所便，开之以其所待，虽有无道之人，恶有不听者乎。"其中所谓的告之以其败，是指及时向病人指出疾病的危害，使病人重视自己的疾病并能认真对待之，否则如不及时治疗，就会贻误病情；所谓语之以其善，是指要求病人与医生有效配合，只要遵照医嘱服药，坚信疾病是可以治愈的；所谓导之以其所便，是指明确告诉病人进行治疗和调护的具体措施，懂得自我调养的方法；至于开之以其所苦，是指要解除病人消极的情绪，给以一定承诺、保证，以减轻病人心理上的压力。

（三）心理护理实施举例

【案例分析】一位患心律失常病人的心理护理

病人，男性，59 岁，某学院副书记。因突然心悸、胸闷、气短，四肢无力、面色苍白，心电图显示"心动过缓，频发室早"而入院。入院后一系列检查基本正常。对症处理后好转，但仍感胃部不适，精神萎靡、消瘦。病人主诉有濒死感，夜间常阵发性心慌、胸闷、气短。平日不愿多语，顾虑重重。反复全面检查均正常。经药物及高压氧治疗，配合心理护理好转出院。

1. 收集资料

全面了解病人的基本情况、全身症状、对疾病的态度、家庭经济情况，观察病人的个性特点，评估病人目前心理状况，配合医生的治疗方案，制定相应护理计划。

2. 案例分析与讨论

病人入院后各项检查基本正常，病人家庭圆满无经济负担，近期刚宣布退休，病人平时不愿意与人交往，总认为自己已无价值，与病友交谈也是强迫自己，喜欢自己独自散步，心里总是焦躁不安，对任何事情不感兴趣。

(1) **病人的心理状态** 反应性抑郁。病人因偶发的频发室早，而突感心悸、胸闷、气短，并因精神过度紧张而四肢无力、头发麻、发胀。入院后频发室早有所缓解，但临床又有胃部不适、精神萎靡、夜间有濒死感等症状，故出现对自己健康顾虑重重、忧郁。

(2) **相关症状** 与年老退休有关。病人对退休离职有无可明状的焦躁，深感自己不工作后自身价值无法实现，进而造成身体各部位不适。

(3) **护理诊断** 精神困扰。病人面对退休和进入老年期无充分的心理准备，导致心理身体的不适，而产生强烈的精神困扰，并表现为焦虑烦躁，不愿与病友交往、忧郁。

3. 心理护理措施

(1) **热情接待病人，建立良好的信任关系** 热情接待病人，并针对老年人的特点，运用语言和非语言沟通技巧，介绍医院环境及经治医生、责任护士等。护理工作中尊重老年病人的各种生活习惯，多与其交谈以取得信任。

(2) **耐心疏导，改变病人认知水平** 针对目前病人的心理问题，重点从以下两方面提高病人的认知状态：①正确对待疾病。通过入院检查使病人认识目前身体没有严重的器质性病变，现在症状多属于反应性抑郁造成的躯体不适，通过治疗、疗养、调理可以康复。②正确对待退休。作为知识分子退休不等于对社会无价值，退休是正常的工作状态转变，是对单位责任的卸任，但对社会可以视自己的情况再服务，同时对家庭来讲是十分重要的。

(3) **面对现实提高自理能力** 鼓励病人积极配合医生的各种检查和治疗，并做好病人的健康教育。重点内容为心律失常的治疗护理知识和老年心理健康知识。并制定具体康复锻炼计划，学会放松，促进睡眠，改善目前应激造成的焦虑状态。

（4）建立良好的社会支持系统，提高适应能力　始终保持热情耐心的服务态度，并及时发现和主动满足病人的各种合理需求，并鼓励与病友交流；鼓励家属和亲友经常来探望和支持，尤其是单位领导的探视，不要让病人感到退休而无人过问。多听病人倾诉，根据不良认知的转变过程适时进行疏导和调整，给予支持性、鼓励性的护理。

（5）再评估、修改实施计划　护理计划实施一段时间，应对病人的情况进行再评估，修改护理计划后再进行实施，以次反复不断循环，以促进病人康复。

（6）出院指导　除一般治疗、护理指导外，对老年心理健康的方法和运动锻炼等进行建议性指导。

五、心理护理评价

心理护理评价是对护理措施、计划目标的检验。护理评价虽说是护理程序的最后阶段，但它是随时发生的、动态的、贯穿于护理全过程。病人的心理活动是随时可变化的，因此护理评估应灵活多变，特别是在心理社会方面的护理活动中，有多种因素影响其效果，动态的观察和评价效果更为重要。

（一）心理护理过程评价

对心理护理过程的评价即是护士为满足病人的需要所进行的一系列心理护理活动的评价。可通过与病人交谈、观察护理活动、评议相关记录等方法进行评价。此外还要评价心理护理评估、心理护理诊断、心理护理计划和心理护理实施过程是否针对病人潜在的和现存的心理问题而制定，尤其是评价执行护理措施中病人的反应。将反应与原计划目标相比较判断是否能达到预期的目标。如不能达到预定目标，寻找原因，修订心理护理计划，重新制定护理问题，实施护理措施。

（二）心理护理效果评价

心理护理效果评价是对病人在心理和行为上所发生的改变的评价。这是评价中最重要的部分，核心内容是评价经过心理护理措施后，病人的行为和身心健康状况的改善是否达到预期的结果或目标。护士应记录每次对护理计划的评价情况，包括有关病人的客观资料，也包括护士对情况的理解与建议。护士必须注意运用客观的、实事求是的、可测量的术语描述病人对某项具体措施的反应。还要记录经过心理护理措施的实施后，病人的心理状况是否显著改善，其身心康复的速度是否明显加快等。

心理护理效果的评定，应是一种综合性评价，其中可有病人的主观体验，但与病人身心康复有关的一系列客观指标更能说明问题。目前国内还没有客观的心理护理效果评定标准，也没有规范化的统一衡量标准，需要建立一套心理护理效果的评价体系和规范化统一的评定标准。这需要在今后的实践中不断探索，逐一解决。

思考与实践

1. 如何正确理解心理护理的概念？

2. 心理护理在整体护理中有怎样的地位和作用？

3. 心理护理的程序有哪些？结合一个临床实例试述如何有效的实施心理护理？

4. 角色扮演：恶性肿瘤病人的心理护理。

第六章
病人心理及护理

第一节　病人与病人角色

一、概述

（一）病人

"病人"（patient）一词，不同的时期有不同的理解。传统的观点把有求医行为或处在医疗中的人称为病人。在英文中它是由忍耐（patience）一词变化而来，也就是说，病人是忍受着疾病痛苦的人。病人又分为有求医行为和无求医行为两种。一般而言，病人通常需寻求医疗帮助，但是有部分病人可能由于各种原因并未求医，因而并非所有病人都有求医行为。同时，也并非所有有求医行为的人一定是病人。随着社会的发展，健康观发生转变，现代健康的实质是人体与环境统一、心身统一和机体内环境的相对稳定性。因此，对"病人"概念的较全面理解应该是：患有各种躯体疾病、心身疾病或心理障碍、神经精神性疾病的人，无论其求医与否，均统称为病人。

（二）病人角色

病人角色（patient role）又称为病人身份，是与病人的行为有关的心理学概念。是指从常态社会人群中分离出来，处于病患状态中并有求医要求和医疗行为的一种社会角色。病人角色是以社会角色为基础的，社会角色是社会规定的用于表现社会地位的行为模式。每一种社会角色都有一定的特征性，同时必须承担相应的义务或责任。美国著名社会学家帕森斯（T. Parsons）从社会学的角度，观察病人与周围人的互动，在1951年提出病人角色概念中包括了四个要点，即：

第一，病人可以从正常状态时的社会角色解脱出来。当一个人扮演病人角色时，他可以免除平日所扮演社会角色的责任和义务。能免除多少原来的社会角色视其疾病的性质、严重程度而定。

第二，病人对于其陷入疾病状态是没有责任的，有接受协助的义务。疾病是超出个体自控能力的一种状态，也不符合病人的意愿，病人本身就是疾病的受害者，他无需对此负责；患病的人不会因他有意愿恢复身体的健康状态，就能实现，必须依赖周围人的协助，才能使其愿望得以实现。

第三，病人有恢复健康的责任。病人应该力图痊愈，因为社会希望它的成员能健康地承担社会角色与社会责任，因此病人必须有使自己尽快康复的动机和行动，有接受治疗、努力康复的义务。

第四，病人有寻求医疗协助的责任。病人应该寻求技术上使自己复原的可靠帮助，应该找医生诊治，并应与医务人员合作，尽快恢复健康。

帕森斯的理论强调了病人有从正常社会角色中解脱出来的权利，且无需为疾病承担责任，同时又有积极求医、早日康复的义务，这是符合病人角色特点的。但该理论也存在一定不足，即：部分病人并不能完全免除正常的社会责任和义务，如慢性病人；部分病人需要承担道德甚至法律责任，如性病、艾滋病、成瘾物质依赖等；部分病人存在有病不治的情况，并不是每个人患病后都在积极地寻求医疗。

二、病人的权利和义务

（一）病人的权利

随着社会的发展和法制的不断完善，人们的自我保护意识日益增强，病人权利问题已开始得到广泛重视。2002 年 9 月 1 日，国家卫生部颁布执行的《医疗事故处理条例》法规中，体现了较多维护病人利益的条款。护理人员应十分清楚病人享有的权利，这不仅有利于履行医疗服务合同，同时对改善护患关系有着十分重要的意义。病人权利大致包括以下内容：

1. 医疗保障权

医疗保障权包含社会成员的生命与健康权得到社会的必要保障，政府为此应当制定相关的政策、法规，通过社会建立基本的医疗保障体制和有效的运行机制，以保证每一个社会成员都能享有卫生保健。由于受到社会政治、经济制度、卫生保健体制等因素的影响，人们享有的医疗保障权是有条件的、相对的。

2. 生命健康权

生命权是公民最根本的人身权，健康权是指公民依法享有的身体健康不受非法侵害的权利。保护公民的生命健康权不受侵害，是法律赋予医疗机构和医务人员的重要职责，不允许在医疗服务过程中发生侵害公民生命健康权的行为。

3. 平等的医疗权

（1）凡病人不分性别、国籍、民族、信仰、社会地位和病情轻重，都有权受到礼貌周到、耐心细致、合理连续的诊治。

（2）享受安全有效的诊治。凡病情需要，有助于改善健康状况的诊断方法、治疗措施、护理条件等都有权获得。

（3）有权要求清洁、安静的医疗环境，并有权知道经管医生及护士的姓名。

4. 疾病的认知权

病人有权了解有关诊断、治疗、处置及病情预后等确切内容和结果，并有权要求对此做出通俗易懂的解释。从医疗角度不宜相告的或当时尚未明确诊断的病情，医护人员应向其家属解释。

5. 知情同意权

包括被告知权、选择权、拒绝权和同意权等。

链接：病人权利

病人有权决定自己的手术及各种特殊诊治手段，未经病人及家属的理解和同意，医务人员不得私自进行。同时，有权了解各种诊治手段的有关情况，如有何副作用，对健康的影响，可能发生的意外及合并症、预后等。病人在法律允许的范围内（精神病、传染病患者的某些情况属不允许范围）可拒绝治疗，也有权拒绝某些实验性治疗。但医生应说明拒绝治疗的危害。在不违反法律规定的范围内，有权出院，但必须由医院和医生做出对其出院及后果不负任何责任的签字。

---

6. 隐私保护权

病人在医疗过程中，享有不公开自己病情、家族史、接触史、身体隐蔽部位、异常生理特征等个人生活秘密和自由的权利，医务人员不得非法泄露。医务人员未经病人或其家属同意，不得向他人披露病人的病情。

链接：病人权利

病人有权对接受检查的环境要求具有合理的声、像方面的隐蔽性。由异性医务人员进行某些部位的体检治疗时，有权要求第三者在场；在进行涉及其病案的讨论或会诊时，可要求不让不涉及其医疗的人参加；有权要求其病案只能由直接涉及其治疗或监督病案质量的人阅读。

7. 参与评估权

病人在接受治疗的过程中，有权对施治单位或个人各个环节的工作做出客观、恰如其分的评价。

8. 核查诊疗费用权

无论诊疗费用由谁支付，病人都有权核查医疗账单，并有权要求解释各项支出的用途。

9. 病历封存启封权

当发生医疗事故争议时，死亡病例讨论记录、疑难病例讨论记录、上级医师查房记录、会诊意见、病程记录等应当在医患双方在场的情况下封存和启封。封存的病历资料可以是复印件，由医疗机构保管。

10. 医疗实物封存、启封、检验权

当出现疑似药物、输液、输血、注射等引起不良后果的，医患双方应当共同对现场实物进行封存和启封，封存的现场实物由医疗机构保管；需要检验的，应当由双方共同指定、由具有检验资格的检验机构进行检验；双方无法共同指定时，由卫生行政部门指定。封存、启封或共同指定检验的过程中，患方必须在场并行使权力，否则，医疗机构及其医务人员的行为不具法律效力，不能作为卫生行政部门处理医疗事故的依据，也不能在法庭上作为证据使用。

11. 提请尸检并参与尸检权

病人死亡，医患双方不能确定死因或者对死因有异议的，应当在病人死亡后48小时内进行尸检；具备尸体冻存条件的，可以延长至7日。尸检应当经死者近亲同意并签字。

12. 聘请专家协助认证权

病人有权聘请专家协助认证《医疗机构执业许可证》和医务人员的执业证书或者资格证书。

13. 申请医疗事故技术鉴定权

病人有权申请医疗事故技术鉴定，如对首次医疗事故技术鉴定结论不服的，可自收到首次鉴定结论之日起15日内向医疗机构所在地卫生行政部门提出再次鉴定的申请。

14. 申请专家鉴定组成员回避权

病人有权申请与发生医疗事故相关的医疗机构及其医务人员有利害关系或者其他关系的专家鉴定组成员回避，以保证鉴定的公正性。

15. 监督维护实现医疗权

病人在享有平等的医疗权的同时，也享有监督维护权。包括：

（1）病人在医疗权利受到侵犯，生命受到威胁而又被拒绝治疗时，病人有

权直接提出疑问，寻求解释或通过社会舆论提出批评，要求有关医疗单位或人员改正错误，求得解决。

（2）复印或复制病历资料。按照《医疗事故处理条例》规定，病人有权复印或者复制其门诊病历、住院志、体温单、医嘱单、检验报告单、医学影像检查资料、特殊检查同意书、手术同意书、手术及麻醉记录单、病理资料、护理记录以及国务院卫生行政部门规定的其他病历资料。病人依照前款规定，要求复印或者复制病历资料时，医疗机构应当提供复印或者复制服务并在复印或者复制的病历资料上加盖证明印记。复印或者复制病历资料时，应当有病人在场。

（3）诉讼权和赔偿权。病人对发生的医疗纠纷有争议，有权向卫生行政部门提出书面申请进行处理，也有权向人民法院提起诉讼，被法定组织认定为事故的应得到所规定的赔偿，获得赔偿权。

（二）病人的义务

1. 有尽可能、及时就医的义务

有病就要求医，不要讳疾忌医，以致铸成大错。

2. 有准确提供医疗资料的义务

病人有义务尽自己所知提供现病史、过去史、住院史、用药史及其它有关情况的准确而完整的资料，并有义务向负责其医疗的医生报告意外的病情变化。

3. 有遵从医嘱的义务

病人有义务遵照医生为自己所采取的治疗措施和检查安排计划；遵照医护人员执行医疗计划和规章制度时的嘱咐；还有义务遵守约定，如果不能遵约，则要报告给主管医生或有关人员。

4. 有遵守医院各项规章制度与规定的义务

病人要协助医院控制和减少噪音、保持清洁安静、不吸烟、减少探亲来访人员等；有义务遵守医院的规章制度。

5. 有尊重医务人员及其他病人的义务

医患之间、患者之间都应互相尊重。不应轻视医务人员及其他病人，要尊重他们的人格，更不能打骂、侮辱医务人员。

6. 有按时、按数支付医疗费用的义务

病人不论以何种方式支付医疗费，都有责任按时按数交付，或督促单位前往医院交付，不能把经济负担转嫁给医院。

7. 病愈后有及时出院的义务

医院的床位和医疗资源有限，只有及时周转才能保证广大患者对医疗的需求，因而病人病愈后应及时出院。

8. 有协助医院进行随访工作的义务

有些病人出院后，还要继续跟踪随访观察治疗效果，这是医院对病人负责的表现，病人有义务配合随访。

三、病人角色适应模式

病人从生病以前的常态向病人角色转化，或者病后向常态转变，都有一个角色适应问题。人们期望病人的行为应符合病人角色的要求，但在现实生活中，部分病人实际角色与期望角色常有一定差距，称为病人角色适应不良。如果适应不良，往往导致心理障碍，而且可能进一步影响健康和生活。病人角色适应不良有以下几种情况：

1. 病人角色缺如

是指病人虽被确认为有病，但并未放在心上或意识不到疾病的程度，或有意否定其严重性，未能进入病人角色。表现为病人对疾病持否定态度，拒绝就医，常勉强承担正常的社会角色，使工作、生活及学习效率降低，导致贻误治疗，病情加重甚至出现危险。多见于由于客观因素的重要性使病人不能接受病人角色，或是病人使用否认的心理防御机制，以"视而不见"的心态来减轻心理压力。此类病人不易与医护人员合作。

2. 病人角色冲突

是指病人在角色转换中，不愿或不能放弃原有的角色行为，与病人角色行为相互冲突。表现为病人因工作繁忙不能安心治疗，或不能放弃家庭责任而影响治疗，或者因长期担任某种社会角色形成行为习惯而难以进入病人角色。多见于承担社会和家庭责任，而且责任心和事业心较强的人。

3. 病人角色减退

是指已经进入病人角色的病人，由于环境、家庭、工作以及社会角色、责任、义务等因素的吸引而退出病人角色。表现为病人过早地转入社会常态角色及承担其他角色的责任和义务，这常常会使病人的病情出现反复。多发生在病人疾病的中期，不利于疾病的治疗和康复。

4. 病人角色强化

是指病人患病后出现心理反应过度的角色行为。表现为病人依赖性增强，对自己的能力表示怀疑，过度要求别人照顾，或感觉病情严重程度超过实际情况，安于病人角色的现状。多见于病人因患病而"因祸得福"，期望继续享有病人角色所获得的利益，则小病大养；或对自己所患疾病过度关心，过度依赖医疗机构和医务人员的帮助；或因家庭不和、人际关系不良等社会因素，不愿摆脱病人角色重返社会常态角色。

5. 病人角色假冒

是指这类人并无疾病，但为了摆脱某种社会责任、义务或获得某种利益而采取的诈病行为。

6. 病人角色异常

是指病人无法承受患病或患不治之症的挫折和压力的角色行为。表现为病人过多地考虑疾病的后果，而对自己的健康过度悲观、绝望、冷漠，对周围环境无动于衷。这种异常的角色行为不仅对病情十分不利，而且还可能发生意外事件。

第二节 病人的一般心理需要及常见心理问题

一、病人需要的主要内容与特点

作为一个病人角色，其正常的心理需要主要有以下几个方面：

1. 尽快解除生理上和精神上痛苦的需要

病人求医的主要目的是为了解除生理和精神上的痛苦和威胁。因此，病人希望尽快得到医生、护士的接纳、诊断和治疗；希望缩短候诊的时间和办理各种手续的时间；在治疗方面，病人希望疗效迅速出现，相对缺乏耐心等。医护人员应充分理解以上病人的心情。

病人若住院，在饮食、医院环境等方面都可能出现不适现象，医护人员应尽可能作出努力，尽量满足病人的基本需要。

满足这些需要有利于保证病人诊疗及护理过程的顺利完成，有利于促进病人尽快康复。

2. 安全的需要

对于大多数病人来说，走进医院就会有一种安全保障感。

安全感是人最普遍、最重要的心理需要，病人更是如此。病人因受到疾病的威胁易产生不安全感。病人需要了解自己的病情，希望生命不再受到威胁、希望得到可靠、确切、安全的治疗和护理等。病人把安全感和早日康复视为求医的最终目的，因此医护人员对病人进行的任何重要的诊疗措施都应事先耐心细致的解释，以增强病人的安全感。

3. 人格尊重与隐私保密的需要

在患病前，病人都扮演着一定的社会角色，或为领导干部、技术人员、教师、经理，或为人之父母、兄长等，有自己的社会地位、荣誉和业绩，受人尊重。然而，一旦他或她成为病人角色，原来的那些角色都暂时地被免除或"忽视",变为一个普通的"病号"。在这样一个角色转变过程中,病人自我评价往往较低,但却对别人如何看待自己极为敏感,自尊心格外易受伤害。因此,医护人员在称呼病人姓名、要求病人作某些特殊检查和治疗的体位,要求病人(特别是女性病人)暴露胸、臀、阴部时应尊重病人的人格,取得他们的认可与配合。

对于心理变态、性功能障碍、性病等患者,医护人员不应在众人面前大声谈论其病情,也不准将其病况在非医务人员中传播。

中医经典《灵枢.师传》篇中说:"入国问俗,入家问讳,上堂问礼,临病人问所便。"也就是说,上门做家庭医生,要先了解对象有什么忌讳、礼节、恶欲等。一句话,即尊重与了解病人。

尊重的需要若不能满足会使人产生自卑、无助感,或者变为不满和愤怒。因此,医护人员应当尊重病人,避免那些会伤害病人自尊心的事情,如以床号代替姓名呼唤病人,在公开场合议论病人的隐私,无视病人的存在等。

4. 了解信息与参与过程的需要

病人,不管是门诊就诊还是住院治疗,都是进入了一个陌生的环境,而自己又要把患病的身体交给这个环境中的一群陌生的人来诊治。因此,作为一种减轻心理压力的需要,病人迫切希望了解医院的各项规章制度以及就诊、化验、治疗的地点,医生及护士对自己的病情的诊断、治疗和护理方案,所患疾病的预后,各种有关检验结果及其分析等等;其次病人还需要及时得知家人的生活、工作情况;同时还需要得到单位、领导和同事的工作及事业等方面信息。总之,病人需要得到来自医院、家庭及社会信息刺激和情感支持。因此医护人员应注意通过谈话、墙报、宣传手册等多种途径为病人提供必要的信息,更好地帮助病人适应环境,自觉主动地配合医疗和护理。

在旧的医护模式中,病人只是被动接受诊疗和护理的"靶子",而新的医护模式中,病人与医护人员的互动关系发生了变化,病人自己为维持生命、健康和完好而进行活动的自理能力被得到强调,而护理只是一种助人方式,是为了克服或预防病人自理缺陷发展的活动,或为不能自理的病人提供帮助的活动。尤其在心脑血管疾病以及心身性疾病的康复过程中,病人的参与不再是可有可无的,而是非常必要的环节。从心理学来看,病人有参与诊治过程,发挥自己克服困难的潜力,学习健康护理知识的愿望,实质上就是自我实现的心理需要在康复过程中的表现。

5. 被爱与被关心的需要

人患病后很容易出现自卑、孤独、凄凉的心境,平时付出爱给家人和朋友,此时却特别需要别人给予自己爱和关心,以得到心灵的慰藉和精神上的鼓舞,增强战胜疾病的信心和勇气。临床中偶尔见到一些自尽的病人，其实除了其身患重病或绝症的原因外，还常常与其缺乏家庭的爱与社会支持有关。

对于病人来说，医护人员的热情接纳，同事朋友的慰问探视，家庭亲人的关心照顾绝不是无关紧要的，而是缓解病人焦虑、紧张或抑郁的一种心理需要。

从新的医学模式的要求来看，医护人员充分利用查房、巡视的机会多与病人沟通，表达对他们的病情以及生活起居的关心不仅仅是义务，而且还是工作的职责和任务。

6. 适度活动与和谐环境的需要

住院病人被束缚在病房这个窄小单调的"小天地"里往往会产生单调乏味感。加之活动范围小，平日的工作和生活习惯被不同程度限制而处于被动状态，病人总觉得无事可干，加之疾病折磨，感到度日如年。因此，病人需要生活在一个和谐的环境里，不仅需要安静和舒适的医院生活，同时还需适当的活动，以调节和改善自己的心绪。医护人员可根据病人的具体情况和医院的客观条件，安排适当的活动，以调动病人的积极因素。

综上所述，了解病人的正常心理需要的一般规律有助于护理人员理解病人的行为，有助于根据需要的层次和问题的轻重缓急制定护理计划。虽然病人的正常心理需要是普遍的，但满足的方式可因人、因地、因时而异，护理人员应根据病人的具体情况调节护理技巧。

二、病人常见心理问题与护理

（一）焦虑心理

焦虑是一种内心紧张不安，预感到似乎将要发生某种不利情况而又难于应付的不愉快情绪，病人焦虑可进一步分为三类：

1. 期待性焦虑

即感到行将发生，但又未能确定的重大事件时的不安反应。如病人感到自己患病，但又尚未明确诊断，对自己患了什么病、病的性质和程度、预后情况不了解时的情境。这样的病人容易发生期待性焦虑反应。

2. 分离性焦虑

病人住院不得不与自己的配偶、子女、父母、家庭、同事以及熟悉的环境分离，暂时离开了维持心理平衡和生活需要的环境和条件，便会产生分离感，同时伴随情绪反应，特别是依赖性较强的老年人和儿童更为明显。

3. 阉割性焦虑

是一种自我完整性的破坏和威胁时所产生的心理反应。特别是需要手术的病人，最容易产生这类焦虑反应。

引起焦虑的因素有：①对疾病的病因、转归、预后不明确或是过分担忧。病人希望对疾病做深入的调查，但又担心会出现可怕的结果，他们反复询问病情，对诊断半信半疑，忧心忡忡，因而产生焦虑。②对某些对机体有威胁性的特殊检查不理解或不接受。病人对将要发生在自己身上的检查程序茫然不知，特别是不了解某项检查的必要性、可靠性和安全性，常引起强烈的焦虑反应。③手术所致焦虑。大多数病人对手术有顾虑和害怕，特别是愈接近手术日期，病人的心理负担愈重，焦虑和恐惧愈明显，甚至坐卧不安，食不甘味，夜不入眠。④医院环境的不良刺激，易使病人心情不佳，情绪低落。例如看到危重病人或是听到病友间的介绍，特别是看到为抢救危重病人来回奔忙的医护人员，产生恐惧和焦虑，好像自己也面临威胁。⑤某些疾病的临床表现如甲状腺功能亢进、更年期综合征伴有焦虑。⑥特质性焦虑，与心理素质有关。

一定程度的焦虑反应可以调动机体的心理防御机制，有利于摆脱困境。但是长期过度的焦虑会导致心理上不平衡，妨碍疾病的治疗和康复。

（二）恐惧心理

恐惧也是病人常见心理反应之一，表现为害怕、受惊的感觉，有回避、哭泣、颤抖、警惕、易激动等行为。生理方面可出现血压升高、心悸、呼吸加快、尿急、尿频、厌食等症状。

恐惧与焦虑的区别在于恐惧是有比较具体的危险或威胁，威胁不存在时，恐惧也就消失。

有些检查和治疗，如剖腹探查、骨髓穿刺、碘油造影、胃镜膀胱镜检查、放射治疗、截肢、摘除器官或切除病理组织等等，确实给病人带来疼痛、不适和痛苦。引起病人情绪过度紧张，难以接受检查和治疗，不能主动配合，惧怕检查和治疗带来副作用，甚至担心再添新病，影响诊治的实施。出现上述情况，医护人员应有针对性地进行心理疏导和心理护理，把可能给病人带来的痛苦和威胁作适当说明，并给予安全暗示和保证。同时还应向病人说明各种检查治疗的必要性，说明副作用与不治疗任病情发展两者之间的利害关系，以使病人权衡轻重，减轻惧怕心理反应并主动配合检查治疗。

（三）抑郁心理

抑郁是一种消极的情绪反应，常与病人的可能丧失和实际丧失有关联。抑郁的显著特征是心情低落，它是一种极为复杂的情绪障碍。作为病理性情绪，抑郁指持续时间较长的，同时心理功能下降或社会功能受损的消极情绪状态。

产生抑郁的原因包括：①抑郁多见于重危病人或有严重丧失的病人（如器官摘除、截肢或预后不良的病人）。②病情加重时常会产生抑郁。③易感素质者更易产生忧郁。这些人常性格内向，易悲观，将生活看得灰暗，总认为事情的将来会比现在更糟，缺乏自信，表现孤独。④病理生理因素。如分娩或绝经期的激素变化，某些疾病后感受性的增强（如流感、慢性疼痛等），均可能发生忧郁。⑤有些疾病目前没有好的治疗方法，虽经多种方法治疗，但一直疗效不佳，将急性病拖成慢性病。病人长期经受疾病折磨，非常痛苦，渐渐对治疗丧失信心，回避或拒绝治疗，任病情继续发展。这种情况并不少见。

任何疾病都可能出现抑郁心理，但并非都是有害的。患病过程中，抑郁可使病人重新分配能量，具有保护意义。但在恢复期，抑郁对病人的康复则是不利的，这时医护人员要充满同情心，以高度负责的服务态度温暖病人的心，努力使病人改变想法，引导和鼓励病人做些力所能及的活动，培养其兴趣，树立信心，使其看到希望，消除负性情绪反应。

（四）孤独感

孤独感或称社会的隔离。住院病人远离亲人，周围都是陌生人，与医护人员交谈机会较少，有度日如年之感，很容易产生孤独寂寞感。特别是长期住院病人感到病房生活单调乏味，有的整夜难眠，烦躁不安，有的干脆起来踱步。由于病房内病种形形色色，病情千变万化，更加重了病人的不安全感和孤独感。

医护人员应关心理解病人孤单寂寞的心情，耐心安慰病人，尽量满足病人的心理需要，安排亲人探访或陪伴，组织病友间交谈，多与病人沟通等。

（五）依赖心理

患病后病人大都产生一种依赖的心理状态。病人往往对自己日常行为生活自理的自信心不足，事事依赖别人去做，行为变得被动顺从；情感脆弱；一向独立、意志坚强的人也变得犹豫不决；一向自负好胜的人变得畏缩不前等。

病人的严重被动依赖心理对疾病是不利的，姑息迁就病人的依赖心理难以培养病人与疾病作斗争的坚强信念。医护人员应尽量发挥病人在疾病过程中的积极主动性。

（六）退化心理

退化心理或称退化状态。病人患病后有时会出现行为退化的表现，其行为表现与年龄和社会身份不相符。此时的突出表现就是孩子似的行为，其主要特征有：①高度的自我中心：把一切事物和有关的人都看成是为他而存在的。与这种自我中心平行的是情绪易激惹，要求增多。②兴趣狭窄：病人对环境和他人兴趣减弱，只对与他自己有关的事情感兴趣。③依赖别人：病人像孩子依赖大人一样依赖别人的照顾，即使自己尚能做的事情也不愿做，等待别人来服侍他。他的情绪不稳，有时反复无常。④对自身状况的全神贯注：病人老是想着自己的身体情况，对身体功能的轻微变化也特别敏感，对自己的食物、大便以及睡眠非常关心。

（七）猜疑与怀疑

猜疑是一种消极的自我暗示，它是缺乏根据的猜测，会影响人对客观事物的正确判断。猜疑还可以泛化涉及整个医疗过程，对治疗、用药、检验、护理等都作猜疑反应。听到别人低声细语，就以为是在议论自己的病情；对别人好言相劝也半信半疑，甚至曲解别人的意思；总担心误诊、怕吃错药、打错针等等。一些文化水平低的人群里还会有种种迷信色彩的认识，这就要求医护人员作耐心的解释，并以严谨的态度进行医疗处置，特别要防止受那些对医学似懂非懂、道听途说的一些解释的影响，怀疑临床诊断的正确性，认为治疗措施不对症下药。此类病人到医院就诊常常抱着"试试看"的态度，他们在就诊前可能道听途说了解一些肤浅的医学常识，甚至对自身疾病事先做了"自我诊断"，并确信不疑。当医护人员诊断与其"自我诊断"发生矛盾时，即怀疑临床诊断的正确性，进而对医护人员处理不感兴趣，不按处方服药，自服并不对症的药物。这种现象常发生于某些慢性病患者，且多见于那些虽经多次就诊，但一直未正确诊断的病人。对此类病人，医护人员应该向其讲述有关本病的病因、症状表现以及实验室检查阳性结果等，肯定诊断的依据，使病人相信诊断的正确性，消除病人的错误认识，激发其自觉的遵医行为。

第三节　各类病人的心理与护理

一、急性病病人的心理与护理

急性病病人是指发病突然，病情急而复杂多变，需要紧急救治的病人。该类病人的特点是起病突然、病情变化快或病势凶险，病人处于致伤、致残或死亡的威胁之中。抢救及时正确，病人生命获救，贻误时机则导致严重后果，因此病人处于高度的应激状态。

(一) 急性病病人的心理特征

急性病病人的心理特征，主要是指意识处于清醒状态的急诊病人的心理活动。急性病病人的心理活动较为复杂，有较为突出的心理问题。有调查显示，约有 50% 的急性病病人发生不良的心理反应，且这些心理反应受多种因素的影响。首先，是疾病本身所致的心理反应。不同原因导致的急性病，其心理反应又各不相同，急性病病人常见的发病原因有：①意外事件：如车祸、严重的工伤事故、房屋倒塌、火灾、水灾、地震等；②突发疾病：如心血管病、脑血管病、休克、大出血、高热、剧烈疼痛；③慢性病恶化：如癌症晚期、心肺功能衰竭、肝硬化合并肝功能衰竭、慢性肾功能衰竭等；④自杀未遂：如大量服药、服毒、投河、跳楼、上吊未遂等。其次，是治疗所致的心理反应。治疗过程中运用吸氧管、气管插管、呼吸机、鼻饲管、持续性静脉通道、强迫性治疗体位等，会使病人感到不适、影响与他人交往或某些感觉被阻断而产生"生不如死"的厌倦感、心理上的不安全感，甚至恐惧感等。再次，是病区环境所致的心理反应。繁忙、嘈杂的病区环境，如病室内放置的各种抢救设备和仪器、医护人员的来回穿梭、不分昼夜的采光照明、其他病人的呻吟不止等，都可能导致病人的高度焦虑、烦躁、失眠等；由于病区需避免交叉感染、保持安静等而谢绝探视，病人与亲友隔离，缺少外界信息、病室气氛严肃、医护人员忙于各种救护处置而无暇与病人充分交流、病人目睹其他病人的临终情景或亡故等，可导致病人产生孤独、恐惧、忧郁、厌世等。急性病病人常见的心理问题如下：

1. 惊慌恐惧

急性病病人大多是遭受突然的意外伤害、突然发病或病情急剧恶化而来医院就诊，病人缺乏足够的思想准备。他们通常表现出极度的惊慌失措、恐惧万分、十分紧张的情绪，意识范围狭窄，判断力下降，自觉症状明显。病人怕残疾、死亡，渴求立即得到医护人员的有效救治，对医护人员提出过高过急的要求，或大声呻吟以引起医护人员的重视。病人入院后常需进行一系列检查和采取各种综合治疗措施，如三大常规、生化检查、X 线透视、心电图检查、CT 扫描、核磁共振、超声波等诊断方法，大剂量的药物注射、测量生命体征、吸氧等治疗与护理措施，病人在一定时间内接受这么多平时不熟悉的医疗护理操作，就会产生恐惧情绪。大出血、四肢骨折、面部毁容等，最易产生惊恐。急性心肌梗死病人的心前区剧痛，常使病人感到濒临死亡的危险，产生十分明显的恐惧感。

2. 急躁情绪

急性病病人发病突然，病情严重，担心病情恶化，急切期望疾病尽快痊愈。病人表现为一进医院就要求医护人员明确诊断、药到病除、一针见效，因而对反复检查缺乏耐心，对医护人员常表现出粗暴或生硬的态度。

3. 焦虑不安

急性病病人起病急骤，自觉症状明显。例如，发热、疼痛、呼吸困难等躯体症状，导致病人焦虑不安，病人期望由有经验、医术高明的医生诊治；车祸伤、撞伤、摔伤等，需立即进行手术治疗时，病人缺乏思想准备，出现焦虑不安的心理，担心手术的痛苦、手术的安全性、手术后的并发症与后遗症、家庭经济负担，同时关心主刀医生的业务水平、医院的设备条件等。

4. 挫折抗治

急性病病人中部分因战伤、公伤、或突发事件造成残疾者，不能面对现实；个别自杀未遂的病人常因某些难言的内心痛苦而产生自暴自弃的挫折抗治心理。病人表现为暴躁、易怒、哭泣以及不合作和对立行为，常因一些琐事迁怒于医护人员、亲友、病友，不配合治疗，拒绝治疗或抢救，如将输液管、氧气管、胃管等拔掉，拒绝吃药、注射、洗胃，将家属端来的饭菜打倒等。

5. 孤独压抑

急性病病人因抢救和监护的需要，常需安置在抢救室或监护病房。病人孤身住在一个病房，远离病友、家属、亲戚、朋友，探视的时间受到限制，医护人员与其交流的机会有限，这些都使病人常有与世隔离的孤独感、压抑感。病人表现为烦躁、激动、易怒等，渴望有亲友、医护人员陪伴、关心和帮助。

（二）急性病病人的心理护理

1. 树立时间就是生命的观念，满足病人渴望救治的心理

急性病病人往往求医心切，害怕伤残、功能受损、死亡，处于高度的心理应激状态。护士应立即主动迎接病人，态度要热情、耐心、专注而严谨，以护士特有的专业成熟性与权威性稳定病人的情绪；询问病情时，应自然诚恳、沉着冷静、细致而有条理，在询问病史的同时应监护病人病情，并尽快采取相应的急救措施，使病人感到医务人员医疗水平高超；在救治过程中，护士应密切配合医生，镇静、果断、动作轻柔而准确、技术娴熟地进行抢救和护理，使病人感到医务人员技术可靠而增加信赖感和安全感；同时护士切忌在病人面前惊慌失措、大呼小叫、手忙脚乱，应向病人和家属多作解释和安慰，使他们尽快摆脱惊慌和恐惧心理。

2. 做好解释疏导工作，解除或减轻病人的心理压力

护士应充分理解急性病病人的心理特点，及时给予有效的心理指导。对拒绝治疗、愤怒、多疑等病人，应更加关注，可使用心理疏导、认知疗法等改变病人的错误观点，改善病人的心理状态，调动病人的主观能动性，使其积极配合救

治。对各项检查结果，应根据病人的不同个性采取相应的方式方法，将结果告诉病人和家属。对需进行急症手术的病人，应向病人和家属说明手术的紧迫性和必要性，适当介绍医疗方案。在手术前说明手术的目的、一般步骤，以及手术过程中可能产生的不适等，以消除病人不必要的顾虑和恐惧心理，增强病人和家属的信心，使其积极主动配合救治。

3. 加强保护性措施，尽量避免对病人的消极暗示

对特殊或严重的疾病，医护人员不应在病人面前随意谈论病情，应单独向家属或单位领导交代，做好保护性医疗工作；同时做好家属陪伴的工作，切勿在病人面前议论和流露，以免家属消极的情绪影响病人。对抢救无效死亡者，应先做好家属的工作，使家属有充分的心理准备并做好善后处理。

4. 创造良好的医疗环境，增强病人的安全感

护士应为病人创造整洁、舒适、安全、安静、优美的治疗环境。抢救室或监护室的灯光不宜过强，要尽量减少噪音，防止病人发生"重症监护（ICU）综合征"，如表现出烦躁不安、激动易怒、神志恍惚等。医务人员应尽可能地多接触病人，相互沟通交流，以解除病人的孤独感和压抑感；在不影响病人监护和治疗的前提下，鼓励家属和亲友前来探望，以解除病人的孤独、寂寞之感。护士对病人的饮食起居，应主动安排和照顾妥善，使病人感到医院的温暖。

5. 善于忍耐和自制，宽容病人的过激行为

护士应了解病人的心理挫折与抗治心理，这种心理是在忍着病痛与内心痛苦的双重折磨的基础上产生的。面对有挫折抗治心理的病人，护士应更加理解和宽容，对病人的过激言行，应忍耐和克制，切忌与病人争吵；但也应学会自我保护，避免被病人的过激行为所伤。即使对于自杀未遂或打架斗殴而致伤的病人，也应给予热情的治疗和护理，不能训斥谩骂、冷嘲热讽等，也不能迁怒和抱怨病人家属。

二、慢性病病人的心理与护理

慢性病一般是指由生物、心理、社会多种因素综合致病，病因复杂、起病缓慢、治疗见效慢、病情易反复、病程较长（超过3个月）或由急性病转为慢性过程的疾病。据联合国世界卫生组织的调查，在一般人群中因慢性病而致一定程度的躯体或心理功能缺损、影响社会适应者，约占80%左右。

（一）慢性病病人的心理特征

1. 期待心理

慢性病病人由于患病的时间较长，已适应了病人角色，能正视现实，不讳疾忌医，希望早日脱离疾苦。他们对疾病治疗表现出急于求成，寄托于医术高超的医生、新方妙药的问世，希望有医疗奇迹发生。在疾病治疗护理过程中，积极参与意识较强，有的会向医护人员提出过多的要求，如加大药物剂量、用更好的药物、更换治疗方案，或者自行求医、自行乱用药等。这类病人易与医护人员发生冲突而产生消极情绪，也易受社会庸医、巫医的诈骗和愚弄。期待心理是一个人渴望生存的精神支柱，是一种积极的心理状态，客观上对治疗是有益的。但要预防一旦期待的目标落空，病人会陷入迷惘之中，情绪消沉，甚至精神崩溃。

2. 悲观心理

慢性病病人随着病程和治疗的延续，其期待心理受到挫折，对治疗、对生活失去希望和信心。有的病人因病丧失了劳动能力，或疾病导致了形象改变，或因长期生活不能自理，病人情绪变得异常悲观。表现为抑郁寡欢、少言寡语、表情淡漠，对外界事物不感兴趣；哭泣不语或叫苦连天；有的病人自暴自弃、放弃治疗，甚至出现轻生的念头和行为。

3. 失助心理

患有不治之症或久治不愈的病人，对自己所处环境没有控制力并无力改变，产生无能为力、无所适从、听之任之、被动挨打的失助心理。病人的自信心和自我价值感丧失，表现出怨天尤人或淡漠、缄默不语的木僵状态，麻木不仁，或回首往事留恋人生，或默默告别人世。

4. 自卑心理

慢性病病人由于长期受疾病的折磨，家庭与事业均有一定的损失，因而产生强烈的自卑心理。自认为是家庭、社会的累赘，给家庭、亲人带来不幸，给社会及他人带来负担，产生沮丧、自责、自卑等心理，对生活失去热情和信心；有的病人表现为情感失控，好发脾气、挑剔任性、敏感多疑等。

5. 孤独心理

慢性病病人由于长期脱离家庭、单位及外界社会，来到医院陌生环境，与陌生人相处，且日复一日地重复着进餐、查房、服药、治疗、睡眠这样的疗养生活，因而感到单调乏味。尤其长期住院的病人，更是度日如年。病人深感自己的生活能力、社会能力下降，从而在心理上产生凄凉、被遗弃的孤独和无用感。

6. 依赖心理

慢性病病人在长期的治疗护理过程中，经历了对病人角色的适应过程，由于经常接触医护人员，持续用药，积累了一定的医学知识，因而表现为持续的对治疗护理、某些药物、他人的照顾等方面的严重依赖心理，有时以自我为中心。有依赖心理的病人往往对自己的病情、日常行为生活自理的自信心不足，当躯体不适时发出呻吟、哭泣，甚至喊叫，以引起周围人的注意，获得关心与同情；自己能料理的日常生活也要依赖他人去做，希望得到家人、朋友、护理人员无微不至的照顾与关怀；行为变得被动顺从；情感脆弱；一向独立、意志坚强的人也变得犹豫不决；一向自负好胜的人变得畏缩不前等。

7. 投射心理

慢性病病人的投射心理有以下两种：①内向型投射心理：病人将原本指向外界的本能冲动或情感转而指向自身，多见于性格内向的病人，表现为对恢复健康失去信心、自我压抑、心情忧郁沮丧、感情易冲动、责怪自己多于责怪别人。例如，有的病人将自己的不幸归咎于"前世作孽"，是"上帝"对自己的惩罚；部分抑郁症病人，发生自伤、自杀行为。②外向型投射心理：病人将自己遭受不幸的原因完全归咎于他人或周围的事物，或完全推诿于客观，表现为对身体情况的微小变化十分敏感，对其治疗和护理提出过高的要求；爱在人前滔滔不绝地谈论自己过去的"功绩"，对社会、他人过分地挑剔，对别人的好心劝导听不进去，固执己见，人际关系紧张，责怪别人多于责怪自己，常常责怪医护人员、埋怨陪伴家属。

8. 习惯化心理

习惯化是一种心理定势，病人患病之初，总幻想自己并没有患病，可能是医生搞错了，这是习惯性思维造成的。但慢性病病人长期住院治疗或长期休养，适应了受人照顾的"习惯化"行为，当疾病好转后，仍认为自己没有完全恢复，不愿出院，形成了"病人角色"的习惯化。病人进入"病人角色"这一心理适应过程本身对慢性病病人是有好处的，因病人能面对现实，执行医嘱配合治疗。但病人也容易从心理上安于这种现状，失去与疾病作斗争的主动性和康复的动机，在心理和行动上处于休息状态，从而减弱了自身内在的抗病力和免疫功能。因而这种"习惯化"的心理和行为对慢性病病人的疾病恢复和心理健康是不利的。

（二）慢性病病人的心理护理

1. 用科学的健康观念促进病人产生康复的动机

护士应注意采用多种有助于病人心理康复的教育措施，例如向病人讲解健康的概念，提高病人的认知水平；充分利用慢性病病人资源，安排"病友康复交流会"，请典型病例病人介绍重视心理健康对疾病恢复的益处，以此激励和带动同类慢性病病人产生康复的动机。

2. 用耐心细致的言行关爱病人并避免角色同化

护士应为病人创造幽雅的治疗环境、丰富的住院生活；更应耐心细致、态度和蔼、语言亲切、动作轻柔地加强护理，使病人生理上舒适，心理上也减轻孤独感、失助感等。对于情绪易波动或有过激言行的病人，护士应给予理解与同情，并主动深入病房了解病人的需要，力所能及地满足病人合理的需求。同时，护士应将对慢性病病人的同情隐藏在心理，要善于控制自己的情绪和情感，不要因病人的影响而身临其境，表现出愁眉苦脸、无可奈何的状态，从而加重病人的心理负担。因此，护士应持乐观的人生态度、饱满的工作热情、耐心细致的言行、坚韧的信心和决心等感染和激励慢性病病人。

3. 用激励链的方式渐进地调动病人潜在的内动力

对于因病情反复和病程长而失去治疗信心的病人，应给予更多的安慰，并充分运用激励的有关理论给予病人以鼓励。激励来源于动机理论的基础，而"链"的作用就是不断，将激励连接起来就形成激励链。因此，护士要善于观察和发现病人每一次的进步，哪怕是一点微小的认识或行为进步都要及时地给予肯定和鼓励。同时，还应将这种方法教会病人的家人、病人最信任的人或最接近的人，因为多数慢性病病人处是在家中或社区，用这种激励链的方式强化病人的积极行为，渐进地调动病人的内动力，巩固和强化病人恢复健康的信心。

4. 积极倡导和实践"慢性病自我管理"

慢性病的自我管理可使病人从自我护理的活动中感受到自己具有活动的能力，从自我护理的效果中获得成功的喜悦，因而对疾病的恢复充满信心，有利于病人的身心健康。护士为病人设置身心健康的课程，与病人共同建立康复的目标，教给病人自我护理、自我管理所需的知识、技能、信心，以及与医护人员交流的技巧，促进病人从主观上产生"我要做力所能及的事"的愿望。有意识地将一些卫生保健活动、家务活动让病人去做，并逐渐过渡到主要依靠自己解决慢性病给日常生活带来的各种躯体和情绪方面的问题，从而消除自卑、悲观的心理，使病人早日重返家庭和社会。

∽∽

链接：慢性病自我管理

首先护士应主动与病人建立良好的护患关系，使病人感到亲切、安全，为开展自理活动打下基础。通过与病人进行沟通交流和观察，全面了解病人的健康状况、心理状态、对疾病与健康的认识、自护能力等，掌握病人的心理特点及需要。随着病人角色的适应，护患关系的更加密切，病人对护士产生了信任感后，适时地、逐渐进行自理意义的宣传和自理行为的指导。对病人的自理行动给予及时而恰当的鼓励，培养病人自理活动的积极性，护士与病人及家属共同参与病人自我护理目标及措施的制定。随时了解病人的自我护理情况及实施自理措施的效果，适时给予病人以鼓励，提高自理、自健活动的情趣。针对病人的具体情况，逐渐增加自理的内容和进行必要的保健指导，使病人尽快地达到全面自理而尽早恢复健康。

5. 帮助病人克服习惯化心理

护士既要帮助病人积极配合治疗，又要鼓励他们进行适当的活动；既要劝说病人安心治疗，又要鼓励他们为以后恢复工作进行准备。可采用支持性心理护理法、自我调整法、奖励法等，使病人摆脱依赖心理，克服习惯化心理，鼓励病人逐渐淡化"病人角色"，恢复正常的心态。

6. 鼓励病人积极治疗原发病

护士根据病人的具体情况，介绍有关的疾病知识、疾病的发展过程，使病人认识到疾病的治愈需要一个过程，让病人能够安心地配合治疗；对于求医心切或者自行求医、自行乱用药等病人，应理解和保护病人，给予及时正确的引导；根据病人实际情况加强功能锻炼，使病人最大限度地恢复身体各项功能。

7. 增强病人的适应和应对能力

心理护理的目标是让病人在认知、情感、行为方面发生变化，而病人的主观因素是起决定性作用的。因此，护士的责任是调动病人的积极性。护士通过自己的语言、态度、行为、护理技巧等产生正性的心理效应，去改变病人的心理状态，消除不良的情绪，帮助病人适应新的环境。帮助病人学习有关心理健康的知识；培养良好的性格，提高心理素质，具有应付、承受及调节各种心理压力的能力；建立科学的生活方式，如生活规律、经常运动、不吸烟、少饮酒、戒毒、戒赌，胸怀坦荡，工作生活有张有弛等；创造良好的家庭环境，如生活、学习、休息、娱乐条件，家庭成员之间和睦相处、关心照顾等；建立个人健康档案，指导病人根据自身条件、情况，制定心理健康计划，并做好定期自查、记录存档。

8. 保持与病人之间的联系

可通过随访、电话、书信、E-mail等方式向病人提供持续性的多种心理护理服务，动态地观察和了解病人的健康状况，随时解答、指导病人提出的问题，及时提供新的诊疗信息，用护患友谊和真情促使病人保持乐观的人生态度。

三、手术病人的心理及护理

手术是治疗疾病的重要方法之一，是一种有创伤的医疗手段，其后果如手术的效果、并发症的发生及康复时间等均有很大的不确定性。手术对于面临手术的病人是一种严重的心理应激，它通过心理上的疑惧和生理上的创伤直接影响病人的正常心理活动，并由此对病人手术后的康复产生影响，甚至决定手术的成败。因此，护士应及时了解手术病人的心理特点，采取相应的心理护理措施，减轻病人的消极心理反应程度，使病人顺利渡过手术难关，取得最佳手术效果。

（一）手术前病人的心理及护理

1. 手术前病人的心理特征

（1）焦虑与恐惧　术前病人最常见的心理反应是焦虑与恐惧，其临床表现为愁眉苦脸、唉声叹气、忧心忡忡、顾虑重重、食不甘味、辗转难眠，个别病人手术前还可出现血压下降、四肢发凉、颤抖、大汗淋漓、呼吸心跳加快甚至休克等。

❀❀

链接：术前焦虑

国内学者研究结果发现，大多数择期手术和病情稳定病人术前有明显顾虑，占76%；必须手术和病情严重者术前顾虑较小，占24%。国外一些研究结果表明，病人入院24小时内焦虑程度很高，经艾森克人格调查表（EPQ）测查，情绪不稳定者焦虑程度高，而且焦虑持续时间相当长，一般需5天或更长时间才能适应术前各种应激刺激（Wilson Barnet，1978）。

术前焦虑的原因是多方面的，国内资料一般认为：①病人对手术缺乏了解，占90%以上；②病人对手术缺乏信心，怀疑手术效果；③病人怀疑医护人员的技术和经验；④病人害怕术中疼痛难忍，占30%；⑤其他方面，如家庭关系、单位人际关系、治疗费用、今后工作、环境等。国外对术前恐惧的研究发现：62%的病人担心麻醉出问题；15%怕开刀；23%为其他原因，如怕离开家庭、对医院环境恐惧、担心疾病加重等（Rawsay，1972）。

临床研究表明，病人术前的这种焦虑和恐惧，将直接影响手术效果。术前焦虑的程度与术后效果之间存在着"U"字型的函数关系。即术前焦虑水平很高或很低者，术后的心身反应大且恢复慢，预后不佳；术前焦虑水平适中者，术后结果最好（Janis，1958）。手术对不同病人产生的焦虑反应也不一样：少年儿童害怕手术引起的疼痛；老年人多为手术的风险而担忧；青壮年对手术的安全性、疗效、并发症、手术后康复等问题而感不安；妇女常担心术后的内分泌功能紊乱而影响夫妻关系等。

❀❀

（2）择优与依赖　部分病人把自己的命运、手术的效果与医生联系在一起，渴望医术高超的医生为自己做手术，挽救自己的生命。因此，病人到处打听医生的情况，了解医生的医术，甚至托人要求某医生为自己做手术，认为选择了医术好的医生，就有了安全感，手术就有了成功的把握。病人一旦选择了自认为满意的医生，对手术的危险性、术后并发症的可能性，就缺乏足够的心理准备，一切依赖于医生。同时，在术后的治疗康复过程中，过分依赖医生、护士及他人的照顾，不愿做过多的意志努力。

（3）自责心理　部分病人认为自己的疾病和手术给家庭、亲人带来了不幸，给他们增加了经济和其他方面的负担，是家庭、亲人的累赘，因而感到自责。

2. 手术前病人的心理护理

术后病人的心理护理应注意以下几个方面：

（1）*力求取得病人的充分信任*　医护人员应耐心地与病人及其家属进行交谈，认真听取病人的意见和需求，以评估病人的心理反应、手术动机及应对方式，建立起良好护患关系。并向病人及家属解释手术的必要性、安全性、手术与否对健康的影响等，尤其是对手术的安全性应作一定的肯定或承诺，应以咨询的权威性和良好的护患关系获得病人及家属的充分信任。

（2）*提供有关手术治疗的信息*　医护人员应及时向病人及家属提供与手术有关的信息，包括：①详细介绍病人的病情，进一步阐明手术的重要性和必要性，尤其对手术的安全性做出恰当的解释；对于手术复杂、危险性大的病人，应介绍医护人员确定最佳手术方案的过程，并强调病人在手术中的有利条件，使病人及家属感到医护人员对其病情十分清楚，对手术极为负责；对于某些可选择性手术的病人，应向病人介绍手术与其他治疗方法的利与弊，让病人自己做出是否手术的选择。②介绍手术医生及参与手术人员的情况，以满足病人的择优心理。③提供有关医院规章制度情况，以使病人及家属了解医院的有关要求，尽早进入病人角色，适应医院环境。④提供病人手术后生活护理的人员与物品准备等信息，以减轻病人的焦虑程度。⑤采用恰当的语言、观看手术录像、请术后恢复良好的病人现身说法等方式，使病人在较轻松自如的气氛中了解手术过程中真实的体验、术后的护理措施及对病人的具体要求等。⑥在提供信息的同时，医护人员应随时评估病人的理解能力、做出决定的能力以及病人的焦虑水平。焦虑程度高的病人往往理解能力低，应及时与病人进行耐心的交流，以纠正其各种误解和疑虑，使之全面、正确理解术前各种信息。

（3）*帮助病人学习行为控制技术*　常用的行为控制技术有：①放松疗法、深呼吸、咳嗽练习、分散注意法、认知行为疗法等能够有效地对抗焦虑，是减轻术前焦虑、术中痛苦感和手术后的某些不适的最常用方法。②示范法，即病人通过学习其他病人是如何克服术前恐惧，取得最好手术效果的事例，掌握一些战胜术前焦虑的方法。一般可采用观看克服术前焦虑录像或请手术成功的病人介绍经验。根据内容的不同，示范法分为三种模式：一是驾驭模式，即没有恐惧地通过手术；二是真实焦虑模式，即于术中和术后表现出中度、真实的痛苦；三是应对模式，即开始有焦虑，但由于采用了一些积极应对方式而减轻了恐惧，成功地渡过了手术。一般认为，应对模式比较反映实际，更易调动病人克服术前焦虑的积极心理因素。护士在为病人进行了行为控制技术后，应安排适当的时间与病人共同讨论，以便评估病人对这些方法的掌握程度及观察效果。

（4）增强和巩固病人的社会支持　安排与已经手术成功的病人同住一室；安排家属及时探视；引导领导、同事和朋友对病人进行安慰和鼓励；条件具备时，也可允许病人家庭成员在手术现场，均能减轻病人的术前焦虑，增强其战胜疾病的信心，但应注意避免消极暗示。

（5）避免手术室环境的消极影响　手术室环境应保持整洁寂静，床单无血迹，手术器械要掩藏。接送病人过程中要有专人陪伴，切忌将病人晾在一边。医护人员谈话应轻柔和谐，遇到意外事件时应保持冷静，切忌惊慌失措、大声喊叫，以免产生消极暗示，造成病人紧张。

（二）手术后病人的心理及护理

1. 手术后病人的心理特征

（1）烦躁心理　病人手术后由于伤口疼痛、身体虚弱、身体移动或活动受限、不敢咳嗽和深呼吸等，因而会出现情绪烦躁、心境不佳。

（2）退化心理　部分病人因手术刺激，强化了"病人角色"，可出现心理退化现象，表现为疼痛反应极为强烈，疼痛时间延长，对各种不良刺激的耐受性降低等。

（3）抑郁心理　部分病人把术后的不适感，作为判断手术成功与否的臆想标准。如果对术后的一些正常感觉和反应没有正确的认识，误认为手术失败，即可产生抑郁心理，表现为悲观失望、自我感觉欠佳、睡眠障碍、缺乏动力、兴趣丧失、自责想死，甚至出现自杀行为。

（4）投射心理　常见于急性外伤手术后病人，在手术后早期，病人可能对周围一切以及自己的伤势反应淡漠，表现为无欲状；在数小时或数日之后，病人感受到躯体的不适而表现出紧张、恐惧、悲痛、悔恨等心理；在恢复过程中，病人的心理压力与日俱增，当想到自己将要或已成为残疾人、今后无法工作和学习、生活不能自理、而要长期依靠他人和连累亲人时，病人常表现出伤感情绪，怨恨、愤怒心理，自责或责怪他人。

（5）缺失心理　部分特殊手术的病人，手术后常产生缺失心理。例如，生殖器官切除术后的病人，可能产生阉割心理；中年男子前列腺手术后，可能引起性功能障碍和性心理障碍；女性乳房根治术后，常因乳房的缺失而担心体像改变和家庭关系等产生抑郁情绪；颈部手术后病人，可能出现失声和语言障碍；截肢术后病人，常有患肢症或患肢痛等。

2. 手术后病人的心理护理

除了疾病的严重程度、手术操作技术、术后护理以及有无并发症等因素影响手术病人的预后外，心理因素也可直接或间接影响手术预后。因此，护士应根据病人具体病情和心理特点，进行以下几个方面的心理护理：

（1）及时反馈手术情况　当术后病人一回到病房或麻醉苏醒后，护士应立即告知病人手术已顺利完成，病灶已切除，达到了手术目的，让病人放心。应向病人多传达有利疾病恢复的信息，有针对性地解除病人的疑虑，给予病人鼓励和支持。

（2）正确处理术后疼痛　疼痛的主观感觉个体差异较大，与病人手术部位、方法、个体疼痛阈值、以往经验和耐受力等有关。护士应根据病人的情况，从每个具体环节来减轻病人的疼痛。护士应及早告诉病人术后几天伤口较疼痛，让病人先有心理准备；对于那些不能忍受疼痛而焦躁的病人，应给予同情和理解并引起重视；对于有些强忍疼痛而不愿言语表达的病人，应从表情、姿势等非语言表达方式观察疼痛的情况，及时给予恰当处理。应积极给予镇痛剂减轻疼痛，一般术后6小时内给予镇痛剂可大大减轻术后整个过程疼痛；暗示是一种减轻疼痛的有效手段，护士应积极采用自我暗示疗法，指导病人暗示自己"术后疼痛是一种正常情况，是暂时的"；应鼓励病人运用术前学习的行为控制技术，如深呼吸、分散注意、放松技术等；适当地帮助病人按压伤口，鼓励病人咳嗽排痰，以减轻咳嗽时伤口疼痛及伤口裂开的顾虑；根据需要为病人播放喜欢的音乐以减轻疼痛。

（3）预防术后不良反应　部分病人因手术刺激产生一种心理缺失感或不完整感而出现抑郁状态，表现为不愿说话、不愿活动、易激惹、食欲不振、睡眠不佳等。病人的这种心理状态如果不予及时地调整，必将影响病人及时下床活动，从而影响病人循环、呼吸及消化等功能，容易产生营养不良、静脉血栓形成或继发感染等不良反应。因此，对于抑郁病人，要准确地分析病人的性格、气质和心理特点，主动关心和体贴他们。尤其对某些生活不便的病人，更应耐心细致地照顾，从而调动病人的主观能动性，预防发生不良反应，争取早日恢复健康。

（4）帮助克服消极情绪　部分病人手术后可能造成机体某些生理功能的破坏或器官的残缺而产生缺失心理，尤其是突然致残会给病人心理上带来巨大的创伤。因此，对可能致残的病人，护士应在术前交代清楚，术后加强心理疏导，鼓励病人积极对待人生，给予同情和支持，并应提出进一步的补救措施，例如安装假肢、假乳房、假眼球等整形美容术，让病人看到希望，勇敢地面对现实、接纳现实。

（5）加强术后健康教育 部分病人术后会出现病人角色强化、依赖性增强、行为退化等心理反应，因而表现为害怕伤口疼痛和裂开，不愿或不敢早期下床活动、也不愿生活自理，甚至不愿离开医院，怕有生命危险。对于这类病人，护士应加强自我护理教育，减少病人角色强化行为，调动病人主动性，鼓励并协助早期活动，以促进其痊愈。对于将要出院，但其各方面功能仍未完全恢复的病人，护士应向病人详细介绍出院后自我护理的知识和技能，如活动的时间、方法及注意事项，饮食的要求，伤口的观察与护理，随访时间等。

四、传染病病人的心理与护理

传染病病人作为传染源可通过直接或间接的途径将病原体传播给他人，为了避免疾病的传染和蔓延，对传染病病人都应进行隔离治疗。患传染病后，病人不仅要忍受疾病的痛苦，而且还要忍受的是自己成了威胁他人的传染源，如果是性传染病，还要涉及社会、伦理及家庭等方面的问题。因此，护士应明确传染病病人的心理变化，并给予有针对性的心理护理。

（一）传染病病人的心理特征

1. 自卑与孤独

传染病病人一旦进入病人角色，立即在心理上和行为上都与周围的人划上一条鸿沟，自己成了人们惧怕的传染源，感到自己成了人们讨厌的人，不受人们欢迎的人，因而自我价值感突然降低而产生自卑心理。同时，为避免传染病的传播和蔓延，对传染病病人进行隔离治疗，使得病人因被剥夺了社会交往的机会、失去了社会系统的支持、离开了熟悉的家庭和工作、学习环境等而产生孤独心理。

2. 羞愧与回避

许多传染病病人害怕别人鄙视和厌恶自己，不敢说出自己所患的疾病，如把"肝炎"说成是"胆道感染"、把"肺结核"说成是"肺炎"等。尤其是性传染病病人多有违反社会规范的行为，常受到社会舆论的谴责、家人的谩骂、同事的议论，因而在人们面前感到羞愧，对家人感到内疚。因此，病人怕秘密暴露，被人耻笑和鄙视，求医时常隐姓埋名、遮遮掩掩、吞吞吐吐，并恳求医护人员为其严守秘密。

3. 急躁与愤懑

部分传染病病人病情较重，担心病情恶化，急切期望疾病尽快恢复而产生急躁情绪，他们渴望早日解除隔离，痊愈出院；也有部分病人产生愤懑情绪，悔恨自己疏忽大意，埋怨病人传染给自己，甚至怨天尤人，认为自己倒霉。有这种急躁和愤懑情绪的传染病病人，易激惹，爱发脾气，有时易迁怒于其他的人和事，甚至挑剔医护人员。

4. 悲观与疑虑

部分传染病病程较长，根治较困难，并有难以治愈的后遗症，病人极易产生悲观心理，甚至出现抑郁状态；也有部分病人住进传染病病区，怕其他病人传染自己，处处小心，十分讲究卫生，对周围的事物特别敏感，对医护人员的谈话、同病室病友的病情十分关心。

（二）传染病病人的心理护理

1. 指导病人科学地认识传染病

护士应理解传染病病人的心理特点及其情绪变化的规律，及时向病人及其亲朋好友讲解所患传染病的知识，包括传染病的致病源、传播途径、预防措施、治疗手段、护理措施等。指导病人以科学的态度认识传染病的危害性及隔离的意义，自觉遵守隔离制度，逐渐适应暂时被隔离的生活，积极配合治疗，争取早日康复。

2. 努力创造良好的探视条件

在医院接受隔离治疗期间，传染病病人只能在规定时间和亲朋好友会面，因而病人常会感觉到被剥夺了社会交往的自由、失去了社会系统的支持等。为消除有碍于疾病好转和康复的消极心理，护士应尽量为传染病病人创造良好的探视条件，如开设电视探视服务、适当增加探视次数、不要随意中断病人与探视者的交谈等。同时，通过适当的解释工作，让探视者正确认识传染病的相关知识，解除探视者的顾虑，并鼓励传染病病人的领导、同事和朋友，在医护人员的指导下多与病人交流，给予病人更多的安慰和鼓励，尽可能地满足病人的需要。

3. 鼓励病人树立战胜疾病的信心

由于病人被隔离治疗，他们感到医护人员是他们精神上可靠的支柱。因此，医护人员要经常到病室与病人交谈，鼓励和安慰病人，劝慰病人积极配合治疗，增强战胜疾病的信心。要正确对待性传染病病人，既要积极治疗，又不要歧视、羞辱他们，并帮助他们认识不道德行为对自己、社会、家庭带来的危害，病愈后不应再有不道德行为。

4. 积极预防病人的心理创伤

医护人员在工作中，在保护好自己的前提下，应当勇于和病人接触。如果在操作中有必要采取某种防护措施，也应当向病人解释其目的和意义，尽量减少病人的自卑和疑虑。医护人员的过分防护，会增加病人的自卑感，不利于良好医患关系的建立。总之，护士必须注意在病人面前不能有丝毫怕被传染的言语、表情和行为，防止病人因被隔离而造成不良的心理创伤。

五、重症监护病人的心理与护理

重症监护室（ICU）是收治危重症病人的场所，是一个特殊的护理环境。由于危重症对生命的威胁、陌生环境的刺激、各种治疗的创伤和痛苦、无亲人陪伴等综合因素的作用，导致病人出现较为复杂的心理问题，因此，护士了解 ICU 病人的心理状态及特点，实施有效的心理护理，可促进病人转危为安。

（一）ICU 病人的心理特征

1. 恐惧不安

这是病人进入 ICU 早期最突出的心理问题，尤其表现在初入病房的第 1~2 天，以后的几天内可反复 1~2 次。病情危重而神志清醒的病人对陌生环境及多种刺激因素极其不适应，如眼见自身躯体连接的导线、引流管、氧气管、输液管等，耳闻监护仪不断发出的噪音和报警声，经历频繁检查、复杂治疗、反复操作、无亲人陪伴，目睹病友病情加重或死亡，感受医护人员的特有装束和紧张的工作气氛等，极易产生紧张和恐惧心理。病人常表现出受惊、恐怖、紧张的情绪和各系统的失调症状，如哭泣、逃避、警惕行为及颤抖、易激动、呼吸急促、失眠、胃肠功能紊乱等。

2. 人格受限

这是 ICU 病人常见的心理问题。由于治疗导致病人不仅要面对各种监护仪器和设备，而且身体上还附着多条治疗导管，因而对病人个人而言，其身体存在毫无隐私的问题；同时，由于疾病和治疗的需要，要求病人采取一定的强迫体位，使病人感到自由受限、自尊感低下，表现出羞愧、难为情、无可奈何的表情。

3. 孤独抑郁

这是病情反复、恢复较慢的病人较为突出的心理问题。病人一方面因对疾病的治疗或恢复产生怀疑而失去信心，另一方面因隔离治疗导致社交障碍，因而病人感到失去工作能力和自理生活能力，忧虑家庭，表现出对一切事情都不感兴趣、情绪低落、自我评价过低、消极意念增强、反应冷漠、不愿交谈或拒绝治疗等。

4. 依赖焦虑

这是将要离开 ICU 的病人较为常见的心理问题。危重病人对生命具有强烈的欲望，经过在 ICU 得到精心的治疗和护理，其生命安全有了保障，也熟悉和习惯了 ICU 的环境。部分 ICU 病人由于对离开 ICU 缺乏足够的心理准备或已对 ICU 产生了依赖，怕在离开 ICU 后出现不安全而产生焦虑反应，因而表现出不愿离开 ICU，依赖于 ICU 的治疗与护理，出现幼稚、退化行为，希望得到护士的全面照顾，不愿通过自身一点点的努力来配合诊疗。例如，不自主翻身，甚至有的病人宁愿被动吸痰也不愿自己咳嗽等。

（二）ICU 病人的心理护理

1. 采取预防性的措施使病人进入角色

对于清醒病人应在进入 ICU 前进行心理评估，了解病人的个性心理特征，以便病人进入 ICU 后有针对性的护理。对于手术病人应进行术前探访，由护士陪同参观并介绍 ICU 的环境、仪器设备、医护人员的治疗和护理情况等，透过监视屏观望 ICU 中意志坚强的病友，以科学和实事求是的态度耐心地解答病人提出的问题，以赢得病人及家属的信任。通过这些措施可在一定程度上解除病人的担心与顾虑，从而减轻进入 ICU 病人的恐惧不安心理，以便于病人尽快进入角色。

2. 模拟训练和应用必要的非语言交流

必要的非语言交流模拟训练，使 ICU 病人在语言交流障碍的情形下，通过非语言交流达到交流目的，让病人得到基本的生理与心理满足。对气管切开或气管插管的病人，护患之间可用约定手势理解对方的意愿，达到沟通和满足病人需求的目的，从而避免非语言交流盲目性与交流障碍加重病人的烦躁和焦虑情绪。同时，还可与病人约定用简单的文字或图示、数字作为需求问题的代言，以取得护患双方的心理默契。

3. 改善 ICU 环境以减少各种刺激因素

医护人员说话的音调应平和低声，不谈论与工作无关的话题；工作态度应沉稳，表情应冷静，举止应自然大方，技术操作应轻柔。由于部分 ICU 病人全身裸露，所以护士在做各种治疗或护理操作时，要尊重患者，尽量减少暴露部位，必要时应用屏风遮挡或让其穿上病员服，以保护其隐私。仪器设备应调试到最小音量，应尽量避免摆放在靠近病人头部的位置；暂时不用的仪器设备应关掉，尽量存放在避开病人视野的位置。尽量避免使病人看到同病室危重患者被抢救的场面，以及其它危重病人排出的体液与分泌物等。夜间应使用光线柔和的照明灯和地灯；也可根据病情调整最佳舒适卧位和局部按摩的次数，必要时给予镇静剂，以缓和患者的紧张情绪。有条件的医院，可设置室外阳台以放置花卉、盆景或室外花园，让绿色植物和鲜花的生机与色彩给病人带来希望，激发病人调动机体的潜在动力，积极配合治疗与护理，促进早日康复。

4. 增进与病人的交流以满足其心理需要

护士可根据患者的病情、社会地位、文化背景等因素选择合适的交流方式，准确判断患者所要表达的意图，及时给予解答，减轻患者的精神负担和疾病痛苦。护士一方面应通过病人的眼神、表情、音调、手势、体态等非语言交流，体察病人的心态与需求，给予病人及时、恰当、有效的护理。另一方面，还应积极创造病人与亲人、朋友沟通的条件，如设立亲友接待日，向他们介绍病人的情况；每日定时开放可视监控仪，让亲友直接观看病人在 ICU 的治疗与护理情景，并酌情让他们进行简短的通话；可建议病人的亲友利用现代化科技手段或产品与病人进行沟通，如录音、录像、照相手机、数码相机等；如无上述条件，护士应及时转达亲友对病人的问候、信件及小礼物等，尽可能地让病人直接面对来自亲人、朋友等社会支持系统的关爱与鼓励，以满足其心理需要，并增强其战胜疾病的信心。

5. 建立撤离 ICU 病人的告知和探访制度

对于即将撤离 ICU 的病人，护士应做好告知工作，告诉病人撤离 ICU 的必要性、可行性、安全性及需要病人的积极配合等，使离开 ICU 的病人有足够的心理准备。对 ICU 产生依赖而怕离开的病人，除采取上述措施以外，还应用激励的方式渐进地调动病人的主观能动性，护士要善于观察和发现病人每一点进步，并应及时地给予肯定和鼓励，以巩固和强化病人离开 ICU 的信心，从而减轻病人对离开 ICU 的焦虑反应程度。同时，应建立对撤离 ICU 后的病人进行定期探访的制度，既可达到解除撤离 ICU 后病人的后顾之忧，巩固护患关系，又可以此影响和安慰拟进入 ICU 的其他病人。

六、肿瘤病人的心理与护理

近几十年来，人类疾病谱在世界范围内发生了变化，恶性肿瘤在死因顺位中占第三位。研究表明，恶性肿瘤的发生、发展和转归与社会心理因素有着密切的关系。因此，护士应了解恶性肿瘤病人的心理特点，采取相应的心理护理措施，减轻病人的消极心理反应程度，尽最大努力争取治愈和康复，或者尽可能地延长病人生命，提高生命质量。

（一）肿瘤病人的心理特征

1. 确诊前的心理反应

（1）恐惧回避心理 确诊前疑为恶性肿瘤时，病人可能会因潜在的"恐癌"

意识而回避事实，就诊时避重就轻，不积极检查，将病情合理化等，这些均对早期诊断不利。

（2）期待性焦虑 病人若发现患有恶性肿瘤即会同时产生急于求证的焦虑情绪，常有坐卧不安、失眠、食欲下降等，表现为急于四处求医，奔波于很多医疗机构和医生之间进行检查、咨询，常常踌躇于是否为恶性肿瘤的矛盾心理之中，这种心理状态可一直持续到获得疾病真相时为止。

2. 确诊后的心理反应

（1）休克-恐惧 一旦确诊为恶性肿瘤后，病人受到极大的心理冲击，认为患了恶性肿瘤就是"判了死刑，缓期执行"。有些病人会感到心慌、气短、眩晕，甚至呈木僵状态，表现出惊恐万状、绝望、万念俱焚、烦躁不安、悲伤痛哭、茶饭不思，逢人便询问以求证实，甚至出现情绪休克。

（2）否认-怀疑 当病人从剧烈的心理刺激中平静后，便开始怀疑诊断是否正确，因而，病人常常怀着希望到处求医，极力想否定恶性肿瘤的诊断结果，拒绝承认残酷的现实，甚至继续工作学习，以暂时维持心理平衡，这是借助否认机制应对因恶性肿瘤诊断所造成紧张和痛苦的自我防御反应，病人常表现为情绪紧张、坐卧不安等。

（3）愤怒-沮丧 当确认恶性肿瘤不可更改的事实后，病人常表现为愤怒、暴躁、易激惹，甚至出现攻击行为，如向亲友或医护人员大发脾气、骂人、摔物等，病人的社会习惯、饮食、睡眠规律均会受到干扰。病人还可表现为沮丧、悲观绝望，觉得活着没意思；有的病人"明乐暗悲"，表现为开朗而乐观，或四处旅游、尽情享受生活，或加紧做未完成的工作，内心却波动剧烈，极度绝望，甚至有轻生的念头和自杀行为。同时，还存在悲观心理的"社会偶联"现象，病人的亲戚朋友、邻里同事等，一旦得知他患了恶性肿瘤都不由自主地产生同情心理，且抱着"永别"的心情去探视他，甚至过去关系疏远者也纷纷携物相送，以示关爱。然而病人在这种反常环境里，会认为疾病严重，使悲观情绪加剧，形成了使病人难以自拔的"恶性循环"。

（4）接受-适应 病人经过痛苦之后逐渐面对现实，强烈的生存欲望促使病人主动求医、遵守医嘱、配合治疗及护理，并寄希望于出现医学奇迹，有康复的可能。随着时间的推移，病人的情绪开始逐渐平静，但大多数病人不能恢复到发病前的情绪状态，长期表现出抑郁和悲伤，这些情绪反应可一直持续于整个治疗过程。

3. 晚期恶性肿瘤的心理反应

（1）恐惧绝望 随着病情的恶化，机体功能逐渐衰退，病人可表现为衰弱、疼痛等。或由于手术对病人形体和功能的损害，或采用放疗和化疗的治疗反应与毒副作用，如乏力、恶心呕吐、脱发、疼痛、厌食等。病人会感觉到自己已是绝症晚期，不久将告别人世，因而极度恐惧和绝望。

（2）消极等待 病情进一步恶化，病人认为自己即将告别人世，对治疗已没有信心，拒绝治疗或被动接受治疗。有的病人能平静地安排自己的后事，有的情绪反应还会加剧，甚至产生中枢神经系统的功能障碍，如定向力障碍、智力障碍、精神错乱、幻视幻听、谵妄、嗜睡和人格改变等。

（二）肿瘤病人的心理护理

1. 让病人科学地认识疾病以保持良好的心态

心理因素可以致病，而疾病又反作用于人的心理状态。不少恶性肿瘤病人有过长期不正常的情绪状态，尤其是过度紧张和过度忧郁的历史。近年来提出的"C型个性"，被认为是癌症易患人格，其表现为合作的，惯于自我克制，情绪压抑和内向、防御和退缩等。这些负性情绪对机体免疫系统有抑制作用，影响对肿瘤细胞的免疫监视，致使瘤细胞活跃，肿瘤发生和发展。恶性肿瘤本身，又可作为一种恶性刺激，对病人产生严重的心理影响。面对恶性肿瘤的威胁，病人要经过一个对疾病理解并接受治疗的复杂心理适应过程。护士应及时为病人提供有关恶性肿瘤和治疗的信息，并且运用交流技巧，给病人以心理支持，可以促进病人对这一紧张状态的调整适应过程。护士可通过加强肿瘤疾病科普知识的宣教，向病人灌输有关医学知识，指导其认识到虽然恶性肿瘤是一种严重威胁人类健康的疾病，但只要早期发现，及时治疗，积极配合，保持良好的心理状态，树立信心，恶性肿瘤是可以治疗的，即使不能治愈，也可延长寿命；请已治愈的恶性肿瘤病人"现身说法"，常可获得事半功倍的效果。对有"疑癌"心理的病人，若能早期开展肿瘤疾病科普知识宣教工作，则效果更佳。

2. 正确履行告知义务让病人能正确地面对现实

长期以来对是否如实地告诉病人恶性肿瘤诊断的问题，存在着不同的看法。如果告知恶性肿瘤的诊断，则又担心病人知道真相后会变得极度恐惧、紧张、悲伤和绝望，改变其生活、工作与学习规律；若不告知患恶性肿瘤的事实真相，则会使病人摆脱不了对疾病未知的恐惧和期待性焦虑。因此，告知病人确诊结果就成了医生、护士与病人家属的难题。研究表明，80%以上的病人愿意知道自己的确切诊断。所以，病人恶性肿瘤一旦确诊，护士应根据病人的人格特征、应对方式、病情及对恶性肿瘤的认识等，在充分征求病人家属的意见之后，与医生一起慎重地决定是否告知病人真相以及告知的时间、地点、方法和人员。在告知前，护士应为病人进行恰当的心理调整以做好充分的心理准备，纠正病人对恶性肿瘤的不正确认识。选择好适当的时机和行之有效的方法，审时度势地与医生一道将病情真相和治疗方案一并告诉病人。

3. 积极引导病人恰当地应用心理防御机制

恶性肿瘤对病人是一种强烈的心理应激，可使病人身心均受到严重的损害，甚至出现心身交互影响的恶性循环，即确诊信息→消极情绪→免疫力下降→病情加重→情绪更加消极。阻断这种恶性循环的关键在于解决病人的情绪问题。对于否认－怀疑心理的病人，应允许其在一定时间内采用否认、合理化等防御机制，让病人有一段过渡时间去接受严酷的恶性肿瘤确诊事实。但是，强烈而长时间的"否认"则可能延误治疗，应加以指导。现有研究结果表明，对于恶性肿瘤病人，真正意义上的"否认"并不多见，大多是情感压抑或情感压制。病人只不过是有意地克制自己的情绪，外表看上去无所谓，但却不愿涉及自己的真实情感。压抑往往加重病人的心理负担，引起更复杂的消极反应。护士应积极采取支持性心理疗法、疏泄性心理指导或者转移机制，可达到"支持"和"宣泄"的双重治疗作用。

4. 动态地掌握病人的心理并予以恰当的护理

恶性肿瘤病人担心死亡、疼痛及残疾等后果，难免会产生焦虑和恐惧心理，护士可采用认知疗法纠正病人认为恶性肿瘤是"绝症"的歪曲观念；再结合支持性心理治疗、放松技术、音乐疗法等治疗方法与正确的应对技巧，降低焦虑恐惧程度。对于伴有严重焦虑恐惧的病人，可适当使用抗焦虑药物。抑郁的心理又与疾病的症状互相交错，相互影响，致使病人的食欲明显减退，体重下降。严重的抑郁对周围的事物失去兴趣，并且无法从过去感兴趣的活动中得到愉快，病人可能不配合治疗，还可能产生自杀观念和自杀行为。护士应通过对病人进行深入的交谈对其抑郁程度进行评估，再根据病人抑郁情况，可采取多种心理治疗与护理方法进行心理干预，同时，鼓励或强化病人保持人际交往，进行力所能及的活动，并为病人提供尽可能多的社会支持资源。必要时，需配合抗抑郁药物治疗。当病情迅速恶化，各种治疗失效时，病人会出现绝望的情绪反应，甚至有轻生意图。护士应多予关心、理解和照顾病人，并注意保护病人，防止发生意外。

5. 指导病人及家属做好治疗的心理和物质准备

恶性肿瘤的治疗方法多为手术、化疗和放疗等综合治疗方法，有较严重的创伤性和毒副作用，会给病人带来极大的痛苦。因而，病人在治疗阶段，遭受着恶性肿瘤噩耗和治疗的双重精神压力。外科手术切除范围广，常影响机体或肿瘤所在器官的正常功能，如失语、截肢、人工肛门，甚至损容等；术后病人需要重建机体功能，如语言训练、造瘘口的功能训练和身体缺失部分的代偿等；放疗和化疗会产生副作用，如恶心呕吐、头晕、乏力、脱发等。因此，在进行各项治疗前，护士应认真做好解释工作，正确介绍手术、化疗、放疗的作用及意义和可能发生的并发症，使病人理解治疗的作用、简要步骤、可能出现的副作用和需要配合的事项等。同时，使病人树立坚持治疗、忍耐毒副作用、战胜疾病的信念。配合医生指导病人使用无损正常治疗和对病情有益的支持疗法，如中药疗法、气功、音乐疗法、松弛疗法、想像疗法等以减轻毒副反应与获得心理慰藉的作用。根据病情与治疗方法，指导病人及家属做好相应的物质准备，如有恶心呕吐者备好缓解药物、有脱发者可备好假发等。

6. 有效地减轻疼痛以提高病人的生命质量

恶性肿瘤病人往往伴随有疼痛的症状，尤其是恶性肿瘤的中、晚期。因此，护士应高度重视恶性肿瘤病人的疼痛问题，恶性肿瘤病人的疼痛常伴随恐惧、绝望和孤独的心理反应，可使疼痛加重或降低病人对疼痛的耐受性。由于疼痛可以加剧病人身心交互影响的恶性循环，所以其处理原则是：首先要尽量避免和推迟疼痛的发生，然后再考虑疼痛出现后的心理问题；疼痛一旦出现，就应立即处理；晚期恶性肿瘤病人应及早使用药物控制疼痛，而不必过多地考虑止痛药物的各种禁忌与副作用。常用于减轻疼痛的方法有：护士可采用支持性心理疗法与病人交谈沟通，稳定病人情绪，并适当引导其转移注意力以减轻疼痛；某些非药物控制方法也能取得一定的镇痛效果，如放松疗法、音乐疗法、催眠疗法、外周神经阻断术、针灸疗法、生物反馈疗法等；药物止痛，可采用 WHO 推荐的三步阶梯疗法控制疼痛，应注意观察用药后的反应，把握好用药的阶段，选择适当的剂量和给药方式，达到控制疼痛的目的。

7. 维护病人的尊严并尽可能地满足其心理需要

医护人员要具有高度的同情心和责任感，无论在任何情况下，都不应放弃对病人的支持，采取各种有效措施，控制肿瘤的发展，减轻病人的痛苦，并以自己的饱满情绪来感染病人。坚强的意志可增强病人对各种不适的耐受，精心护理和精湛的技术，可消除病人精神上的痛苦，增加病人对医务人员的信任感和安全感。尽管不使晚期恶性肿瘤病人知道其确切的病情发展，但病人亦会感到生命快要终结。因此，更需要采取各种支持措施，解除病人的痛苦，以缓和对死亡的恐惧，并保持病人的尊严。对晚期恶性肿瘤病人，不应过多地考虑价值观，应尽可能满足病人的生理、心理、社会需要，即使是病人的微小愿望也应重视，只有这样才是对病人最好的心理支持。有一些晚期恶性肿瘤病人喜欢安静，愿意从医院回到家中，与家人团聚，然后离开人世，在条件许可的情况下，尽可能满足病人的愿望。

8. 创造温馨舒适的环境并指导家属对病人的照顾工作

病房是病人诊疗和休养的场所，为病人创造安静、整洁、舒适、美观、安全的环境，能满足病人生理和心理的需要。病室内陈设整齐、清洁、美观，空气新鲜，温度、湿度适宜，色调柔和，阳光充足，避免噪音；病室外布局合理，搞好绿化，空气清新，环境幽静，有助于病人心情舒畅，精力充沛，增进健康。同时，良好的治疗环境不仅有利于病人身心休息，还可促进病友间的人际关系，增强病人心理治疗效果，使病人在轻松、愉快的气氛中积极配合治疗，达到治疗目的。目前，有些恶性肿瘤尚无满意的治疗措施，使病人和家属都承受着巨大的精神压力和对疾病的恐惧，病人和家属在极度焦虑中都需要护士的支持和帮助。因此，护士应指导病人家属如何照顾病人及解除病人的痛苦，并向家属解释病人的预后和病情变化；如家属不在时，应主动照顾病人，为家属提供方便；并在条件许可下，适当安排家属休息。

七、临终病人的心理与护理

临终是生命过程即将终结阶段，指病人已接受治疗性和姑息性的治疗后，虽然意识清楚，但病情加速恶化，各种迹象显示生命即将终结。大部分病人的临终呈渐进性，其间可长可短，给病人及家庭带来生理、心理、社会压力，因此，护士应尽力做好临终关怀。临终关怀是向临终病人及其家属提供一种全面的照顾，包括生理、心理、社会等方面，使临终病人的生命得到尊重，症状得到控制，生命质量得到提高，家属的身心健康得到维护和增强，使病人在临终时能够无痛苦、安宁、舒适地走完人生的最后旅程。临终病人的心理状态极其复杂，护士针对病人的情况做好心理护理尤为重要。

（一）临终病人的心理特征

临终病人的心理反应是十分复杂的，心理学家库伯勒·罗斯（Kubler - Ross）博士观察了 400 位临终病人，提出临终病人通常经历五个心理反应阶段，即否认期、愤怒期、妥协期、抑郁期、接受期。

1. 否认期

病人得知自己病重将面临死亡时，其心理反应是"不，这不是我，那不是真的！"。他们以此极力否认、拒绝接受自己病情严重的事实，对可能发生的严重后果缺乏思想准备。但是，有的病人又总想在医护人员那里得到证实，因此他们常在护士面前打听医师对自己疾病的预后判断；有的怀着侥幸的心理四处求医，总希望是误诊；有的临终病人不但否认自己病情恶化的事实，而且还谈论病愈后的设想和打算。有的临终病人虽然无人向他透露病情的危险，但他也可体验到死亡将至，由于害怕自己的亲人、朋友悲痛，而故意保持欢快和不在乎的神态，以掩饰内心的极度痛苦。这段时间的长短因人而异，大部分病人能很快停止否认，而有的病人甚至会持续否认直至死亡。

2. 愤怒期

病人知道否认无法再持续下去时，其心理反应是"为什么是我，这不公平"。常表现为生气、激怒、悲愤、烦躁、拒绝治疗，甚至敌视周围的人，不接受日常的护理与治疗。他们对于平时热情照料他的医护人员也发脾气，或训斥他的亲属与朋友，或对医院的制度、治疗等方面表示不满，借以发泄自己对疾病的反抗情绪，以弥补内心的不平，这是病人失助自怜心理的表露。

3. 妥协期

病人接受临终的事实，其心理反应是"请让我好起来，我一定更好地工作、生活"，临床表现为平静、安详、友善、沉默不语，能顺从地接受治疗和护理，要求得到舒适、周到的照顾，希望有治疗的奇迹出现以挽救生命或能尽量延长生命。

4. 抑郁期

病人知道自己的身体状况日益恶化，已无法阻止死亡的来临，产生强烈的失落感，其心理反应是"好吧，那就是我"。临床表现出悲伤、退缩、情绪低落、沉默、哭泣。大多数病人在这期不愿多说话，但又不愿孤独，要求与亲朋好友见面，希望有他喜爱的人陪伴照顾。

5. 接受期的护理

病人在一切努力、挣扎之后，接受即将面临死亡的事实，其心理反应是"好吧，既然是我，那就去面对吧"。临床表现为病人十分平静、安谧、悠然，对死亡已有充分准备。有的病人很急切地要见到自己的亲人或朋友，并急于安排后事，考虑自己死后对家庭与子女的安排，要求留下遗言。

〜〜〜〜〜〜〜〜〜〜〜〜〜〜〜〜〜〜〜〜〜〜〜〜〜〜〜〜〜〜〜〜〜〜

链接：临终病人

有的病人在临终前因疼痛难以忍受而希望快速死亡以求解脱，如有一位仅28岁的青年，从事放射专业工作，因防护不善而患了恶性肿瘤，由于极度疼痛，几次想自杀。有些人病情虽很严重，意识却十分清醒，表现得留恋人生，不愿死去。如有一位23岁的姑娘，患卵巢癌，肝转移，死亡前意识清醒，含泪说："我愿意活下去，我还年轻，我需要工作……"。

〜〜〜〜〜〜〜〜〜〜〜〜〜〜〜〜〜〜〜〜〜〜〜〜〜〜〜〜〜〜〜〜〜〜

（二）临终病人的心理护理

心理学家库伯勒·罗斯（Kubler‐Ross）将大多数临终病人的心理分为5个

连续的阶段。护士要针对各阶段的不同情况，进行相应的心理护理。

1. 否认期的护理

护士应具有真诚、忠实的态度对待临终病人，不要揭穿病人采取否认的防御机制，也不要欺骗病人，坦诚而温和地回答病人对病情的询问，且注意医护人员对病情的言语一致性。经常陪伴在病人身旁，注意非语言交流，协助病人满足心理方面的需要，让他们感觉到并没有被抛弃，时刻受到医护人员的关心和照顾。护士在与病人沟通中，要注意自己的言行，切忌直言"你的病很重！""你快不行啦！""你尽快安排后事吧"等。可主动地表示愿意和病人一起讨论死亡，在交谈中应因势利导、循循善诱，使病人逐渐面对现实。

2. 愤怒期的护理

护士要谅解宽容病人，真诚相待，热情相劝，认真倾听病人的心理感受，并将病人的发怒看成是一种有益于健康的正常行为，允许病人以发怒、抱怨、不合作等行为来宣泄内心的痛苦，但应注意预防意外事件的发生。同时做好病人家属的工作，说服他们不要难过，与医护合作，给予病人宽容、关爱和理解。

3. 妥协期的护理

这一时期的病人心理状态较为平静，能积极地配合治疗和护理，试图通过自己的合作和友善的态度，改变命运而延长生命。护士应当给予指导和关心，加强护理，尽量满足病人的要求，使病人更好地配合治疗，以控制症状，减轻痛苦，使病人身心舒适。护士对病人的妥协行为不一定能观察得到，可通过与病人交谈鼓励其说出内心的感受，尊重病人的信仰，积极引导，以减轻心理压力。

4. 抑郁期的护理

护士应同情并给予病人更多的照顾，经常陪伴病人，并允许病人用不同方式宣泄情感，如哭泣、诉说等。给予病人精神上的支持，尽量满足病人的合理需求，安排亲朋好友见面、相聚，并尽量让亲人陪伴在病人身旁。同时应嘱咐亲人要控制情感，不要在病人面前过于悲伤，以免再增加病人的悲痛。注意病人的安全，防止意外事件的发生，尤其是有自杀倾向的病人。对那些心情忧郁而忽视个人清洁卫生的病人，护士应协助和鼓励病人保持身体的清洁与舒适。

5. 接受期的护理

护士应尊重病人，不要强行与其交谈，给予临终病人一个安静、明亮、单独的环境，减少外界的干扰。同时做好安慰临终病人亲属的工作，劝其不要过分悲伤，也不可在病人面前议论病人的病情，配合医护人员照顾好即将离去的亲人，并做好后事的准备工作。有的临终病人来不及等待亲属到来，就由护士为其记录遗言或代替其亲人接受并保存遗物，并做好相应的记录和物品的登记，由第三者签名。继续保持对病人的关心和支持，加强生活护理，让病人安详、平静地离开人世。

八、儿童病人的心理与护理

儿童病人一般指从出生到 14 岁的病人。不同年龄阶段的儿童具有不同的生理、心理特点。患病对儿童的心身发展是一种威胁，轻者产生一定的心理反应，重者可阻碍儿童正常的心身发展，出现发展危机。因此，护士应针对儿童病人不同的心理反应采取相应的心理护理措施，达到提高疗效和促进病人早日康复的目的。

（一）儿童病人的心理特征

1. 母爱被剥夺感

即儿童病人易产生分离性焦虑。由于儿童从 6 个月起，开始建立起一种"母子联结"的关系，在这种以母爱为中心的关系上保持着对周围环境的安全感和信任感，一旦患儿住进陌生的医院，无母亲陪伴，就会产生母爱被剥夺感。病人表现为哭闹、烦躁不安、焦虑、孤独、闷闷不语、食欲不振、夜惊、夜尿，甚至拒绝进食与治疗。由于患儿和母亲分离而产生分离性焦虑，会在儿童病人心灵上产生被父母遗弃的恐惧，其生长激素分泌减少，生长发育也将受到不良的影响。

2. 皮肤饥饿感

即儿童病人渴望与父母之间的身体接触与抚摸。婴幼儿与父母建立起依恋的情结是最重要的心理社会影响因素，也是健康成长的必要因素。而依恋是建立在婴幼儿与父母互动的基础之上的，即在父母的关心和身体接触下逐渐产生的。因而，皮肤饥饿在婴幼儿期表现得较为强烈，他们需要得到经常的爱抚。当婴幼儿得到父母的温柔爱抚时，大脑的兴奋抑制趋于协调，情绪稳定，有助于大脑的发育与智力的提高；若这种需要得不到满足时，就会引起食欲不振、发育不良、智力低下、行为失常、人格变态等。儿童病人的皮肤饥饿感较平时更加强烈，若父母经常与患儿分离，则其皮肤饥饿感难以获得满足，常可表现为胆怯忧郁、躁动不安、食欲不振、不配合治疗与护理，甚至出现神经质表现。

3. 偏食习惯

部分儿童病人有偏食和挑食的不良习惯，尤其是独生子女或家庭条件十分优越或被过分溺爱的儿童。由于医院饮食是根据患儿病情和所需营养进行配膳的，患儿常常对医院的饮食不习惯，不愿吃或不吃，特别是对低盐、无盐等治疗饮食，常因无盐无味而拒绝进食。因而，患儿常表现为饥饿、精神萎靡、拒绝进食，甚至厌食、营养不良等。

4. 恐惧不安

恐惧是儿童病人入院后首先产生的心理反应，有的表现为沉默、违拗、不合作；有的表现为哭闹、拒食、睡眠不安、逃跑等。儿童病人产生恐惧不安的原因主要有：疾病给患儿带来的躯体痛苦；对医院环境的陌生与不适应；各种诊疗和护理措施给患儿带来的不安；患儿曾经有过一些痛苦性诊疗经历或曾有过被强迫进行某些诊疗措施的经历，如注射、胃镜检查等；医护人员严肃的面容、白色的工作服、医院抢救的紧张气氛等使患儿恐惧；患儿误认为被父母抛弃或惩罚等。

5. 反抗

青春期儿童存在幼稚与成熟、独立性与依赖性、主动性与被动性等交错的矛盾，他们既表现有成人的心理，又有孩童的幼稚与盲目性，感情不易自控。目前我国的儿童大多数是独生子女，一旦患病，父母过于紧张，甚至焦虑不安，因而对患儿过分照顾，在孩子面前夸大病情，对医院和医护人员提出更高的要求或因不满而加以指责等。父母的紧张、焦虑、不满等情绪会感染患儿，增加其心理负担，出现反抗的态度和行为。其表现为：有的患儿抗拒住院治疗，乘人不备而逃跑；有的对医护人员不理睬，或故意喊叫、甩东西，拒绝接受各种诊疗措施；有的怨恨父母，面无表情，沉默抗拒等。

6. 抑郁自卑

部分儿童病人久治不愈，长期受疾病的折磨，丧失治愈的信心而自卑；年长的儿童病人已能意识到严重疾病的后果而悲观抑郁；某些因疾病引起外貌、体形改变而产生难以见人的自卑心理；长期住院治疗的学龄儿童病人因担心影响学习成绩而忧虑。其表现为：有的沉默寡言、唉声叹气；有的不愿继续治疗，严重者出现拒食、拒绝治疗；有的因外貌改变而拒绝别人的探视；有的自暴自弃，甚至有自杀的动机和行为。

7. 被动依赖

儿童病人在住院期间，表现为行为退化，自己能做的事也不去做，完全依赖父母或医护人员。尤其是独生子女和在家中地位特殊的儿童，由于家长的娇惯、溺爱，患病后更是有求必应。家长的过度保护行为将更强化了患儿的被动性行为，使其依赖性更加明显，如幼儿已学会用杯子喝水却要用奶瓶喝，已学会控制大小便后却又将大小便解在裤子里，使用儿语或哭闹来满足其需求、放弃学习新的动作、语言和技能等。

8. 独立倾向

随着自我意识的形成，儿童的独立性逐渐增强，因而部分住院期间的患儿表现出独立行动的倾向，愿意独立完成力所能及的事情，不愿别人把他们当作小孩看待，厌烦父母或医护人员过多的管束和干预。

（二）儿童病人的心理护理

1. 做好儿童病人及其父母住院前的心理准备

儿童病人必须住院治疗时，医护人员应向患儿及其父母解释所患疾病的情况与住院治疗的必要性，同时介绍有关住院的情况，让他们了解所患疾病的有关知识和对住院治疗有一定的心理准备。并指导儿童病人的父母进一步做好患儿的思想工作，如告诉孩子住院的原因；给孩子阅读"儿童病人就诊指南"小册子；给孩子介绍医院的医疗条件、医护人员的情况、在医院的生活条件等；并肯定地告诉孩子，家长、亲人、小朋友等一定会来医院探视及探视的时间和次数；可带孩子了解和熟悉医院的环境，尤其是儿科住院病房等。使儿童病人能较为清楚地知道将面临的情况，以减轻其对住院治疗的紧张恐惧心理。

2. 关心爱抚儿童病人以满足其心理需要

住院治疗的儿童病人离开了父母、或幼儿园的阿姨和小伙伴、或学校的老师与同学等，需要护士以亲切、和善、微笑、爱抚等来代替父母的慈爱；以亲切友好、严格要求、耐心讲解、对进步给予及时的肯定和鼓励等来代替幼儿园阿姨或学校老师的关爱；以真诚理解、互相帮助，与患儿娱乐、心灵沟通等来代替同学或伙伴的友爱。因此，护士应在入院时，以良好的心理状态热情地迎接患儿；在护理技术操作中，要敏捷熟练、动作轻柔、语言优美；在健康教育时，应注意讲解的科学性、通俗性、鼓励性、保护性，帮助恢复其自主性和独立性；对年幼的患儿，应经常抚摸或轻拍头部、背部、上肢等，全身搂抱及逗乐，使其获得母亲般的爱，以满足其皮肤饥饿感；在患儿病情好转时，应组织和参与一些有益的游戏，如讲故事、看图片、看动画、玩玩具、下棋、画画、唱歌、跳舞等，以分散其注意力，减轻心理反应的程度。

3. 实施健康教育以改善儿童病人的不良习惯

护士须仔细地观察、详细地检查和收集资料，全面地掌握住院患儿的心理状况，做出正确的护理诊断，采取有针对性的心理护理措施。对有偏食或挑食不良习惯的儿童病人，护士应向其讲明治疗饮食对促进疾病尽早康复的意义，教育患儿纠正偏食或挑食的不良习惯，可采取诱导法、鼓励法、奖励法等帮助患儿进食。对有被动依赖心理的儿童病人，护士应予以理解，并满足其生理、心理需要，随着病情的好转，逐渐引导患儿主动做力所能及的事情，如自己做一些生活方面的事、在医护人员或家长的指导下做康复锻炼、收拾自己的东西、帮助其他小病友拿东西等。

4. 加强与儿童病人的沟通并善于应用激励机制

护士应用亲切的语言、和蔼的态度与儿童病人进行情感交流。在患儿入院时，热情地介绍病房的环境、医护人员与同病房的小病友；在生活上，给予患儿耐心细致的照顾和无微不至的关怀；在每次护理操作前，应向患儿说明操作对治疗疾病的好处和需要其注意与配合事项；操作时，动作一定要敏捷、准确和轻柔，对不是很配合的患儿应给予鼓励，切忌使用强迫或恐吓的方法使患儿顺从；对积极配合治疗的患儿，应及时给予赞扬和鼓励。对过分独立或有反抗心理的儿童病人，护士不但应尽可能地与患儿沟通，争取患儿的信任和配合，还应与患儿的父母沟通，指导家长配合医护人员，关心、鼓励和帮助孩子配合医护工作。

5. 儿科病房环境的布局应符合儿童心理特点

儿科病房设计可采用吸引儿童的造型；墙壁的颜色应鲜艳多彩，布置一些儿童感兴趣的图案；门窗可根据儿童的心理特点而装配一些饰物；活动室内放置一些适合不同年龄阶段儿童的玩具，要求这些玩具既能吸引儿童又能确保患儿的安全。儿科病房工作的护士着装应颜色多样化，除负责治疗的护士穿白色的工作服以外，其他的护士可穿多彩的、带小花的工作服；病床上的床单、被套、枕套等应尽量不用纯白色的布料，而应用多彩的、带有卡通的动物、花草等图案的布料，以便缓和病房紧张的气氛，让患儿有如家庭的温馨感，减轻患儿对医院的恐惧不安心理。

九、老年病人的心理与护理

老年病人一般指年龄等于或大于 60 岁的病人。随着社会生活和医疗条件的改善，人均预期寿命延长，老年人口迅速增加，因而老年病人总数日益增加。由于老年人常有见多识广、经验丰富、道德感强、容忍力强、痛觉阈限高、机体适应力和抵抗力降低、发病率高、并发症多、恢复慢、心理问题较多等特点，因此，做好老年病人的心理护理工作是护士面临的挑战。

（一）老年病人的心理特征

1. 否认心理

是指老年病人不愿意承认自己有病的心理状态。有些老年病人平常身体健康，也无任何不适，对自己的健康状况过于自信，一旦发现自己患有疾病，开始往往难以接受。有些老年病人由于害怕自己年老体病而遭别人或家人嫌弃，拒绝承认有病，不愿就医。因此，害怕别人说自己老，不承认别人对自己容颜变化的评价，也拒绝别人主动提供的照顾；尽管患病，仍勉强操劳，以示自己无病。这是一种心理上的保护性反应，对健康是有利的，但否认自己有病，从而拒绝治疗，就会耽误病情，不利于疾病的治疗。

2. 自尊心理

老年人一般自我中心意识较强，有着自己漫长而丰富的生活经历，对社会、家庭做出了很大贡献，对自身生理变化缺乏认识，自尊心较强，喜欢回忆往事，希望受到别人的尊重。其表现为不服老、坚持己见、喜欢别人恭顺服从、不愿听从他人的安排，对平时能独立生活和处理日常生活事件而感到自豪。住院治疗的老年病人，许多事情都要依赖于医护人员或家属，常常为失去"独立"、"自由"而悲观。表现为不耐烦、不愿受他人左右，尤其不重视年轻医护人员的意见。有时突然拒绝治疗和护理；有时又争强好胜，勉强做一些力所能及的事情，如坚持原来的饮食习惯、坚持独立行走、独自上厕所等，这样极易引起意外事故的发生，如骨折、中风等。

3. 恐惧心理

是指老年病人对自身衰老和对病情加重的焦虑和恐慌心理状态。有的老年病人对病情的估计多为悲观，对治愈的信心不大，害怕发生并发症，担心无人照顾，而表现出坐卧不安、生活失去规律、情绪失去控制等行为。有的老年病人疑神疑鬼，总怀疑自己有器质性病变或"不治之症"，其精神状态越来越差，身体状况亦急剧下降，陷入神经质的恶性循环。当意识到病情较重而死亡有可能来临时，可出现恐惧、激惹等情绪反应。

4. 幼稚心理

老年病人情绪波动较大，可有天真幼稚的表现，甚至提出一些不现实的要求。有的老年病人希望受人尊敬、被他人重视，喜欢颂扬他们过去的功绩等，当这些心理需要获得满足时，他们表现出愉悦的情绪，认为自己仍有存在的价值；若这些心理需要未获得满足时，则表现出极幼稚的行为，稍有不顺心的事，就与家人、病友、医护人员发生冲突，且容易哭泣、自控力差。有的老年病人经过治疗后，病情已有明显好转，但仍停留在"病人角色"的阶段，小病大养，不愿意出院，十分依赖家人和医护人员，自己能做的事情也要他人的帮助。

5. 自卑抑郁心理

老年人随着其身体衰老，可发生一系列生理和心理上的改变，如视力、听力下降，记忆能力下降，智力、情绪、性格改变等。同时，由于社会角色的改变、家庭地位的下降、长期的孤独寂寞等，老年人极容易产生悲观情绪。老年病人住院诊治期间的孤独寂寞感加重，尤其是已失去配偶或无子女者，表现出自卑自怜、价值感丧失。有家属或子女的老年病人，若他们的亲人不常来探望、陪伴时，病人也会产生被抛弃的自卑感，因而导致性格与行为的改变。特别是性格内向的老年病人，认为病魔缠身，不仅不能为社会和家庭做出贡献，反而成为社会、家庭和他人的累赘与负担，自己又痛苦，感到活着已失去意义。此类病人极易发展为老年抑郁症，产生悲观厌世的念头，甚至有自杀的倾向和行为。

（二）老年病人的心理护理

1. 尊重老年病人

老年人由于在社会和家庭中有一定的地位，且为家庭和社会做出了不少的贡献，其突出的心理需求是希望得到医护人员的尊敬和重视。因此，护士对老年病人应使用亲切和尊敬的称谓，言行要有礼貌，举止要端庄，谈话要有耐心；对他们提出的建议和要求，无论是否正确，都必须仔细听取，认真对待；对他们提出的不违背原则的要求，应予以重视，并尽可能给予满足；对个别特殊的而又无法满足的要求，护士应和蔼诚恳、耐心细致地解释清楚。当老年病人滔滔不绝地谈起往事时，切忌生硬地打断他们的谈话，而且应认真地听；回答老年病人的问题时，速度要慢、声音要大些，以便他们能够听得更清楚。对丧偶或无子女的老年病人，更应本着人道主义精神，格外地予以关心与尊重，而决不能奚落、挖苦病人而损伤他们的自尊心。

2. 关爱老年病人

老年病人存在不同程度的感觉不灵敏，反应迟钝；"三不清"，即看不清、听不清、记不清；"三慢"，即理解慢、说话慢、行动慢；"人老珠黄"的老化感等特点。因此，护士在老年病人的护理工作中应做到勤劳、诚实、周到，富有爱心、耐心、细心，充分考虑到老年病人的生理、心理特点和生活习惯等，做到心理上的支持和生理上无微不至的照顾。对老年病人心理上的支持是指密切地观察其心理变化，准确评估其心理需求，制订并实施切实可行的护理措施，以及时解决其心理问题；要尽可能地做到通情，即设身处地从老年病人的角度考虑他们的问题，而不仅仅是同情他们。安排好老年病人的休息与睡眠；将其生活用品放在易取到的位置；在不影响病情的情况下，饮食应尽可能满足老年病人的习惯。病室的布局和设备要考虑老年人的活动需要，如病室备有轮椅、地面干燥不滑、走廊设有扶手等。

3. 鼓励老年病人采取积极的应对方式

鼓励老人运用自身的经验和智慧为下一代"出谋划策"，主动缩小代沟，对孙辈慈爱而不放纵，与老伴相濡相敬，共同排解寂寞。帮助老人继续发扬坚持原则、善忆苦思甜的优点；纠正爱唠叨、爱老生常谈、批评不讲究方式方法等弱点。对社会上存在的势利现象不必耿耿于怀，也不因自己受到的不公正而心灰意冷，应以淡泊对功利，以开阔胸怀对狭隘；多想生活中光明的一面，少为蝇头小利而烦恼。让老人懂得"气怒损生"，在生活中以理智提醒自己，成为情绪的主人；多听相声、小品、音乐等，学会用幽默的方式对待烦恼；适度的开怀大笑，有助于加速血液循环，消除大脑疲劳，通过对下丘脑系统的良性刺激而达到延缓衰老的目的。

4. 组织和指导老年病人参与集体活动

护士应根据老年病人的具体情况，组织和指导他们适当地看看书报、听收音机、看电视等。有条件的，可在病情允许的情况下，定期组织病人开展健身活动，如保健操、健身气功、打太极拳等；定期组织病人开展适度的文娱活动，如棋牌娱乐、跳交谊舞、扭秧歌；定期组织爱好较广泛的病人开展适当的比赛活动，如书法比赛、绘画比赛、插花比赛、剪纸比赛、编织比赛等。这些活动既能满足病人的生理、心理需要，又有利于分散病人对疾病的注意力，有利于调节情绪。对将要出院的老年病人，要鼓励老人继续保持一定的社会联系，参与社区的各种健康活动，如老人体检、高血压的防治活动等，不仅可获得保健知识与技术，还可与社区居民联络感情，获得社会支持；适当地参加社会活动，组建新的交际圈，多参加能发挥自己才智的公益服务活动，以积极的方式延缓自身的衰老进程。

5. 争取尽可能多的社会支持

对老年病人的心理支持除了医护人员以外，还包括病友、家庭及社会的支持。因此，护士应为老年病人争取尽可能多的社会支持。通过对老年病人的亲人进行相应指导，启发他们在精神和物质上给予病人尽量多的关怀与支持，尽量多花时间探视和陪伴，让老人享受天伦之乐。争取老年病人单位的合作，帮助病人妥善处理和解决生活、工作等方面的问题，以解除病人的后顾之忧。护士应促进病友之间的良性交往，引导他们互相关心、互相帮助、互相鼓励。对于新入院的病人，护士应帮助他尽快与同室病友熟悉起来；对于不善于与人交往的、家属亲友少来探视的病人，护士应引导同室病友多主动与其接触，以减轻他们的陌生感和孤独感。请处于康复期的老年病人作现身说法，介绍自己疾病治愈的感受和体验，有助于消除同类病人的消极情绪。加强对病人的心理支持，有助于病人感受到人间的友情、爱心和温暖，增加生活的信心和力量，提高抗病能力。

链接：过多帮助

德国心理学家联合会对许多养老院调查后发现：对老年人过多帮助反而会加快他们的衰老过程。研究人员指出，这些养老院的护理人员对老人关怀备至，老人生活中的一切事情，包括能够自理的事情，如穿衣、穿鞋、梳理等都由护理员代劳。结果形成了一种依赖关系，使老人的生活失去了独立性，自己无法按个人意志和爱好来安排生活，失去了主观能动性，反而加剧了身心的衰老。因此，有关专家认为，凡是老人能够处理的事情最好让他们自己单独去做，这样能够使老人们勤动脑和多动手脚，有助于防止老年痴呆症发生和发展，对四肢骨骼和肌肉的强健也大有益处。作为护理人员，一般只需给予必要的帮助，比如做一些特殊的护理即可，应多鼓励老年人按自己的兴趣来安排日常活动，这才有助于老人的身心健康。同时美国心理学家通过观察研究后提出：如果关怀"过度"，慢性病老人的康复期反而会延长。研究人员通过对冠心病患者心肌梗死发作后康复情况的调查发现，当妻子外出工作，无太多余暇照顾丈夫时，丈夫的心脏病却恢复得令人满意；而那些整日守在丈夫身边，对其倾注更多无微不至照顾的，病人的康复期反而延长。

思考与实践

1. 结合帕森斯的病人角色要素理解病人角色的涵义。
2. 病人常见的需要有哪些？
3. 病人常见的心理问题有哪些？
4. 评估一外科病人手术前的心理特征，并拟定相应的心理护理措施。
5. 评估一慢性病病人的心理特征，并拟定相应的心理护理措施。
6. 评估一老年病人的心理特征，并拟定相应的心理护理措施。

第七章
护士职业心理素质

第一节　护士职业心理素质

一、概述

（一）护士职业心理素质概念

护士职业心理素质是指从事护士这个职业的人们，共同具备并能够形成相似的角色适应性行为的心理特征的总和。

在实际应用中，人们常将"护士职业心理素质"与"护士职业心理品质"的道德概念相混淆，甚至给职业教育及管理造成困扰。严格地说，"品质"是一个道德概念，"护士职业心理品质"较多的涉及"无私奉献的职业境界，善良、崇高、坦诚、人道、情趣高尚"等一些道德判断术语。而"护士职业心理素质"作为"护士职业的心理特征总和"，完全是一个心理学的概念，与"品质"有本质的区别。这两个概念虽然只是一字之差，但却分属于不同的学科范畴。若不能将二者正确地加以区分，理论的混淆就可能导致实际工作的失误。

（二）护士角色与职业心理素质

护士角色是护理心理学的特定概念，是指在从事护理这门职业时，护士按照社会和病人的需求，形成和具备的与之相适应的心理及行为模式。护士角色与护士职业心理素质是同一个概念的两种说法，但与护士职业心理品质等伦理学概念确有本质差异。

护士角色作为"角色"的子概念，与角色的概念所不同的是护士角色是职业化、具体化等特点，其内容更具有限定性和特指性。它有别于道德观念，尽管任何职业角色的形成都离不开职业道德规范的影响，都具有职业道德内化的成分，但却不宜将职业角色与职业道德品质二者完全等同起来。

二、护士职业心理素质的内容要求

（一）忠于职守，富于爱心

忠于职守是护士职业的特殊性质所决定的。职业要求护士无论置身何时何地，都必须忠实地执行各项工作规则，自觉遵守职业法规。护士在独自进行工作时，必须自觉地严格执行"三查七对"，按时、优质地为病人实施各种护理，不允许有半点敷衍、搪塞等。忠于职守，就是要求护士具有较强的自我约束能力，应能够长时期地、持之以恒地在没有任何监督的情况下，自觉地维护职业准则。护士应能随时给予受病痛煎熬的病人以很大的热忱与关心，有时甚至需要护士为病人奉献一些在常人看来是比较特殊的、出入不平衡的感情，或者为"救死扶伤"而忍辱负重。这些都需要护士以博爱的胸襟来包容。而对于缺乏爱心的个体来说，通常难以承受。从事护士职业的人们都必须懂得，护士的情感不应是一种直觉的情绪反应，不应是个人的某种狭隘情感，而应是一种合乎理智的、具有深刻社会意义的情感活动。

（二）高度负责，富于同情心

护士在较长时间持续地接受某一类刺激时始终要保持敏锐的观察力、灵活的注意力、准确的判断力等良好的职业心理素质。根据心理学的一般原理，同类或相似的刺激反复呈现之后，接受刺激者会对刺激产生适应或疲劳，逐渐降低对刺激反应的敏感性。但"治病救人"的神圣职责，却不允许护士对不同病人或重复、持续出现的"相似性信号"有丝毫迟钝或疏忽。这就要求护士要具有高度的责任心与同情心，时时刻刻对来自病人的各种刺激保持"高度敏感"，确保及时、准确地对病人提出的各种问题作出最迅速的反应。对常人来说，初次或偶尔看见病人痛苦地呻吟，大多数都会充满同情与关注；但久而久之，可能会因司空见惯而变得麻木不仁。可护士职业的特殊使命，却不允许护士对病人的痛苦呻吟有半点习以为常或视而不见，否则就可能造成延误诊治、危及生命等严重后果。

（三）良好的情绪调节与自控能力

作为白衣天使的护士，她们也有常人的喜怒哀乐、七情六欲。护士特殊的工作性质、环境氛围等，易使护士产生情绪问题；特定的工作对象，决定了护士必须始终保持稳定、积极的情绪状态。因此，良好的情绪调节与自控能力既是护士情绪修养的基础，也是护士为病人营造积极、乐观情绪氛围的前提。如心肌梗死患者的紧急救治中，护士镇定自若的情绪状态，既可使自己准确无误地参与抢救，又可给病人带来至关重要的安全感。反之，护士若缺乏基本的情绪自控能力，动辄惊慌失措，则可给病人造成无可挽回的损失。《现代护理学》记载着"每个护士都应牢牢记取的教训"："一位患心肌炎的女青年，在即将痊愈出院的一次服药中，因突然听见护士惊呼自己所属床号的药发错了，随即倒地抽搐，继而发生室颤，虽立刻全力抢救，但终因救治无效而死亡。"事发之后查明，护士发错药与该病人猝死无关，证实是一起典型的心因性恐惧致死的案例。由此可见，如果护士没有良好的情绪调控与自控能力，对病人的影响是何等的重要。

（四）擅长人际交往的能力与主导性

在整个护理过程的人际交往中，护士总是处于一个中心的位置，客观上占据着与病人接触最多的优势，成为连接各种复杂人际关系的纽带。如护士要协助病人与医生的沟通，要促进病人彼此间的交往，要协调病人与家属的关系等。更特别的事，与护士最频繁交往的是疾病状态下身心失衡、人际能力相对降低的病人，能否使他们尽快地适应特殊情况下的人际氛围，很大程度上取决于护士是否擅长护患交往的主导性。例如在与不同年龄、不同层次、不同个性的病人交往时，护士所使用的语言方式和沟通技巧必须因人而异；只有具备了擅长人际交往能力这个基本特质，护士才能做到"以不变应万变"，因势利导地把病人引入有益其健康的良好人际氛围。有识人士指出，护士的人际能力是其胜任职业角色的最重要因素。

（五）较健全的社会适应性

护士职业的"社会工作者"属性，要求每个护士学会适应各种环境，能保持良好的心境，沉着应对。门诊、急诊护士若不具备较健全的社会适应性，面对大量迫切就医的病人就无法始终保持理智和耐性。而且，护士的社会适应性并不只是对环境的适应，还包括护士对各种从未体验的角色的适应。护士就业前，大多只有娇生惯养、"十数年寒窗苦读书"的体验；一旦进入职业，就必须学会体恤各类病人的病痛，尝试适应各种不同角色。如在患儿面前，要做一个爱幼的好阿姨；在老人面前，要做一个敬老的好晚辈；面对痛不欲生的病人，要给予劝导与宽慰等。这一切，对社会适应不良的个体来说几乎无法想像。

（六）较适宜的气质与性格类型

个体的气质与性格类型较多受遗传因素的影响，具有相对稳定性和"秉性难移"的趋势。护士个体是否属于较适宜气质与性格类型的范畴，对其日后能否形成较理想护士角色至关重要。特别要指出的是，具有非常典型或极端的气质、性格类型的个体，不是护士职业的适合人选，如典型胆汁质病人的缺乏自制力、易怒、生硬急躁等特征；典型性抑郁质个体的情绪深沉、压抑、过分腼腆等特征；典型性不稳定内向型个体的忧郁、悲观、缄默、刻板等特征。很显然，上述几类个体与护士职业特征相去甚远，应尽量排除在外。一般认为，多血质、黏液质及各种混合型、一般型的气质，稳定外向型和稳定内向型的性格类型等，具有谨慎、平静、节制、可信赖、活泼、随和、健谈、善交际、易共鸣等特征，与护士职业较吻合。

第二节 护理工作的应激

一、概述

如前所述，应激是个体在察觉需求与满足需求的能力不平衡时，倾向于通过整体心理和生理反应表现出来的多因素作用的适应过程。

对于每个人来说，日常生活中应激的存在是不可避免的，是个体适应环境不可缺少的反应。一方面，当人受到威胁时，能够产生相应的应激反应，以便有效地应付环境的刺激，具有适应功能。所以说，短暂或低强度的应激对人可起到促进作用，即适应良好。表现为身心健康，心情愉快、积极向上、充满信心，能有效应对应激源，以维持个体平衡。但另一方面，当刺激的反应过强、过长而超出个体承受能力时，则影响身心健康，产生应激性疾病，如消化性溃疡、哮喘、精神疾患等，还会影响人对社会的正确认知，导致社会适应不良。

总之，应激会导致不同的结果：有的人建立起了建设性应对策略，应激起到了积极性改变；而有的人却出现了严重的身心功能障碍。这种差异与个体的自身条件、社会文化背景和应激源的性质等有关。

护理工作应激是指护理工作中的各种需求与护士的生理、心理需要不相适应的一种心身失衡状态。护理工作应激已引起护理界和心理学工作者的高度重视，成为护理心理学研究的重要课题。护理工作具有较高的应激危险性，大量研究表明护士的应激水平高于其他医务人员，持续的应激对护士的心身健康和工作效果有明显的影响。护理专业毕业的学生要想成为一名优秀的护理工作者，必须从生理上适应繁重的护理工作；心理上适应护理工作的种种困难和职业特点；社会文化上适应医院环境、护患关系、医患关系等。因此，护士应了解深刻护理工作中的应激源及其特征和规律，积极寻找控制、适应应激的方法，从而提高护理工作的质量、并增进自身的心身健康。

链接："心身耗竭综合征"

1982 年日本学者稻冈氏利用 pines 氏创造的耗竭度测量法，调查了某大学附属医院的 433 名护士，查出高达 25.9% 的护士患有"心身耗竭综合征"（bur n o ut syndro me，BS），即"一种因心理能量在长期奉献别人的过程中被索取过多，而产生以极度的身心疲惫和感情枯竭为主的综合征"，并产生自卑，厌恶工作、焦虑、烦躁、失去同情心。1986 年稻冈等又对一般医务工作者、精神科医生，护士等的心理健康进行调查，仍发现以护士患有 BS 比例为最高。

二、常见的护理工作应激源

护理工作应激源有护士生理、心理方面的原因，也有社会对医疗卫生服务需求的改变和护理工作本身等多方面的原因。国外的研究结果表明以下是护理工作常见的应激源：

（一）与护理工作性质有关的应激源

护理工作的重点是通过各种护理措施尽快恢复病人的身心健康，护理工作要求护士密切接触病人及其家属，对病人的健康负有重要的责任。首先护理工作的对象是人，在护理工作中产生的应激程度比对物负责的工作要高；其次，病人的病情变化快，不确定因素多，护士需要及时观察病情变化并迅速做出相应的处理，故护理工作的难度大，而工作难度越大应激刺激强度越高；再次，护理工作的范围很广，护士既是治疗执行者，又是日常医疗活动的管理者，还是病人的生活照顾者和其家属的关心者。这种护理工作的性质决定护理工作易发生应激。研究人员还发现，病人的病情和护理工作的环境在一般情况下也对护理工作产生负性应激。

（二）与护理工作负荷有关的应激源

随着经济的发展、人们对健康观念的转变以及对医疗卫生服务的需求日益增长，护士的数量日显不足，直接导致护士的工作负荷过重。护理工作负荷的过重导致护士的健康受到损害，病假率也随之升高，使在岗的护士数量更为短缺，工作量更为加重；护士所学的心理学知识和所受的心理学方面的培训不足，同时又加重了护士的心理负荷。另外，一个人的能力和专业技能得不到展示的机会也引起心理应激。生理和心理负荷过重是引起护士产生应激的重要原因。

（三）与护理工作中的人际关系有关的应激源

护理工作中的人际关系主要包括护士与病人的关系（护患关系）、护士与医师关系、护士与病人家属关系、同事之间的关系等。其中最重要的是护患关系，它与护理工作效果评价和应激水平有直接的联系。工作关系越复杂，角色冲突越明显，应激强度越大；而良好的护患关系、病人家属和上级的理解和支持，同事之间的相互理解沟通，医护的和谐合作与配合，有助于消除或减轻护理工作应激源。同时，一个良好的工作氛围和对护士工作的肯定，对护理工作应激的缓解有积极的作用。

（四）与对护理工作期望有关的应激源

人们常把护士喻为"白衣天使"，对她们的工作寄予厚望。希望护士帮他们解决所有的问题、满足所有的要求。但实际工作中护士的精力有限，很难做到所有人都满意，无形中给一些护士增加了工作压力，从而对自己的工作产生一些失望。另外，护士必须适应实际工作需要与社会伦理相互矛盾时的各种问题的处理。比如面对一个危重病人，一方面要全力以赴不惜任何代价去抢救，另一方面还要克制个人情感和适当表现情绪，使病人家属能够接受。

（五）与接触濒死和死亡病人有关的应激源

护士接触濒死和死亡病人过程中会出现各种各样的反应，其中常见的反应为丧失感与忧伤。面对朝夕相处一段时间的病人离自己而去时，护士会有一种无可奈何、无能为力、若有所失之感和忧伤。影响护士面对濒死和死亡病人的应激反应的因素很多，既有病人方面的（病人的年龄、社会地位等），也有来自护士自身的，如工作经历、与病人的熟悉程度等。一般来说，年轻的、缺乏经验的护士对死亡的应激体验强度，远远高于有经验的护士。

（六）与工作和家庭矛盾有关的应激源

因护士的一半以上为已婚者，背负着工作与家庭的双重压力。护理工作中的不愉快或负面感受会影响家庭生活和谐气氛，而家庭矛盾和家务琐事反过来也会影响护理工作，如果二者不能兼顾、维持良好的平衡，就会有矛盾，成为应激源。但良好的家庭关系和工作成就感，也是缓解工作压力和维持良好的家庭生活的重要调节因素。因此，工作与家庭的关系既是一种潜在的应激源，又是应激反应的重要调节因素。

三、护理工作应激的影响因素

许多因素都可以影响护士对工作应激源的感受和应激反应强度。主要的影响因素有以下几种：

（一）护理工作环境

一般来说，在急诊科、重症监护病房工作的护士的应激水平相对比其他科室或病房工作的护士要高一些。因为这些科室的护士工作负荷重、紧张程度高，再加上这些地方的病人病情变化多端、病情发展迅速。在内科病房工作的护士比在外科病房工作的护士应激水平高，因为内科病人住院时间长，治疗护理效果缓慢，与危重病人接触较多，不易产生成就感，因此经常处在高应激状态。另外，据国外研究发现，男病房护士的应激水平比女病房护士的应激水平低，可能与护患关系和社会支持等因素有关。

（二）护士工作经历

一般而言，实习护生或刚参加工作缺乏护理工作经验的护士有较高水平的应激反应。护士刚参加工作时有着强烈的工作欲望，对自己的期望值很高，希望工作取得好成绩，但由于缺乏工作经验，应对护理工作应激能力弱，易出现应激反应。而从事护理工作时间长、护理工作经验丰富的护士，却能从容地应对各种应激状态，能很好的处理护患关系、处理家庭－工作矛盾，故不易产生挫折；即使面对同样的工作应激源，其应激反应也相对较低，很少出现或仅出现轻、中度的应激反应。

（三）护士的人格

护士的人格特征对护理工作应激具有一定的调节作用。研究人员通过艾森克人格问卷和其他人格问卷进行测试后发现，人格外向者倾向于新颖的、具有挑战性的、变化的活动或工作，对单调的、重复性工作耐受性低，易导致应激；人格内向者倾向于较固定的活动或工作，对单调的、重复性工作耐受性高，较少出现应激反应；具有 A 型人格特征的护士常常表现出较高的应激水平；能采用积极应对方式（主动与他人商量问题、积极寻找解决问题的方法等）的护士工作应激水平低；采用消极应对方式（回避问题、否认问题存在等）的护士的应激水平较高。有时消极的应对方式能暂时的减轻护理工作应激，但常带来更高水平的工作应激反应。大多数护士随着工作经验的丰富和应对方式的熟练，在工作中较少出现严重的应激反应。

（四）社会支持

社会支持能有效的缓冲护理工作应激源。如能处理好护患关系、医护关系、同事之间关系，在一定程度上能缓解各种矛盾，提高护士的应激耐受水平。相反，社会支持资源缺乏、同事之间缺少沟通和交流，则护理工作的应激水平会相应增高。

第三节　护患冲突与调控

一、护患冲突

护患冲突，即护患交往发生障碍。护患冲突常出现在护患交往过程中，是影响护患关系健康发展的一种客观状态。因此，要建立和发展良好的护患关系，应分析护患冲突的主要原因和症结，有的放矢地为调控护患关系提供指南。

【案例分析】护患冲突的情景

［发生在护士工作站的一幕］

病人：某护士，刚刚发药时我不在，我去厕所了。

护士：（未抬头看病人，只顾干手头的事）你没看见我正忙着吗，等着！一会儿我给你送过去。（自言自语："发药时间到处乱跑，真是的！"）

病人：（沉默片刻，转身回病房）

（此后，护士忙于写交班报告、转抄医嘱纪录，完全忘了送药的事）

病人：（再次来到护士工作站）某护士，晚上的药怎么还不给我送去！

护士：（不耐烦地）等会儿，你没看见我忙到现在？（小声嘟囔：真烦！添什么乱！）

病人：我已等了好几个小时了！你再忙，也不能耽误我吃药啊！

护士：你说什么？谁耽误你吃药了？责任弄清楚，发药时间你为什么乱窜？

病人：我乱窜？你这小护士，怎么这么说话呢？……

（两人你一句，我一句，越吵越激烈）

这是一起典型的护患冲突案例。护患冲突，归根到底主要产生于"需要与满足"这一对矛盾之中，以各种形式出现在护患关系的发展过程中。

护患冲突一般经历如下过程：一方不满（通过言行举止表现出来）——另一方不满（感知到对方的言行后做出反应）——双方恼怒、泄愤——争吵或过激行为——冲突双方被隔离。冲突源于不满，因愤怒、冲动升级。此案例是因为护士过于强调工作忙，未及时将药补发给病人，并且在病人的再一次催促下流露不满，态度不冷静、言辞不友好所引发的冲突。

调控对策：护士应该铭记，避免护患冲突是每个护士的责任。即使面对因情绪失控而出言不逊的病人所导致的护患冲突，护士都应首先从自身寻找原因。以上案例中的护士如果能换位思考，暂时放下手中的事及时给病人补发药，或一时实在走不开，则先和颜悦色地解释，请病人理解或体谅，然后尽早给其补发药，则冲突完全可以避免。

以下是几种常见的护患冲突：

（一）期望与现实的冲突

人们常把护士喻为"白衣天使"，病人常常会不知不觉地把护士的较完美的形象在主观上形成"定势"，并以此来衡量他们在现实中所面对的每一个护士，用理想化的高标准来要求护士。当有些病人认为个别护士的职业行为与他们的过高期望值距离较大时，就会产生不满、抱怨等，并与护士之间出现不同程度的护患冲突。病人方面，有的表现为对护患关系的冷漠，有的采取不合作态度，有的可能出现冲动或过激的言行等；护士方面，如果不能了解病人的过度期望并给予准确的引导，或不从自身寻找可能存在的引发护患冲突的原因，甚至表现出一种完全对立的情绪、认为病人对自己过于苛求和挑剔等，则有可能导致更严重的护患冲突。

（二）休闲与忙碌的冲突

在为病人实施护理的过程中，护士整天面对大量繁琐、庞杂的工作，而随着整体化护理的推广，更突出了护士数量的不足。常常是几个护士负责几十个病人的常规护理操作的同时，还要随时去应对一些突发性的特别事务，其忙碌程度可想而知。相对而言，病人则处于一种专心治病养身的、看似"休闲"的状态。然而实际上疾病给病人造成的压力不可能使他们有真正的清闲，有些病人几乎把全部的注意力都放自己的疾病上，对外界的许多事常视而不见，对他人的处境无暇顾及。当个别病人的急需和护士的工作安排发生冲突时，病人可能会因自己的请求未得到及时的解决而对护士产生不满，指责护士不尽责；个别护士也可能在疲惫、忙碌状态下对病人失去耐心，埋怨他们不体谅。此时，是否会导致进一步的护患冲突，关键在于护士。如果护士只是一味地强调自己的理由而不能理解病人，护患关系将继续恶化。上述典型案例即为此类护患冲突的生动体现。

（三）伤残与健康的冲突

许多病人在与护士交往时，因自身健康原因造成的自卑、沮丧和对他人健全体魄的羡慕、嫉妒可引起他们内心的激烈冲突。特别是那些躯体严重伤残的病人，更是在与他们形成鲜明对照的身手敏捷的护士面前自惭形秽，个别病人甚至难以自控地把伤残的恼怒迁移到与他们交往最为频繁的护士身上。当病人陷入病痛（主要是心理上的重负）不能自拔时，情绪往往容易冲动，对任何来自护士的善意劝说、耐心解释等不仅充耳不闻，反而产生逆反心理，包括对护理计划的实施加以拒绝等。此时，护士若不能识别病人情绪反应的激动状态，却要强行实施护理计划，则可能出现双方固执己见、互不相让的紧张气氛，甚至引发较强的护患冲突。

（四）外行与内行的冲突

这类冲突一般首先是由于病人出于对自身疾病转归的关切引起的。病人强烈的康复愿望驱使他们想要全面了解自己的疾病治疗、护理过程的每一个细节，对与自己相关的治疗、护理方案都要亲自过问，对一些治疗新技术更是充满好奇心和疑惑感，常常缠着护士，凡事非要"打破砂锅问到底"。一方面，病人由于对疾病知识了解不多，对护理专业理论更是外行；另一方面，作为内行的护士由于已经司空见惯、习以为常，有时不能设身处地去体谅病人渴望康复的急切心情，对病人的反复提问缺乏耐心，表现为懒于解释或简单敷衍等。这也是引起护患关系紧张的常见原因。

（五）依赖与独立的冲突

这种冲突较多地发生在病人的疾病恢复期。一方面，病人经过长期的病程已逐渐适应了疾病角色习惯化，部分社会、家庭责任被解除，在心理上对医护人员的依赖显著增强，有的病人甚至在躯体上已达到了较完全的康复，但又形成了回归社会角色的心理障碍；另一方面，护士在病人的疾病恢复期，必须遵循现代医学模式，应全面帮助病人重建最佳身心状态。在依赖与独立这对矛盾面前，更需要护士的耐心和正确引导。如果不能就此与病人达到充分的沟通，护士的好意不仅难以被病人所接受，反而可能引起病人的误解，导致护患之间的冲突。

（六）偏见与价值的冲突

来自社会各个层次的病人对护士的职业价值的看法，总是受到他们自身的社会、心理、文化等方面的因素影响。尽管从总体看护士职业的社会职能已发生了深刻的变化，但传统的、习俗的、根深蒂固的影响仍然难以改变一些人对护士职业的偏见。有的病人由于很少与护士交往，对护士职业的发展缺乏了解，只是根据一些道听途说来片面地认识护士，把对护士职业的社会偏见带到护患交往中来。少数病人有时以对护士个人表示关切的形式直言相劝，话语中流露出对从事护士职业的不解。而长期以来，一直受到职业价值困惑的部分护士则对他人对自己职业的消极评价特别敏感、反感，很容易就此与他人当面发生争执，导致护患冲突。

二、护患关系的调控

形成良好的护患关系是医院护理管理者工作的重要目标，是我国实施整体护理所迫切需要的。然而，要达到这一目标并不容易。护患关系的调控是一项系统工程，需要管理者、教育者和护士三方的共同努力。本节主要从护士个人的角度，讨论如何与病人建立良好的护患关系。

（一）培养良好的个性品质

个性品质是影响人际关系的根本因素。在护理过程中，护士的个性品质会在护患沟通的一言一行、一举一动中表现出来，从而影响护患关系的建立和发展。大量研究表明，在护患交往中表现优秀的往往具有许多良好的个性品质，其中主要有：

1. 尊重

尊重不仅是一种态度，也是一种价值，即相信人的尊严，重视每个人的人格。在行为上，主要表现在对所有病人一视同仁，能容忍或接受病人的不同信仰、观念、习惯等。

病人有不同的文化背景，来自不同的社会阶层，他们有着不同的社会角色、不同的信仰和习惯。无论他们是知识分子、干部、经理，还是工人、农民，无论他们的地位和修养如何，都应受到人格的尊重。护士不应存有偏见或轻视冷落某些病人。在临床上，有些护士对待文化层次低、有不良习惯的病人居高临下、盛气凌人，采用的方式是斥责、甚至讥讽。这不仅有损病人的自尊、引起病人的反感，而且常常导致病人采取对抗的方式，引起冲突。

尊重，是赢得病人好感、获得病人信任的重要前提。尊重是互相的，尊重病人，也会赢得病人的尊重。当然，尊重并非纵容或听之任之。对某些不讲理、行为有损他人的病人应采取合理的、非对抗性的方式加以劝导、制止，而不能采取谩骂或其他攻击性行为。

2. 体贴

体贴是爱的表现。在行为上，主要体现在能理解病人的痛苦和感受，设身处地地为病人着想，尽量了解和满足病人的需要。

体贴能带给病人一种温暖，常常会使病人产生好感、亲近，甚至感动。有句成语叫"体贴入微"，说明了体贴常常表现在细小的事情或言行举止中，如为熟睡的病人拉上窗帘、盖好被子等等。

体贴容易做到，因为常常只需护士举手之劳；但又难以做到，因为体贴需要一颗爱心，要细心地观察、了解病人的需要。

3. 真诚

真诚是一种态度，表现为真心实意地帮助病人，能坦率地说明能给予的和不能给予的，用适当的方式表达自己真实的感受。

真诚能赢得病人的信任和理解。在临床护理工作中，护士会面对病人提出的各种各样的要求，对病人的与康复有关的、合理的要求，护士应该提供尽可能的帮助，给予较充分的满足；对病人的与健康无关的、不合理的要求，应坦率地告知其不能给予满足。例如，有的病人在急性阑尾炎手术 3 天后仍不肯下床活动，要求护士像家人一样陪伴在侧，随时照顾自己的饮食起居。这其中有些愿望或者要求明显与该病人的护理目标（如尽快让病人活动有利其术后康复）相悖。此时，护士应坦率地表明观点，帮助病人澄清观念并说明其原因。这时候护士的真诚态度往往能获得病人的理解、更能加强病人的信任。

在临床护理过程中，有的病人可能不配合护理，还可能做出一些无理的举动，护士也会生气、恼火、甚至愤怒。此时，护士无须压抑自己的情绪，应真实的表达出来。但是表达方式并非是用行动，而是用语言说明自己的感受，如"你这样做，我很生气，但是为了你的健康，你应该……"等。

4. 责任心

责任心是对工作的态度。在行为上表现为对工作认真，对病人的健康负责。

责任心是获得病人信任的最基本的条件。护理是一项有关病人生命与健康的工作，在工作中，护士应一丝不苟，从打针、发药、取标本，到良好护患关系的建立，都应该认真、谨慎，对病人负责，来不得半点马虎。否则无论她的态度如何友好，也不可能得到病人的信任。

培养良好的个性品质，是搞好护患关系的根本途径。一位护士如果个性品质不好，不管他掌握了多少沟通技巧，其个性品质的弱点也会在言行中显露出来，阻碍良好护患关系的建立。

（二）掌握有效的沟通技巧

所谓有效的沟通技巧，只不过是用来展示良好个性品质的一些行为方式。对护士而言，掌握有效的沟通技巧可以较完美地展示自己良好的个性品质，掩盖个性中的弱点，培养和改变自己的个性。从临床的意义上说，它更具实用性和可操作性。

对于临床护理工作来说，护患沟通的目的不同，对护士的沟通技巧的要求也不一样。如果要使沟通达到治疗的目的，需要护士掌握系统的护患沟通技巧。以下所介绍的一些沟通技巧，将有助于护士增进沟通能力。但要指出的事，任何沟通技巧都需要在实践中掌握。

1. 注重"第一印象"

第一印象发生在护患沟通的最初，良好的第一印象对良好的护患关系的建立起着事半功倍的效果。因此，如何才能建立良好的第一印象，对护士而言很重要。良好的第一印象应注意以下四个方面：

（1）自我介绍 包括主动向病人介绍自己的姓名和职务或身份。

（2）记住病人的姓名，选择恰当的称呼 在临床工作中，有的护士用床号来称呼病人，这是非常不恰当的，常常会引起病人的反感。应根据病人的背景选择恰当的称呼，如老师、师傅、同志、先生、女士等，原则是应与病人的身份一致、有礼貌。但是，一般情况下，不宜称呼病人的职位，如"×局长"。因为称呼职位，不利于病人的角色转变，还可能给护士带来心理压力。

（3）介绍护理单元 包括介绍科室的环境结构、病房设备的使用、饮食安排、探视陪护制度等。这有助于消除病人对环境的陌生感，缓解病人由陌生环境引起的焦虑和恐惧，使病人感觉到护士考虑很周到。但在临床工作中，有少数护士常常易忽视上述内容的介绍，或者仅在病人提出问题时才给予解答。

（4）注意外在的形象 仪表、举止、表情等外在形象对良好第一印象的形成至关重要。护士应做到仪表端正、举止大方、服饰整洁、微笑、语调轻柔。

2. 学会倾听

倾听并不只是听对方的词句，而且要通过对方的表情、动作等非语言行为，真正理解病人所表达的内容，体会病人的真实感受。有效的倾听并不容易做到，据统计只有10%的人做到了有效倾听。要成为一位有效的倾听着，须做到：

（1）聚精会神 避免分散注意的动作，如看表、东张西望等。

（2）距离适当，姿态自然，保持眼神交流。

（3）不打断病人说话。

（4）适当的反应 在倾听病人说话时，可以轻声地说"嗯"、"是"、或点头等，表示你接受对方所述的内容，并希望他能继续说下去。

（5）仔细观察病人的非语言行为　人类有有很多全世界共同的体语语言（见图7-1），病人在交谈时的非语言行为也包含了丰富的信息（表7-1），有助于护士判断病人行为的意义，有助于理解病人真实的想法、情感。例如病人说"我很担心"，他的面部表情和语调常常能反映其担心的程度。

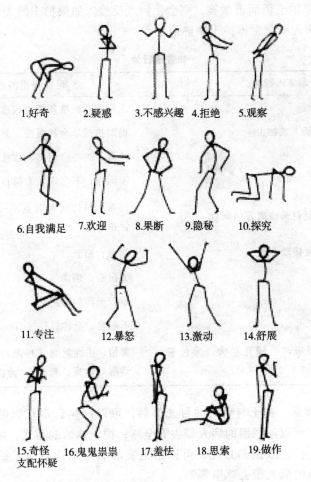

1.好奇　2.疑惑　3.不感兴趣　4.拒绝　5.观察

6.自我满足　7.欢迎　8.果断　9.隐秘　10.探究

11.专注　12.暴怒　13.激动　14.舒展

15.奇怪　16.鬼鬼祟祟　17.羞怯　18.思索　19.做作
支配怀疑

图7-1　各种身体姿势及意义

认真倾听是护士对病人关注和尊重的表现，有助于护患之间形成良好的关系。

3. 善用非言语行为

非言语行为是影响他人的一种有效手段。在人际沟通中，对方的态度如何，是影响良好人际关系建立的重要因素，对方态度的感受，主要来自对方的非语言行为。因此，擅长运用非语言行为，是护士调控护患关系的一种非常有用的手段。在护患沟通中，运用非言语行为应注意以下几个方面的训练：

（1）**面部表情**　面部表情是沟通双方判断对方态度、情绪的主要线索。在护患沟通过程中，护士合理的控制自己的面部表情能有效地促进护患关系。例如，微笑就是护士应具备的基本功，它能给病人很大的抚慰；但当病人因伤心潸然泪下时，如果护士仍面带微笑，则会使病人反感。如果护士的表情与病人的情绪体验一致，病人就会觉得护士理解他。

表 7 - 1　　　　　　　　　　非言语行为

非言语行为	可能表明的意义
1. 直接的目光接触	人际交往的准备就绪或意愿、关注
2. 注视或固定在某人或物上	面对挑战、全神贯注、刻板或焦虑
3. 双唇紧闭	应激、决心、愤怒、敌意
4. 左右摇头	不同意、不允许、无信心
5. 坐在椅子上无精打采或离开访问者	悲观、与访问者观点不一致、不愿继续讨论
6. 发抖、双手反复搓动不安	焦虑、愤怒
7. 脚敲打地板	无耐心、焦虑
8. 耳语	难以泄露的秘密
9. 沉默不语	不愿意、全神贯注
10. 手心冷汗、呼吸浅、瞳孔扩大、脸色苍白、脸红、皮疹	害怕、正性觉醒（兴奋、感兴趣）、负性觉醒（焦虑、窘迫）、药物中毒

（2）**目光接触**　护士与病人的目光接触，可以产生许多积极的效应。如护士镇定的目光，可以给恐惧的病人带去安全感；护士热情的目光，可以使孤独的病人得到温暖；护士鼓励的目光，可以给沮丧的病人重建自信；护士专注的目光，可以给自卑的病人带去尊重等等。

（3）**身体姿态**　护士的身体姿态包括手势、静止体态和运动体态等。护士的形体姿态应给人以饱满热情、充满活力的健康形象，如步态轻盈、身手敏捷等。运用手势尤其要注重对方的习惯风俗，避免失礼性举止。

（4）**沟通距离**　护患交往的沟通距离，应根据交往对象的特点，作不同选择。例如，区分病人的性别、年龄等因人而异。对老年病人和儿童病人，沟通距离可近些，以示尊重或亲密；年轻的护士与同龄的异性病人，沟通距离则不宜太近，以免造成误解。

（5）触摸　必要的、适宜的触摸行为，也是护患沟通的一种积极有效的方式。触摸能满足病人的需要，使病人感到一种支持和关注。如常常抚摸患病的婴幼儿，可以消除他们的"皮肤饥饿"，使他们产生安全感，以促进其身心的健康发展（皮肤饥饿，是指1~2岁的婴幼儿若经常得不到适当的抚摸和搂抱，就会出现身心健康方面的问题，主要症状有：食欲不振、发育不良、智力衰退、行为失调等）。又如，经常给患病卧床不起的病人按摩、擦浴，会使他们感到愉快、舒适，体会到人间真情，唤起他们对生命的珍惜。

4. 善于交谈

在临床上，交谈是收集资料、建立关系、解决问题的最主要的方式。在交谈过程中，护士应注意以下几点：

（1）充分准备　交谈不同于聊天，交谈是有目的的、有主题的谈话；而聊天是随便的、漫无边际的、无目的的闲谈。聊天的现象在护患关系中应该避免。

在交谈前，护士应明确交谈的目的，确定初步的问题，选择适当的地点，同时了解病人基本的背景资料。交谈前的充分准备，有助于护士控制交谈过程，避免漫无边际的闲谈。

（2）提问的方式　问题的提出有两种方式。一是开放式的问题，此类问题常常运用"什么"、"怎么"、"为什么"等方式发问，它可以让病人充分地发挥，使护士获得详细的资料。另一种是封闭式的问题，此类问题的特征是可以用"是"或"不是"等肯定或否定的词给予回答。一般来说，了解病人的情况应运用开放式的提问，而核实或澄清病人的反应时运用封闭式提问。

另外，提问的问题应简明、通俗、易懂。不宜在一次提问中包含多个问题，也不能使用病人不懂的术语。

（3）认真倾听　要专心、耐心、细心和虚心倾听。

（4）恰当的反应　在交谈过程中，护士的反应非常重要，它是达到沟通目的的关键因素。常见的反应技巧有：

①复述：复述是重复病人所述的部分或全部内容。例如：

病人："一看到丈夫疲惫的样子，我就觉得内疚。"

护士："你觉得对不起你的丈夫是吗？"

复述可以让病人知道你已听到他所讲的，可起到鼓励和引导病人在这方面进一步阐明的作用。另外，复述可协助病人表达他的想法和感受。

②澄清：澄清是将病人一些模棱两可、含糊不清、不够完整的陈述弄清楚，同时也试图得到更多的信息。在澄清时，常用的语句是："我不完全明白你所说的，能否告诉我……"，"你的意思是……"等。例如：

病人："我觉得很累。"

护士："你说很累是指全身无力，还是心理压力大？"

③沉默：有时沉默可以给病人思考和体会的时间，令病人感到舒适与温暖。尤其是在对方有焦虑或勾起伤心事时，若能保持一段时间的沉默，病人会感到护士能体会他的心情，真心听取他的想法，自己的愿望得到了尊重。

④同感：同感又称移情、共情，是一种技术水平较高的沟通技巧。同感，是指能深入到对方个人的精神世界，能从对方的内心参照系去体验对方的感受和体验，并能准确地向对方表达你对他的理解。例如：

病人："真没想到自己会患上绝症。"

护士："……这意想不到的打击令你无法接受，我明白你内心很痛苦，不愿接受，但又无可奈何，希望这不是真的。"

⑤善用非言语行为：这在前面已论述过。

（5）小结　小结就是在交谈结束前，护士把病人所述的主要内容用自己的话复述一遍，以核实其理解是否准确，并可为下一次会谈做好准备。

（6）记录　每次会谈后做好记录是非常必要的。但注意在会谈中最好不记录，因为会影响倾听和理解，也会给病人带来压力，阻碍沟通的进行。

第四节　护士职业心理素质的培养

一、护士职业心理素质的要求

1. 崇高的道德和真挚的同情心

护士职业道德的核心是"利他"和"助人"。具有高尚道德的护士，会自觉自愿、竭尽全力地去为病人解除痛苦，只有在这种情感的支配下，才能设身处地地为病人着想，以病人之忧而忧，以病人之乐而乐。

2. 敏锐的观察力

护士敏锐的观察力对从病人身上获得直观资料、判断病人需要、帮助医生诊断病情、评价治疗和护理效果以及预计可能发生的问题等，都具有非常重要的意义。敏锐的观察力，不仅可以从病人的呼吸、脉搏、体温、皮肤、颜色、口唇干燥或湿润等情况获取病人的躯体信息，而且对病人的面部表情、行为举止、哭泣、叹息、呻吟等都有敏锐的觉察，能预感到病人的疾苦或需要。

3. 准确的记忆力

良好的记忆品质包括记忆的敏捷性、持久性、准确性和准备性等。诚然，护士对这四种记忆品质都应当加强培养，但按职业要求而言，更要具备记忆的准确性。这是因为：第一，护士应当严格执行医嘱、打针、发药、查体温、数脉搏等。每一项任务都必须数量化，而且要求准确。如果记忆不准确，数量出差错，轻则贻误病情，重则造成责任事故。第二，护士面对众多的病人，且病人病情、护理计划、用药品种和数量等也在经常变动，一旦混淆，会酿成不堪设想的后果。所以护士要做到准确安全的护理，减少差错和避免差错，必须下苦工夫培养记忆的准确性。

4. 思维的独立性

过去那种以为护士只是执行医嘱、打针、送药、无须独立思考是错误的。护理专家认为，现代护理的独立性能占70%左右，而依赖功能只有30%左右，因为护理工作对象是互不相同的病人，每个病人的疾病又时刻处于动态的变化中。虽然医嘱是医生思维的结果，一般说来是合乎规律的，但护士如果像"机器人"那样执行医嘱，缺乏独立思考，也同样会在盲目执行中出现差错或事故。其次，人的思维都有各自的局限性，尤其是缺乏临床经验的医生更会如此。所以，有独立思维品质的护士并不是把医生的遗嘱当成金科玉律，而是按医生的思路去思考，在病程的动态变化中发现问题，运用求异思维方式去独立分析，然后提出自己的观点，必要时提醒医生。尤其在当前推行的责任制护理情况下，要求充分发挥护理独立功能，更要求护士具备思维的独立性。

5. 注意的灵活性

护士的工作头绪繁杂，病人病情又变化多端，这要求护士应当具备注意的全部优秀品质，因为只有具备注意的稳定性，才能使护士沉着稳重，为病人长时间地做各项处置；只有具备了注意的广阔性，才能"眼观六路"，"耳听八方"，把自己繁杂的工作"尽收眼底"，心中有数；只有具备了注意的集中性，才能聚精会神地做某项护理工作，而不被其他信息干扰而分心；也只有具备了注意分配能力，才能对病人一边处置、一边观察、一边思考、一边谈话，做好整体护理。

6. 稳定的情绪

护士的情绪变化，尤其是面部表情对病人和其家属都有直接的感染作用，这是每个护士都应当意识到的。护士和善可亲的表情和举止，不仅能够调节病房或治疗环境的气氛，而且能唤起病人治病的信心，增强安全感。即使工作上出现挫折，也应对自己情绪和情感加强调节和控制。凡事做到遇事不慌，纠缠不怒，悲喜有节，激情含而不露，以保持病房或治疗环境的轻松愉快。

7. 良好的性格

护士应当具有的主要性格特征有：对病人诚恳、正直、热情、有礼貌、乐于助人等；对工作应当是满腔热情、认真负责、机智、果断、沉着勇敢、作风严谨、干净利落；对自己应当是开朗而又稳重，自尊而又大方，自爱而又自强等。

8. 美好的语言

语言是一个人思想的物质外壳，要想做到语言美，首先要心灵美。语言表达又是一种技巧，一门艺术，必须认真学习，加强锻炼才能逐步养成。语言交流时应注意态度自然，有礼貌，不高声叫喊，不以命令方式直呼姓名和床号，与病人交谈时，一般少用对方听不太懂的医学专门术语。

9. 娴熟的技术

对娴熟的护理操作技术的要求是：一要稳，即动作轻柔、协调、灵巧、稳妥、有条有理，使人获得安全感；二要准，即动作严格按照常规办事，操作起来准确无误、恰到好处；三要快，即动作熟练、手疾眼快、干净利落，用较少的时间高质量地完成操作任务；四要好，即质量高，效果好，病人满意，自己也满意。

10. 良好的人际关系

医务人员和病人的交往，更多的是无私的给予而别无他求。对护士来说，在整个医疗工作中处于人际交往的中心地位，扮演着举足轻重的特殊角色。护士与病人及其家属的接触比医生多，与医生在工作上又必须密切合作，这些复杂的多角联系实际显示了护士人际能力的重要性。护士与病人间人际关系好，有利于病人身心健康，有助于医疗护理计划的顺利进行；护士与病人家庭关系好，就能更深入地了解病人情况，并利于发挥家属的积极性，为病人尽快恢复健康创造有利的条件；护士与医生关系好，就会在医疗护理中配合默契，得心应手。因上述原因，以至于有人认为，护士职业成功的最主要因素，是护士与他周围人的相处能力。

二、护士职业心理素质的培养

护士的职业心理素质并非生来就有，而是在学习和工作中不断努力，自觉地进行自我改造，并在实践中刻苦磨炼，逐步发展和培养起来的。

1. 树立献身护理事业的理想

要想成为一名优秀的护士，具有优良的职业心理素质，首先必须树立热爱护理事业，并为护理事业而献身的崇高理想。这是因为：第一，只有崇高的理想，才能理解护理工作的价值和意义，才能懂得为什么工作、应当怎样工作，从而主动自觉地加强优良品质的培养；第二，只有树立起崇高的理想，才能真正爱护并尊重自己的工作对象，想病人之所想，急病人之所急，就会自觉地促使自己的心理品质更好地适应病人的需要；第三，只有树立起献身护理事业的崇高理想，才能对搞好护理工作产生浓厚的兴趣，不但能愉快积极地工作，还能孜孜不倦地探索研究，善于发现问题，力求把工作做得精益求精。

2. 牢固掌握护理的基础知识

护理工作的基础知识是做好护理工作的前提，也是培养优良的职业心理素质的基本条件。一个缺乏互利基础知识和基本技能的护士，是不可能做好护理工作的，更谈不上优良心理品质的培养。

3. 拓宽理论知识面

为了培养良好的职业心理素质，必须学习更多的理论知识。除了学习心理学知识外，还应当学习社会学、伦理学和医务道德修养等有关知识。

4. 加强自身修养，不断完善自己

要通过心理分析、心理测验等手段认识自我，了解自己的个性心理特点，客观地评价优点和不足之处，进行有针对性的培养和改造。

5. 加强实践锻炼

这是培养职业心理素质最重要的一环。首先，要在实践中有意识地培养优良的心理品质，即把实践视为培养锻炼职业心理素质的机会，避免终日忙忙碌碌，做到心中有数。其次，要在实践中不断进行评价，评价内容包括自我评价，与过去比，以了解自己的进步程度；与同行比，学人之长，避人之短；与病人及其家属的意见比，巩固成绩，克服不足。评价时还要和前面讲的十种优良品质比，因为这是在实践中锻炼培养的奋斗目标。再次，自觉而又严格地遵守各项规章制度，力争把它变成自己习惯化了的行为。

思考与实践

1. 怎样理解护士职业心理素质的概念？
2. 对照自己，找出与护士职业心理素质要求的差距。
3. 举例说明在临床工作中应如何怎样适应护士角色？
4. 角色扮演：怎样调控护患冲突？

主要参考文献

1. 戴晓阳．护理心理学．北京：人民卫生出版社，1999
2. 刘晓虹．护理心理学．上海：第二军医大学出版社，1998
3. 吴玉斌．护理心理学．北京：高等教育出版社，2003
4. 胡永年、刘晓虹．护理心理学．北京：中国中医药出版社，2005
5. 蒋继国．护理心理学．北京：人民卫生出版社，2004
6. 刘晓红等．护理心理学．北京：人民军医出版社，2004
7. 张银铃、雷鹤．护理心理学．西安：第四军医大学出版社，2003
8. 陈素坤．临床心理护理指导．北京：科学技术文献出版社，2002
9. 丁宝坤．护理心理学．北京：中央广播电视大学出版社，2000
10. 胡佩诚．医护心理学．北京：北京大学医学出版社，2002
11. 马存根．医学心理学．北京：人民卫生出版社，2002
12. 曹海威．心理学基础．北京：科学出版社，2004
13. 潘蕴倩．心理学基础．北京：人民卫生出版社，1999
14. 吴玉斌．心理学基础．北京：高等教育出版社，2002
15. 姜乾金．医学心理学．第四版．北京：人民卫生出版社，2004
16. 徐俊冕．医学心理学．第二版．上海：上海医科大学出版社，1996
17. 刘新民等．医学心理学．北京：人民军医出版社，2003
18. 岳文浩等．医学心理学．北京：科学出版社，2004
19. 张培信等．心身疾病与心身治疗．山东：山东科学技术出版社，2001
20. 史瑞芬．护理人际学．北京：人民军医出版社，2002
21. 郭念锋．心理咨询师．北京：民族出版社，2002
22. 钱铭怡编著．心理咨询与心理治疗．北京：北京大学出版社，1994
23. ［美］Gerald Corey 著．石林等译．心理咨询与心理治疗．北京：中国轻工业出版社，2000
24. 马建青著．辅导人生——心理咨询学．山东：山东教育出版社，1992
25. 胡佩诚译．心理治疗与咨询的理论及案例．北京：中国轻工业出版社，2000
26. 钟友彬著．现代心理咨询．北京：科学出版社，1992

27. 张小乔，樊富珉，岳晓东．心理咨询的理论与操作．北京：中国人民大学出版社，1998

28. 胡佩诚译．行为矫正的原理与方法．北京：中国轻工业出版社，2000